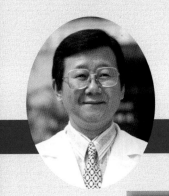

황·태·영·박·사·와·함·께·하·는

# 임신과 출산 280일

15년 임상 경험을 토대로 산부인과 의사가 직접 쓴
임신과 출산에 관해 꼭 알아두어야 할 모든 것!

의학 박사 황태영 씀
(서울모자병원 원장)

동연

# 임신에서 출산까지 -몸에 일어나는 불편한 증상들-

## 임 신 초 기 (1~3개월)

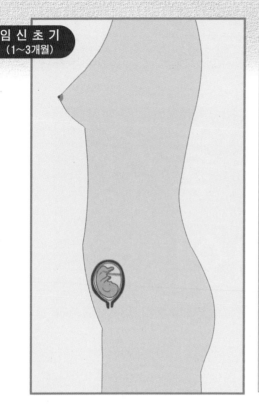

### 불편한 증상들

- 입덧이 심하고 속이 쓰립니다. (47 · 48 · 68쪽)
- 배에 가스가 찹니다. (53쪽)
- 머리가 아프고 어지럽습니다. (49 · 57쪽)
- 몸에 열이 나는 것처럼 얼굴이 화끈거리고 덥습니다. 특히 저녁이나 잠들기 전에 더욱 심해집니다. (57쪽)
- 유산기가 있어 출혈하는 경우도 있습니다. (84쪽)
- 변비가 심해집니다. (53쪽)
- 한쪽 아랫배가 몹시 아파, 혹시 임신이 잘못된 것이 아닌가 하는 생각이 들 정도입니다. (60쪽)
- 소변이 자주 보고 싶어집니다. (53쪽)
- 목에 무엇인가 걸려 있는 듯한 느낌이 들어, 자꾸 기침해서 빼내고 싶어집니다. (57쪽)

## 임 신 중 기 (4~6개월)

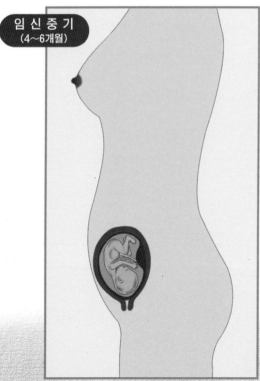

### 불편한 증상들

- 처음에는 아랫배가 콕콕 찌르는 듯이 아프고, 나중에는 배꼽 주위나 옆구리가 아픕니다. (60 · 61쪽)
- 허리와 엉덩이 주위나 방광 앞에 있는 뼈가 움직이거나 돌아누울 때 아프기 시작합니다. (58 · 59쪽)
- 냉이 증가하고 외음부 가려움증이 생기기 시작합니다. (54쪽)
- 장딴지가 땅기듯이 아프고, 쥐가 납니다. (51 · 112쪽)
- 태동을 느낍니다. (45 · 109쪽)
- 임신선이 생기기 시작해서 배가 트기 시작합니다. (45 · 46 · 47쪽)
- 손발이 저리기 시작합니다. (51쪽)
- 잇몸이 아프고, 코피가 나기도 합니다. (56 · 57쪽)
- 치질이 심해집니다. (57쪽)

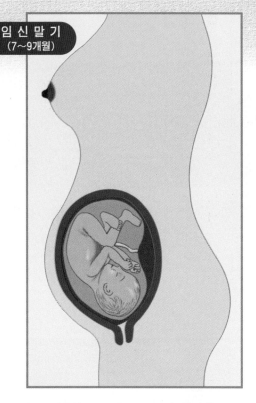

## 불편한 증상들

- 허리에서부터 아프기 시작해 허벅지나 장딴지가 땅기는 듯이 아프거나 쥐가 자주 납니다. (51 · 52 · 112쪽)
- 몸이 붓기 시작하는데, 특히 아침에 일어나면 손이 붓고 손마디가 딱딱해 주먹을 쥘 수 없을 정도입니다. (50 · 51쪽)
- 허리, 엉덩이, 방광 앞에 있는 뼈 부위가 움직일 때 더욱 아픕니다. (58 · 59쪽)
- 아랫배가 하루에 몇 차례씩이나 뻐근하게 진통이 오는 것처럼 아픕니다. (61쪽)
- 갈비뼈 주위가 아프고, 명치끝이 더부룩하고 아프며, 숨쉬기가 힘들어집니다. (47 · 48쪽)
- 냉이 더욱 증가하고 외음부 가려움증도 심해집니다. (54쪽)
- 피부가 아무 까닭 없이 몹시 가려워집니다. (55쪽)

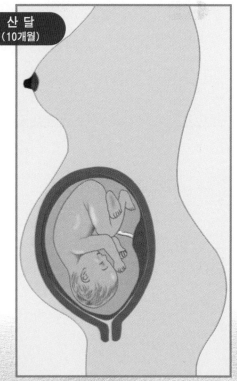

**산 달**
(10개월)

## 불편한 증상들

- 아기 머리가 골반 속으로 내려가기 때문에 배가 작아지고, 숨쉬기와 속이 편해집니다. (46쪽)
- 자궁문이 약간 열리므로 분비물이 증가합니다. (130쪽)
- 손발과 몸이 많이 붓습니다. (50쪽)
- 배가 많이 나와 허리를 심하게 젖히게 되고, 거동하기가 매우 불편합니다. (59 · 112쪽)
- 태동이 줄어듭니다. (111쪽)
- 배와 허벅지에 임신선이 많아져 살이 많이 틉니다. (46 · 47쪽)
- 예비 진통이 있어 배가 아픈데, 마치 미리 진통이 오는 것으로 착각하기도 합니다. (61 · 129쪽)
- 가진통이 오고 이슬이 비칩니다. (62 · 129 · 130쪽)
- 분만 진통이 시작되어 병원에 갑니다. (136쪽)

# 초음파로 보는 태아의 성장 과정

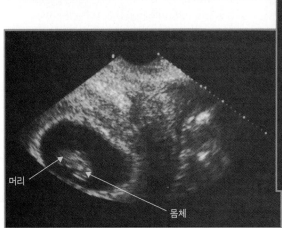

머리

몸체

8주 태아

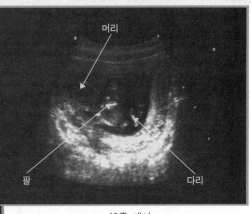

머리

팔

다리

12주 태아

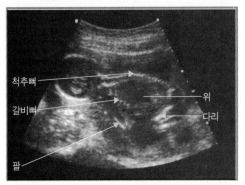

척추뼈

갈비뼈

위

다리

팔

태아의 옆모습(19주)

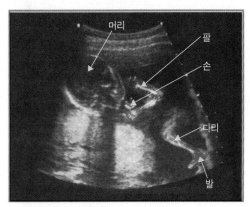

머리

팔

손

다리

발

태아의 옆모습(20주)

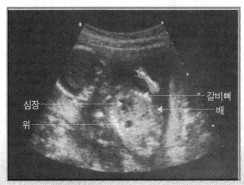

심장

위

갈비뼈

배

20주 태아

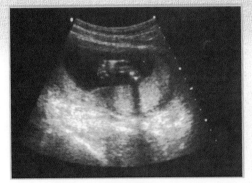

발 (22주)

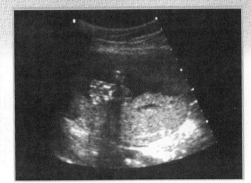

발바닥 (25주)

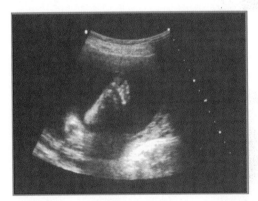

발바닥 (27주)

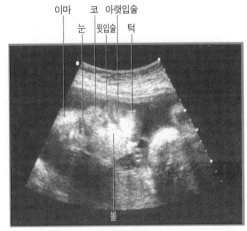

이마   코  아랫입술
눈  윗입술  턱

볼

태아의 얼굴

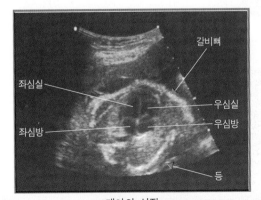

갈비뼈

좌심실

우심실

좌심방

우심방

등

태아의 심장

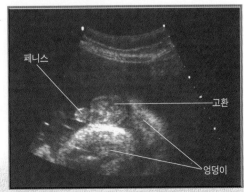

페니스

고환

엉덩이

남자 아기의 성기

5

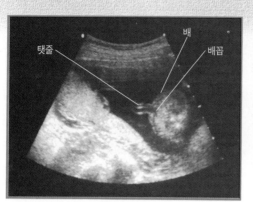

배꼽과 탯줄

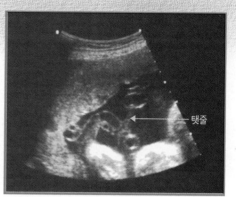

탯줄

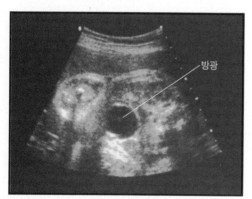

소변을 보기 직전의 방광

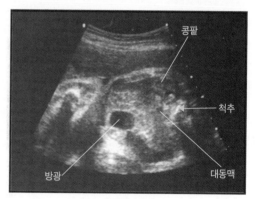

평상시 방광

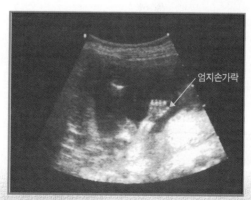

손 (27주)

## 머리 크기로 보는 태아의 성장

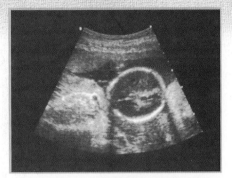

23주

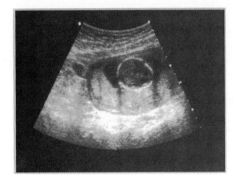

17주

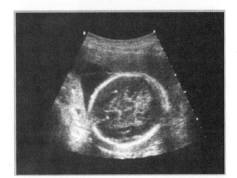

27주

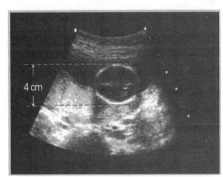

4 cm

18주

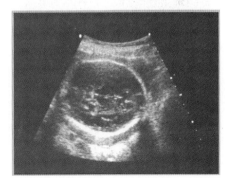

29주

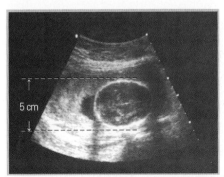

5 cm

21주

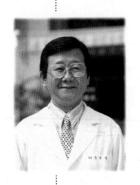

여성이면 누구나 임신이라는 '첫 경험'을 하게 됩니다. 그런데 대부분의 여성은 자신의 신체 구조나 기능에 대한 지식이 부족하고 모르는 것이 너무 많다 보니, 정작 임신이라는 '첫 경험'에 부닥쳤을 때 여성들은 임신에 대한 정확한 지식보다는, 여기저기서 남의 경험담 정도만 들어 둔 게 고작입니다. 그런 상황에서 실제로 임신을 하고 나면 여성은 임신 초기부터 출산 때까지 그 동안 들어왔던 것보다도 더 여러모로 생소하고 불편한 증상들을 겪게 되어 당혹스러워합니다. 그러다 보니 자연히 임산부들은 자기 몸의 변화에 대해 알고 싶어하고, 궁금한 것들이 많게 됩니다.

그러나 막상 병원에 찾아가서 짧은 시간 동안 의사를 만나면, 시간에 쫓겨 까맣게 다 잊어 버리고 정작 물어보려 했던 궁금증을 제대로 해결하지 못하고 그냥 돌아오는 경우가 허다합니다. 또한 의사 역시 뒤에 기다리는 다른 환자들 때문에 짧은 진료 시간 동안 간단히 몇 마디로 설명해줄 수밖에 없어, 임산부가 알아듣지 못하는 경우가 자주 일어납니다. 아마도 별다른 사전 지식이 없는 임산부들로서는 의사의 간략한 설명을 제대로 알아듣기란 여간 힘든 일이 아닐 것입니다.

산부인과 의사인 저에게도 이런 상황은 매일매일 일어나는 현실이고, 이런 문제점을 어떻게 해결할 수는 없을까가 늘 제 곁에 붙어다니던 고민거리였습니다. 그래서 저는 임산부에게 좀더 자세하고 정확한 지식을 알기 쉽게 전달하고자 하는 간절한 마음에, 15년 동안의 저의 임상 경험을 토대로 이렇게 책을 쓰게 되었습니다.

그 동안 저를 찾아왔던 많은 임산부들, 그리고 제 손을 거쳐간 수많은 아기들, 이들 하나하나가 의사인 저에게는 소중한 경험이었습니다. 이러한 임상 경험들을 매일 반복되는 일상사로 그냥 흘려 보내기보다는 이를 필요로 하는 사람, 즉 임산부들, 더 넓게는 모든 여성에게 좀더 정확한 '지식'으로서 전달하고자, 이같이 책이란 형태를 빌어 나름대로 체계화시켜 보았습니다.

　이 책을 읽게 될 임산부는 몸이 불편하다거나, 또 이상한 증상이 나타나거나 해서 이런저런 궁금증이 생길 때마다 이 책을 펼쳐 보십시오. 많은 도움이 될 것입니다. 그러나 독자나 임산부들께서 이 책을 읽기에 앞서 유념할 점이 한 가지 있습니다. 이 책은 병원에서 진료를 받는 과정에서 알고 싶어하는 궁금증을 함께 풀어가는 책이지, 이 책 자체로 진료가 가능한 것은 아니라는 점입니다.

　글을 쓴다는 게 참으로 어렵다는 것을 이 책을 쓰면서 알게 되었습니다. 저에게는 어떻게 하면 전달하고자 하는 내용을 더욱 정확하고 알기 쉽게 표현해 내는가가 가장 힘든 문제였습니다. 그러다 보니 처음 원고를 쓰기 시작해서 지금까지 여러번에 걸친 원고 수정 및 정리 과정을 거친 노력 끝에 5년이란 시간이 지난 지금에서야 결실을 맺게 되었습니다. 그렇지만 아직도 마음 한구석에는 아쉬움이 남아 있습니다. 좀더 잘 쓸 수는 없었을까 하고 말입니다. 아무쪼록 독자 여러분들의 격려를 부탁드립니다.

　끝으로 이 책의 출간에 많은 도움을 주신 서울의대 동기 여러분, 동연출판사의 백규서 사장님과 김계현 선생님, 그리고 옆에서 원고 정리를 해준 아내의 내조에 감사드립니다.

1997년 8월

황 태 영

## 황태영 박사와 함께 하는
# 임신과 출산 280일

# 차 례

## PART 2  태 아

# 차 례

## PART 3 출 산

# 차 례

**Q&A**

잘못 알고 있는

산부인과 상식 Q&A

## ● 황태영 박사와 함께 알아보는 잘못된 상식들

항간에는 임신과 관련해서 의학적 근거도 없이 여러 낭설들이 떠돌고 있습니다. 이런 낭설을 그대로 믿고 따랐다가는 여성 자신만이 아니라 소중한 아기의 건강에까지 좋지 않은 영향을 끼칠 수 있습니다. 따라서 여성은 임신에 관해 좀더 올바른 상식을 알아 두는 것이 아기의 건강을 위해서도 매우 중요한 일입니다.

여기서는 임신과 관련해서뿐 아니라 피임과 불임, 또 여성이 일반적으로 앓기 쉬운 질병들에 관해 흔히 잘못 알고 있는 것들을 중심으로 설명해 놓았습니다. 자신이 알고 있는 것과 어떤 점이 다른지 유념해서 살펴보도록 합시다.

## 임신을 하기 전에

**Q** 저는 꼭 아들을 낳고 싶습니다. 그래서 평소에 사람들이 아들 낳는 방법에 관해 이야기하면 귀담아 듣곤 했습니다. 주변 사람들에게서 들은 바로는 배란과 동시에 수정이 되면 아들을 낳는다고 하는데 정말입니까?

**A** 근거가 없는 이야기입니다. 배란과 동시에 수정이 되면, 그것도 새벽에 수정이 되면 아들을 많이 낳는다고 하여 배란 시기를 알려고 하는 여성들이 많습니다. 그렇지만 의학적으로 전혀 근거 없는 말입니다. 난자와 정자가 수정하여 자궁 내막에 착상해서 자라면 태아가 되는데, 남성이 지니고 있는 아들 정자와 딸 정자의 수는 같습니다. 이 가운데서 아들 정자가 수정되면 아들이 태어나고, 딸 정자가 수정되면 딸이 태어나는 것입니다. 즉 아들 정자와 딸 정자 중에서 어느 정자가 난자에 먼저 도달해서 난자막을 뚫고 난자 속으로 들어가느냐에 따라 성별이 정해지는 것입니다. 따라서 배란과 동시에 수정이 된다고 해서 아들을 낳는 것은 아닙니다.

**Q** 체질을 알칼리성으로 바꾸면 아들을 낳을 수 있다고 하는데 사실인지요? 사실이라면 어떻게 해야 체질을 알칼리성으로 바꿀 수 있을까요?

**A** 아들 정자가 알칼리성에서 활동이 활발한 것은 사실입니다. 그러다 보니 많은 여성들이 알칼리성 체질이 되면 아들을 낳을 확률이 높다고 믿고 있는데, 이에 관한 학설이 전혀 없는 것은 아니지만 의학계에서는 인정되지 않고 있습니다.

사실 체질을 알칼리성으로 바꾸면 아들을 낳는다는 이야기는 참으로 황당합니다. 우리의 인체 자체는 약알칼리성인데, 이 알칼리성이 유지되도록 하기 위해 무수히 많은 요소가 관여하고 있습니다. 그런데 과연 어느 특정 음식을 섭취한다고 해서 이 무수한 많은 요소를 변화시킬 수 있을까요. 아닙니다. 또한 질에 직접 알칼리성 물질을 넣어 주는 것은 오히려 질내 산도를 약화시켜 질염을 유발하게 됩니다. 그리고 질에 넣어 준 알칼리는 자궁이나 난관으로 이동할 수 없기에 오히려 좋지 않습니다.

**Q** 결혼을 앞둔 30대 후반의 미혼 여성입니다. 나이가 많아 임신이 되기 어렵고, 또 출산의 고통도 만만찮다고들 말하는데 걱정입니다.

**A** 여성에게서 임신이 제일 잘되고 부작용이 적은 시기가 20~25세 나이입니다. 30세가 넘으면 임신율이 떨어지고, 35세가 넘으면 더욱 많이 떨어집니다. 또한 임신에 대한 부작용도 많아진다 하겠습니다. 따라서 나이 많은 여성은 임신이 잘되도록 월경일 및 배란일에 신경을 써야 합니다. 그리고 임신이 되면 철저한 산전 진찰과 함께 영양식과 몸 관리에 주의를 기울여야 합니다. 그렇지만 출산에 대해서는 특별히 더 어렵지 않은 것으로 나타나 있습니다. 나이가 많다고 해서 난산한다고 할 수는 없습니다.

**Q** 지병인 심장병 때문에 결혼을 하고도 아이를 낳지 못하고 있습니다. 그렇지만 저도 아이를 꼭 낳고 싶어요. 어떻게 방법이 없을까요?

**A** 심장병의 종류와 정도에 따라 결정할 문제입니다. 심장병이 있다고 해서 반드시 임신, 출산을 할 수 없는 것은 아닙니다. 임신 전에 심장병의 상태가 악화되지 않고 호전된 상태에서 임신하는 것이 중요합니다. 그리고 임신하면 임신 부종이나 임신 중독증이 발생하지 않도록 각별히 주의를 기울이면 됩니다.

**Q** 키가 152cm, 몸무게가 40kg의 왜소한 여성입니다. 현재 결혼을 앞두고 있는데, 이런 왜소한 체격 때문에 아이를 낳는 데 문제가 있는 것은 아닌지요? 마르고 키가 작으면 아기 낳기가 힘들다고 시댁에서 탐탁해 하시지 않아 걱정입니다. 정말 시댁 어른들의 생각이 맞는 걸까요?

**A** 예, 맞습니다. 우선 체중이 적은 경우에는 여성의 영양 상태가 좋다고 할 수 없습니다. 그러므로 태아가 성장하는 데 충분한 영양 공급이 안 될 수도 있어 체중이 미달되는 아기를 낳을 가능성이 높다는 점입니다. 또한 키가 작다는 것은 골격이 작다는 것을 의미합니다. 그렇기 때문에 골반, 특히 산도의

발달이 충분치 못해 산도가 좁을 가능성이 높아 난산이나 제왕 절개 수술을 많이 하는 것으로 나타나 있습니다. 그런데 보통 이런 경우에 태아가 크면 난산이 된다고 생각해서 음식을 조금 먹으려는 임산부들이 있는데, 이는 옳지 못합니다. 오히려 체격이 작은 임산부일수록 음식과 영양 섭취에 더욱 신경을 써 아기가 체중 미달이 되지 않도록 주의해야 합니다.

**Q** 제왕 절개 수술을 하여 첫 아이를 낳았습니다. 둘째 아이를 또 갖고 싶은데 어느 정도 터울이 좋을까요?

**A** 원칙적으로 첫 아이를 출산하고 2년 이상 있다가 임신해야 합니다. 너무 빨리 임신하게 되면 자궁이 완전히 붙지 못한 상태가 되어, 태아가 크면 벌어질 수도 있기 때문입니다. 그러나 보통 1년이 지나면 별 위험은 없으니 돌이 지나면 임신을 시도해도 무방합니다.

# 임신 중 궁금한 것들

**Q** 임신 전에 술과 담배를 많이 했습니다. 지금은 결혼하여 임신 5개월째인데, 혹시 태아에게 나쁜 영향을 끼치는 것은 아닌지 알

고 싶습니다. 그리고 정말 술과 담배로 인해 기형아가 태어날 확률이 높은 건가요?

**A** 임신 전에 한 술과 담배는 특별히 문제가 되지 않습니다. 그러나 임신 중인데도 술과 담배를 하면 기형아가 태어날 수 있습니다. 즉 술과 담배가 기형아를 제일 많이 발생하게 하는 위험한 요소입니다. 기형아는 임신을 한 후로 술과 담배를 계속할 때 발생합니다. 따라서 임신 전에 한 술과 담배는 문제가 되지 않으며, 임신이 된 이후부터 술과 담배를 하지 않으면 괜찮습니다.

**Q** 남편 친척 가운데 정신 질환을 앓은 사람이 있다는 얘기를 들었습니다. 지금 임신 6개월인데, 혹시 아이에게 정신 질환이 유전되지 않을까 해서 걱정이 됩니다.

**A** 글쎄요? 우선 정신 질환이 유전성이 있다 없다라는 문제로 그 동안 의학계에서도 많은 논란이 있어 왔지만, 이에 대해 확실히 정리된 바는 아직 없습니다. 이보다 정신 질환은 사람이 태어나면서 겪는 성장 과정이 더욱 중요한 요인으로 나타나 있습니다. 따라서 태어난 아기에게 따뜻한 모정을 쏟고, 그와 아울러 화목한 가정을 이루면 아기는 건강하고 건전하게 성장할 것입니다.

**Q** 임신 7개월째의 직장 여성입니다. 급한 일로 2박 3일 동안 해외 출장을 다녀와야 하는데 아기에게 문제가 생기지는 않을런지요? 비행기를 타도 괜찮을지 걱정됩니다.

**A** 여행을 해도 될 뿐 아니라 비행기를 타도 됩니다.

여행 중에 무리해서 몸이 피곤하거나 힘들지 않도록 주의만 해 준다면 별 문제는 없습니다. 다만 우려되는 것은 해외 여행 중이나 장시간 비행기를 탈 때, 임산부에게 문제가 생기면 즉각 적절히 진단하고 치료해 줄 수 없다는 것입니다.

**Q** 임신 8개월째입니다. 어려서부터 우유가 받질 않아 먹지 않았는데, 요즘 시어머님이 뱃속의 아기에게 우유만큼 좋은 게 없다시면서 자꾸 권해 곤혹스럽습니다. 다른 음식물로 영양 섭취를 대신하면 안 될까요?

**A** 물론 되지요! 우유가 인체에 좋은 것은 사실이나, 우유에 있는 영양분은 다른 음식에도 다 있는 것입니다. 따라서 다른 음식을 통해서 충분히 영양분을 공급받을 수 있습니다. 편식하지 말고 밥, 육류, 생선, 야채나 과일을 골고루 섭취하면 됩니다.

**Q** 초음파 검사로 일란성 쌍둥이라는 진단을 받았습니다. 정상 임신과 어떤 점이 다른지,

또 특별히 주의할 점은 무엇인지 알고 싶습니다. 그리고 현재 직장에 다니고 있는데 분만 전까지 직장 생활을 해도 좋은지요?

**A** 우선 자궁 하나에 두 생명이 자라고 있으므로, 다른 임산부에 비해 배가 더 부르게 되고 임신에 대한 부작용도 더욱 많습니다. 즉 한 엄마의 뱃속에서 두 생명이 자라는 것이기 때문에 대개 아기들은 체중 미달이 되며, 엄마에게는 조산이나 임신 중독증이 발생하므로 분만 직전까지 직장에 다니는 것은 무리입니다. 최소한 산달에는 집에서 안정을 취하며 쉬어야 합니다.

**Q** 자궁이 약해서 첫 아이가 유산되었습니다. 지금은 둘째 아이를 임신 중인데 또 유산이 될까봐 걱정이에요. 제 자궁을 튼튼하게 할 수는 없을까요?

**A** 흔히 자궁이 약하다고들 말하는데, 튼튼한 자궁과 약한 자궁으로 구분하지는 않습니다. 임신에 영향을 미치는 요소, 즉 자궁 속이 염증이나 소파 수술 등으로 상해 있으면 유산될 가능성이 높고, 호르몬의 영향과도 깊은 관계가 있습니다.

그러므로 우선 어떤 원인으로 유산이 되었는지를 알아보아야 합니다. 제일 가능성이 높은 것은 난자와 정자, 수정란의 염색체 이상으로 유산이 되는 경우입니다. 따라서 첫번째 임

신이 유산되었다고 해서 크게 걱정할 필요는 없습니다.

**Q** 임신 4개월째입니다. 평소 공포 영화를 좋아해서 많이 보았는데, 요즘에는 태교에 좋지 않다고 남편이 하도 말려서 자제하고 있습니다. 정말 아이에게 영향을 미칠까요?

**A** 사실 현재까지 태교가 태아에게 어느 정도 영향을 미치는지는 밝혀진 바 없습니다. 그러나 임산부가 놀라거나 극도로 긴장 상태가 되는 것은 모체나 태아에게 모두 나쁜 영향을 주므로 아무래도 피하는 게 좋겠지요.

**Q** 임신 중에는 아기 것까지 두 몫을 먹어야 한다면서 될 수 있는 대로 음식을 많이 먹으라고들 권유합니다. 그렇지만 저는 너무 살이 찌게 될까 봐 먹는 게 조심스럽습니다.

**A** 태아가 섭취하는 칼로리의 양은 실제 얼마 되지 않으므로 약간만 더 먹으면 됩니다. 입맛이 좋다고 많이 먹으면 아기가 물론 좀더 크지만, 임산부의 체중이 많이 증가해 비만해지니 주의해야 합니다. 빈혈약인 철분 제제도 무작정 많이 복용할 필요는 없습니다. 검사한 후 빈혈 정도에 따라 복용해야 하는데, 대부분의 여성은 2~3개월 정도만 복용하면 충분합니다.

**Q** 지난달에 비해 체중이 갑자기 많이 늘었습니다. 아기가 갑자기 큰 것은 아닌지요?

**A** 태어나는 신생아의 몸무게는 평균 3.4kg 정도입니다. 4kg 이상이면 거대아이고, 2.5kg 이하면 저체중아로 따로 보살펴야 할 만큼 체중이 적은 것입니다. 따라서 거대아와 저체중아의 체중 차이가 1.5kg에 불과하므로, 아기의 몸무게가 모체의 체중 증가에 미치는 영향은 그다지 크지 않습니다. 따라서 갑자기 체중이 늘면 태아가 급격히 큰 것이 아니라, 음식 조절이 잘 되지 않아 모체의 체중이 갑자기 늘어났거나 임신 부종이 심해진 것입니다.

**Q** 입덧이 너무 심해서 음식을 입에도 대지 못합니다. 조금이라도 먹으면 노란 물까지 토해내고 맙니다. 게다가 어지럽기까지 합니다. 남편이 빈혈이 심한 것 같다면서 빈혈약을 사다 주었는데 복용해도 좋은지요?

**A** 사랑하는 부인이 고생하는 것을 보다 못한 남편께서 빈혈 때문에 어지러운 줄 알고 빈혈약을 사다 주었나 봅니다. 임신 초기에는 대부분의 여성이 입덧이 심해 거의 먹지 못하거나 노란 물까지 토하게 됩니다. 입덧 때문에 먹지 못해서 어지러운 데다가 혈액 순환이 늦어져 저혈압 상태가 되기 때문에 대부분의 임산부가 심한 어지러움을 호소합니

다. 이는 빈혈 때문에 어지러운 것이 아닙니다. 어지럽다고 빈혈약을 먹으면, 오히려 빈혈약 자체가 위장 장애가 심해서 입덧이 더 심해집니다. 또한 이때는 태아가 철분을 많이 소비하지도 않으며, 그래서 특별히 철분이 많이 필요한 시기도 아닙니다. 따라서 음식이나 과자, 과일 등을 조금씩이라도 먹는 일에 신경을 써야 합니다. 그리고 입덧이 끝난 후 철분이 많이 필요해지는 시기인 임신 5개월부터 철분제제인 빈혈약을 복용하는 게 좋습니다.

**Q** 태동에 따라 아들인지 딸인지를 판별할 수 있다고 하는데, 어떻게 구별하면 될까요?

**A** 태아가 움직이면 자궁을 건드리게 되고, 이어 임산부의 배로 전달되어 태동을 느끼게 됩니다. 아들이면 많이 움직이고 딸이면 적게 움직이며, 첫 아기 임신 때와 태동이 다르면 두 번째 아기는 첫 아기와 성별이 다르다고 생각합니다.

그러나 이것은 의학적으로 근거가 있는 설명이 아닙니다. 태아는 자궁 속에서 많이 움직일 때도 있는가 하면 쉴 때도 있으며, 자궁 및 태아의 크기와 모양에 따라 제각기 다릅니다. 또한 두 번째 임신은 이미 자궁이 커지고 배가 늘어난 상태에서 태아 크기도 다르므로 당연히 첫 아기와 태동이 다를 수밖에 없습니다.

**Q** 얼굴에 여드름이 심해서 피부과 약을 복용하던 중에 피임이 잘못되어 임신한 사실을 알았습니다. 시어머님과 남편이 불안해 하는데 꼭 유산을 시켜야 하는지요?

**A** 임신 중절 수술을 고려해 봐야 할 상황인 것 같군요. 임신 초기에 약이 미치는 영향은 크지 않은 것으로 나타나 있습니다. 그러나 현재 약물이 임신에 미치는 영향에 대해 정확하게 실험 연구가 되어 있지 않습니다. 그렇기 때문에 '이러한 경우'에는 '이렇다'라고 정확하게 설명할 수 없는 한계가 있습니다. 따라서 임신했는지 모르고 약을 복용한 경우는 약의 종류 및 복용 기간을 종합해서 판단하게 되는데, 중요한 것은 본인과 남편 그리고 가족의 결정입니다.

# 출산을 앞두고

**Q** 첫 아이를 9개월 만에 출산했습니다. 첫 아이를 조산하면 그 다음에도 조산한다고들 하는데, 둘째 아이도 정말 조산하게 될까요?

**A** 첫 아이를 조산하면 둘째도 조산할 가능성이 정상 분만했던 임산부보다 약간 높은 것은 사실이나, 크게 걱정할 정도는

아닙니다. 다만 산달 가까이 돼서는 아기가 충분히 클 때까지 집에서 편히 쉬도록 해야 합니다.

**Q** 산달이 아닌데도 배가 자주 아픕니다. 아기가 예정일보다 빨리 나오려는 걸까요? 혹시 유산이 되는 것은 아닌지 불안해요.

**A** 배가 아프다고 해서 꼭 유산이나 조산을 하는 것은 아닙니다. 임신해 있는 동안 배는 자주 아플 수 있습니다. 다만 어떻게 아픈 것이 정상이고, 어떤 경우가 잘못된 것인지 임산부 자신이 구별하기는 어려운 문제지요. 흔히들 임신 중에 배가 아프면 잘못된 것으로 판단을 하는데, 예외가 있긴 하지만 대체로 정상 임신이더라도 임신 10개월 내내 배가 아프고 불편한 곳이 많습니다. 따라서 배가 아플 경우 정상적으로 임신이 잘 유지되고 있는데 단순히 배가 아픈 건지, 아니면 유산이나 조산기가 있어서 배가 아픈 건지 임산부 자신의 판단이 필요합니다. 그러면 다음의 차이점을 잘 기억해 두었다가 위급한 순간에 침착하게 대처하시길 바랍니다.

유산기나 조산기가 있어서 배가 아플 때는 산달이 되어 분만 진통이 오는 경우와 마찬가지로 먼저 자궁 수축이 이루어지고, 이어서 자궁문이 열리게 됩니다. 따라서 자궁 수축 정도와 강도에 따라 위의 경우를 구별해야 합니다. 단순히 배가 아플 때는 배가 아픈 간격이 불규칙하고 뻐근하게 10~20분 간격으로 오며 오래 지속되는 것이 보통입니다. 그리고 이 경우에는 냉이나 피가 나오지 않습니다. 이에 비해 조산기가 있을 때는 분만 진통처럼 배가 아픈 간격이 5분 정도 규칙적으로 나타납니다. 그리고 반드시 자궁문이 열리게 되므로 자궁 안에 고여 있던 내용물이 나와 갑자기 냉이 증가하고, 자궁문이 열릴 때 자궁문의 작은 실핏줄이 터지면서 피가 나오게 되므로 출혈을 동반하게 됩니다. 따라서 임산부가 꼭 명심해야 할 것은, 임신 중에 배나 허리가 뻐근하면서 냉이 증가하고 출혈이 있으면, 거의 틀림없이 조산이라고 생각하고 빨리 의사의 진단을 받아야 시기를 놓치지 않고 치료할 수 있습니다.(60쪽 참조)

**Q** 소파 수술 때 마취를 많이 하면 머리가 나빠진다고 하는데, 맞는 말인지요?

**A** 마취는 사람의 의식을 잠시 잠재우는 역할을 할 뿐이지, 머리를 나쁘게 할 정도로 뇌에 영향을 주는 것은 아닙니다. 만약 머리를 나쁘게 하는 마취제가 있다면 사용을 금지하는 것은 물론이려니와, 아예 생산 자체를 못하도록 해야 할 것입니다.

**Q** 골반이 작다고 제왕 절개 수술을 권유받았습니다. 첫 아이를 수술해서 낳으면 다음 출산에도 영향을 주는 것은 아닌지요?

A 골반, 즉 산도가 작아서 제왕 절개 수술을 받았기 때문에, 다음 출산 때도 반드시 제왕 절개 수술을 받아야 합니다. 제왕 절개 수술을 많이 하면 모체의 건강 상태가 좋지 않게 되고, 수술도 어려워지기 때문에 보통 2회만 하는 것이 좋습니다.

Q 쌍둥이를 출산할 경우 진통이나 배에 힘을 주는 것도 두 배인가요? 몸이 허약한 편인데 체력이 딸릴까 봐 걱정입니다.

A 쌍둥이도 정상 분만이 가능한 경우가 있습니다. 그렇다고 힘이 두 배로 드는 것은 아닙니다. 첫 아기를 분만한 뒤에 둘째 아기는 거꾸로 빨리 빼내기 때문이지요. 요즘은 대부분 제왕 절개 수술로 분만합니다.

Q 분만할 때 마취를 한다고 하는데, 정상 분만 때도 하는지요? 혹시 마취가 태아에게 나쁜 영향을 주는 것은 아닐까요? 마취를 하면 정말 분만의 고통을 느끼지 않는지 알고 싶습니다.

A 태아의 머리가 막 나올 때 임산부에게 마취를 합니다. 이런 방법은 태아에게는 마취제가 영향을 미칠 시간을 주지 않으면서, 임산부에게는 극도의 고통을 잊게 하는 것입니다. 요즘은 경막하 마취, 즉 무통 분만이라고 하여 분만 진통이 와서 병원에 오면 척추

마취와 비슷하게 척추 부위를 찌르고 관을 넣어 진통제를 주입합니다. 이렇게 하면 가슴 밑으로만 마취가 되어, 즉 배와 하체만 마취가 되기 때문에 분만 진통이 오더라도 거의 통증을 느끼지 않고 출산을 하게 됩니다. 정상 분만이 충분히 가능한 임산부에게 시술하고 있습니다.

Q 정상 분만을 하면 질이 커져서 성생활에 영향을 준다는 이야기를 들었는데 사실인지요?

A 질은 넓어집니다. 또한 질의 점막 상태가 손상되어 처녀 때와 다른 것은 사실입니다. 그러나 성생활에 지장을 줄 정도는 아닙니다.

Q 정상 분만을 하면 아기가 산도를 통과하느라 그것이 활짝 벌어져서 출산 후에 골반뼈가 아프다는 이야기를 들었습니다. 그러면 제왕 절개 수술을 받았는데도 골반이 아프면 수술이 잘못된 것인가요?

A 그렇지 않습니다. 임신을 하면 임신 호르몬의 영향을 받아 모든 관절이 늘어나게 됩니다. 보통 관절이라고 하면 팔, 다리 등 움직이는 관절만 생각하지만, 의학적으로 말하는 관절은 뼈와 뼈를 연결하는 움직이지 않는 관절도 포함됩니다. 특히 임신 중에는 양쪽 엉덩이 주위의 관절이 늘어나게 되어 돌아

누울 때나 움직일 때 매우 아픕니다. 따라서 임신 때 늘어난 관절은 제왕 절개 수술을 받았다 하더라도 원래 상태로 완전히 붙을 때까지 3개월이 걸립니다. 그러나 산후 조리 때 몸을 잘못 관리하면, 즉 관절이 붙으려고 하는 시기에 움직여서 관절이 제대로 붙지 못하면, 이후로 움직일 때마다 뚝뚝 소리가 나고 아픕니다. 물론 정상 분만하면 분만 과정에서 골반 관절이 약간 더 늘어나긴 하지만, 제왕 절개 수술을 받았다 해도 산후 몸조리를 잘해서 관절을 보호해야 합니다.(58~59쪽 참조)

**Q** 척추 마취를 하면 허리가 아프다고 하는데 사실인지요?

**A** 척추 마취를 하면 척추 사이로 긴 바늘이 통과하게 되므로, 바늘 구멍만한 상처가 생겨 일시적인 통증이 있을 수 있으나 오래 지속되지 않습니다. 여성은 원래 출산 경험 및 생리 리듬상 허리가 아플 수 있는데, 이를 척추 마취 때문이라고 잘못 생각하는 분들이 많습니다. 그러나 실제는 아무 관련이 없습니다.

# 출산 후 몸조리

**Q** 출산한 지 한 달이 지났는데 갑자기 출혈을

합니다. 모유를 먹이는데도 다시 월경을 시작한 것일까요? 열이 나거나 통증은 없고 출혈량이 점점 많아집니다.

**A** 출산하고 나면 곧이어 태반이 떨어져 나옵니다(후산이라고 함). 그러나 정상적으로 태반의 일부는 자궁 내벽 속으로 파고 들어가 있습니다. 이 부분이 떨어져 나오는 시기가 대개 출산 후 한 달 전후로, 이때는 출혈이 보통 월경보다 두세 배쯤 많고 기간도 두 배 정도 더 깁니다. 물론 이는 월경이 아니고 정상적인 생체 리듬에 의해 일어나는 출혈이니, 출혈량이 너무 많아 빈혈을 초래할 정도가 아니면 안심해도 됩니다.

**Q** 자궁이 원래대로 회복되려면 얼마나 걸릴까요? 언제쯤 성생활을 다시 시작해도 될까요?

**A** 자궁이 완전히 회복되는 데는 3개월이 소요되지만, 성생활은 출산한 지 한 달 후부터 가능합니다. 일시적으로 질의 분비물이 적게 나와 불편하면, 바셀린 로숀을 질 입구에 발라 부드럽게 하면 좋습니다.

**Q** 젖을 먹이면 몸매가 보기 싫어진다고 해서 고민입니다. 어떻게 해야 예전의 몸매를 유지할 수 있을까요?

**A** 예전의 몸매가 되려면, 우선 임신 중

에 과도한 체중 증가가 없어야 합니다. 그리고 젖을 먹이면 아기에게 영양분을 주게 되므로 오히려 체중이 빨리 빠집니다. 늘어난 배에는 복대가 별 도움이 되지 않고 거들이 좋습니다. 그리고 퇴원하고 나서는 바로 적당한 운동을 시작하도록 하세요. 누워만 있는 것은 산후 회복에 좋지 않습니다.

**Q** 한여름에 출산을 했는데, 바람을 쐬면 안 된다고 해서 내내 방안에서 이불을 덮고 누워 있습니다. 답답해서 견디기 매우 힘듭니다. 정말 이렇게 산후 몸조리를 해야 하나요?

**A** 산후 몸조리의 중요한 목적은 첫째, 출산 때 출혈한 피의 보충이며, 둘째, 임신 때 늘어난 관절의 원상 회복이라 할 수 있습니다. 따라서 빈혈약을 복용하거나 철분이 많이 함유된 음식을 섭취해야 합니다. 그리고 늘어난 관절이 원상태로 붙도록 깁스한 것처럼 움직일 때나 일어날 때, 돌아누울 때 아프지 않도록 조심하는 것이 중요합니다.

**Q** 모유를 먹이려고 하지만 아무리 애를 써도 유방이 퉁퉁 붓기만 하고 젖이 잘 나오지 않습니다. 좋은 방법은 없는지요?

**A** 특별한 묘안이 없군요. 유방이 퉁퉁 붓고, 딱딱하고, 아프다는 것은 안에서 만들어진 젖이 나오지 못하고 그대로 뭉쳐 굳

어 있는 상태입니다. 손으로 잘 비벼서 풀어 준 다음에 젖을 짜고 아기에게 빨려, 젖이 속에서 뭉치지 않게 해야 합니다.

**Q** 아기를 낳았는데도 체중이 줄어들지 않고 그대로예요. 산후 몸조리를 잘못해서 임신 때 부은 것이 빠지지 않았기 때문이라고들 하는데 사실인지요?

**A** 임신하면 대개 모체와 아기 두 몫이 필요하다고 해서 많이 먹어야 한다고 생각하기 쉽습니다. 그러나 실제로 태아가 섭취하는 영양분은 그리 많지 않습니다. 임산부의 체중은 서서히 증가하는 것이 정상입니다. 이는 태아가 자라고, 자궁이 커지고, 양수가 늘고, 피가 증가하고, 또 임산부의 부종까지 모두 합한 것입니다. 이는 어느 순간에 갑자기 증가하는 게 아니라 서서히 증가하는 것이 특징입니다. 그리고 임신 초기 3개월 동안은 1.5kg 증가하고, 이후로는 한 달에 약 1kg씩 증가하게 됩니다.

또한 임산부 자체의 체중 증가도 필요하기 때문에 순수한 모체의 체중 증가는, 임신과 관련된 증가분 1kg을 빼면 한 달에 0.5~1kg이 적당합니다. 따라서 초기 3개월을 제외하고는 매달 1.5~2kg씩 증가해야 하며, 임신 말기에 이르러서는 임신 전보다 총 11~12kg 정도 체중이 증가해야 정상입니다. (62쪽 참조)

우리 나라 임산부는 보통 입덧이 심해 임신

3개월까지는 체중이 늘지 못하다가, 이후에 입덧이 없어지면서 음식을 많이 섭취함으로써 과도하게 체중이 늘어 출산 후 살이 빠지지 않습니다. 출산 후에는, 즉 아기가 태어나고, 양수가 나오고, 커진 자궁이 원래대로 줄어들며, 늘어난 피가 정상으로 되고, 부종이 빠지게 되면 모두 9kg 정도 체중이 줄게 됩니다. 나머지 2~3kg은 신생아를 보살피면서 힘이 들고, 또한 수유를 통해 아기에게 영양분을 주기 때문에 체중이 빠집니다. 결국 임신 때에 늘어난 체중은 실제로 2~3kg에 불과합니다. 그리고 늘어난 체중은 수유를 함으로써 빠지게 되어 있는데, 임신 때 과도하게 체중이 늘거나, 출산 후 몸을 보신한다고 너무 많이 먹으면 체중이 빠지지 않고 오히려 늘게 됩니다.

따라서 산후 몸조리를 잘못해서 부은 부분이 살이 되었다고 생각하는 것은 잘못입니다. 수유는 엄마의 면역성이 아기에게 전달되어, 아기의 면역성을 높여 잔병에 걸리지 않게 하는 좋은 점 외에도, 엄마 자신의 체중이 빠짐으로써 여성 미용에도 좋은 효과가 있습니다.

**Q** 산후에 호박을 달여 먹으면 부기가 빠진다고 하는데 얼마나 먹어야 합니까?

**A** 호박이 부기를 빼는 효능을 갖고 있는지는 모르지만, 아무튼 산후에 호박을 꿀과 함께 달여 먹으면 몸의 부기는 어느 정도 빠집니다. 왜냐하면 꿀을 많이 먹으면 당

분 섭취가 늘어 당분이 모두 흡수되지 못하고 소변으로 빠져 나가는데, 이때 수분도 함께 빠져 나가기 때문입니다. 즉 이뇨 작용이 있어서 몸의 부기가 어느 정도 빠집니다. 또한 며칠 복용하다 보면 호박을 먹지 않아도 몸의 부기가 저절로 빠지는 시기와 일치하기 때문에 효과가 있는 것처럼 보입니다. 부작용으로는 위에서 설명한 바와 같이 당분을 지나치게 많이 섭취함으로써 산후에 체중이 증가하는 원인이 됩니다.

## 피임과 불임

**Q** 피임약을 복용하는 중에도 임신이 될 수 있나요? 만약 임신이 되었다면 피임약으로 인해 태아에게 좋지 않은 일이 일어나진 않을까요?

**A** 피임약을 복용하더라도 피임에 실패하는 경우가 간혹 있는데, 실패율은 2% 정도입니다. 그런 까닭에 피임약이 임신에 미치는 영향에 관해서는 많은 연구가 이루어져 왔습니다. 연구 결과 대체로 임신을 유지시켜도 큰 문제가 없는 것으로 나타나 있으나, 종류에 따라서는 위험한 약도 있으니 전문의와 꼭 상의하시길 바랍니다.

**Q** 분만 후 아기에게 모유를 먹이면 월경을 하지 않는다고 하는데, 그렇다면 저절로 피임도 되는 걸까요?

**A** 보통 산후 3개월까지는 누구든 저절로 피임이 됩니다. 그리고 젖을 먹이면 젖분비 호르몬의 농도가 높아지고, 이에 따라 배란이 되지 않아 월경이 없고, 따라서 자동으로 피임이 됩니다. 약 9개월까지는 비교적 안전한 시기이고, 이후에는 임신이 될 수 있는 시기입니다.

　과거에 피임 방법이 없던 시절에 형제간에 2~3년 터울이 지는 이유가, 바로 아기에게 젖밖에 줄 수 없었던 시절이라 저절로 피임이 되었기 때문입니다.

**Q** 불임 수술(배꼽 수술)을 하거나 루프를 끼면 살이 찌고, 배와 허리가 아프다고들 해서 어떻게 피임을 해야 할지 고민이에요.

**A** 불임 수술을 받거나, 아니면 수술이 겁나 루프를 끼는 것은 보통 아기 둘을 낳은 후에 하게 됩니다. 이때 흔히 여성의 나이는 30대이며, 그 동안 아기를 낳고 기르면서 고생하다가 그 애들이 이제는 어느 정도 성장해서 비교적 편한 시기입니다. 그러다 보니 살이 찌게 되는 것이지, 불임 수술이나 루프와는 전혀 상관이 없습니다.

　또한 여성은 일년에 3~4회 정도는 과배란

이 되므로, 하복부 통증과 함께 허리가 몹시 아픕니다. 아무것도 안했을 때는 문제가 되지 않지만, 불임 수술이나 루프를 했을 때는 이것 때문에 아픈 것으로 오해하기 쉽습니다. 즉 배나 허리가 아픈 것은 불임 수술과는 아무 관계가 없을 뿐만 아니라, 루프도 생각만큼 부작용이 많은 것은 아닙니다.

**Q** 두 번째 제왕 절개 수술을 받을 때 불임 수술을 함께 받으면, 수술 회복도 느리고 수술후 몸이 많이 아프다고 하는데 사실인지요?

**A** 불임 수술은 난관을 묶어 주는 아주 간단한 수술입니다. 그리고 이 난관은 난자와 정자가 이동하는 통로일 뿐, 호르몬을 생산한다든가 하는 다른 특별한 기능은 없습니다. 따라서 불임 수술을 받는다고 해서 회복이 늦어지는 것은 아닙니다. 그리고 막아 버린 난관이 다시 이어지는 부작용 외에는 특별한 후유증은 없습니다. 그런데 많은 여성이 불임 수술을 받은 후 몸이 여기저기 아프다고들 하는데, 그 이유는 다음과 같은 것이 아닐까 생각합니다.

　첫째, 불임 수술을 받는 여성은 이미 아기를 둘 이상 낳은 30세 전후로, 산후 몸조리를 잘 못하여 몸이 많이 아프게 되는 시기이고, 대체로 살이 많이 찌는 시기이기도 합니다.

　둘째, 불임 수술을 받아 혹시 여성 기능에 이상이 생긴 것은 아닐까 걱정하여 기분이 우울해지기 때문이기도 합니다.

**Q** 결혼한 지 4년 되었습니다. 1년 전부터 아이를 가지려고 피임을 그만두었는데 임신이 되지 않습니다. 아직 젊기는 하지만 검사를 받아 보아야 할까요?

**A** 검사를 받아야 합니다. 일단 임신을 시도한 지 1년이 지나도록 임신이 되지 않으면 불임 환자라고 합니다.

**Q** 첫 아이를 낳은 지 3년 만에 둘째 아이를 가지려고 하는데 마음 먹은 대로 되지 않습니다. 출산 경험이 있는데도 불임이 될 수 있는지요?

**A** 있습니다. 전에는 임신이 잘되었는데, 1년이 지나도록 임신이 안 되는 경우를 2차 불임증이라고 합니다. 원인은 다양하므로 검사를 받아야 합니다.

**Q** 불임 치료는 오랜 기간이 소요된다고 하는데 대충 얼마나 걸릴까요?

**A** 우선 검사하고 원인을 규명하는 데 2~3개월이 소요됩니다. 그리고 월경이 한 달에 한 번만 하는 것이기에 검사 또한 월경 주기에 맞춰야 하고, 그 때문에 다른 종합 검사와는 달리 시간이 오래 걸리는 것입니다.

# 여성만의 질병

**Q** 월경이 규칙적으로 나오지 못하고 불규칙하고, 또 새까맣게 나오면 몸이 아프다고 하는데 무슨 문제가 있는 걸까요?

**A** 월경이란 자궁 내막이 자라서 임신에 대비하고 있다가, 임신이 되지 않으면 일시적으로 자궁 내막을 유지시키는 호르몬이 부족해져 자궁 내막이 떨어지면서 혈관이 터져 피가 나오는 것입니다. 따라서 불규칙하거나 색깔이 나쁘고 양이 적다고 해서 몸이 아플 의학적 근거는 없습니다.

단, 월경이 불규칙해서 예정일보다 미뤄지게 되면 몸의 불편한 상태가 오래 지속될 수 있습니다. 이유를 살펴보면 여성들은 모두 월경 전 증후군이라는 증상을 겪게 되는데, 이는 월경 전에 호르몬의 영향을 받아 아랫배나 허리가 아프고, 배에 가스가 찬 것 같으며, 유방이 아프면서 딱딱해지고, 몸이 조금 붓고, 신경이 예민해지는 것을 말합니다. 이는 여성이 정상적으로 겪는 증상으로 어느 달은 심하고 어느 달은 가볍게 지나갑니다. 그런데 월경이 불규칙해서 미뤄지면 이런 현상이 일주일 정도로 짧게 끝나지 않고 계속 끌게 되기 때문에 오랫동안 불편을 느낍니다.

또 월경이 소량이거나 새까맣게 죽은 피가 나온다고 걱정하는 여성들이 있습니다. 이는 월경을 할 수 있는 자궁 내막이 염증이나 과거의 소파 수술 등으로 손상되어 있으면, 월경할 수 있는 자궁 내막이 적어 월경의 양이 적게 됩니다. 그리고 양이 적으면 피가 자궁 속에 머물러 있는 시간이 많아져, 즉 피가 나온 지 오래되어 까맣게 보일 뿐입니다.

**Q** 특별히 몸이 아픈 데는 없지만 현기증이 자주 일어납니다. 여성들 대부분 빈혈이라서 자주 현기증을 일으킨다고들 말하는데, 저도 빈혈일까요?

**A** 현기증을 느낀다고 해서 반드시 빈혈이라고 단정할 수는 없습니다. 여성은 매달 월경을 하기 때문에 피의 손실이 있어 남성보다는 빈혈 증세가 좀더 많이 나타나는 것이 보통입니다. 따라서 약간의 빈혈 증세 때문에 조금 어지러울 수도 있으나, 여성의 현기증 대부분은 혈관의 탄력성이 떨어지는 혈관 불균형으로 인한 일시적 저혈압에 기인합니다. 임신 중에는 이런 현상이 더욱 심해지는데, 앉아 있다가 갑자기 일어나면 피가 머리로 빨리 올라가지 못해 일시적으로 머리에 피가 모자라면서 저혈압 상태가 되어 심하게 어지럽거나, 앞이 노랗거나 새까맣게 되면서 졸도하는 경우가 있습니다. 마찬가지로 오래 서 있을 때도 피가 하체로 많이 몰려 머리에 피가 모자라는 현상이 발생하는데, 중·고등학교 때 운동장에 오래 서 있다가 쓰러지는 경우가 여기에 해당됩니다.

**Q** 여성이 성생활을 하지 않아 남자의 정자를 주기적으로 받지 못하면 자궁암 등의 발병률이 높거나 몸이 많이 아프다고 들었습니다. 저는 이미 결혼 적령기를 지난 노처녀인데 걱정이 됩니다.

**A** 남자의 정자나 정액에는 질병에 걸리지 않게 하는 면역체가 없습니다. 또한 여성의 생체 리듬을 살리는 호르몬도 없기 때문에, 성생활을 하지 않거나 콘돔을 사용하여 남자의 정액이나 정자를 받지 못한다고 해서 여성의 몸에 이상이 생기는 것은 아닙니다. 오히려 여러 남성과의 문란한 성생활이 자궁암의 원인이 된다는 것은 이미 정설로 되었으며, 정자를 받지 못해 자궁암이 발생한다는 것은 낭설입니다. 따라서 위의 소문은 의학적으로 근거가 없습니다. 몸이 많이 아픈 것은 아마도 성생활을 하지 않는 여성이 겪는 심리적인 갈등 때문일 것이라고 생각합니다.

**Q** 아침 저녁으로 손발이 붓습니다. 신장이 나빠서일까요?

**A** 저녁 때나 잠잘 때는 혈관의 탄력성이 떨어지고, 피곤하고, 덥고, 신체의 활

동이 저하되므로 대체로 붓는 일이 많습니다. 신장의 기능은 약간 저하되어도 몸의 부종이 별로 발생하지 않고, 많이 나빠져야 부종이 발생하는 특성이 있습니다.

간단한 검사로 신장 기능이 나쁜지 알 수 있으므로 걱정하지 말고 병원에 가서 진료를 받으십시오. 약국에서 파는 신장약의 복용은 되도록 피해야 합니다. 물론 신장약을 복용하면 소변이 많이 나와 몸의 수분이 빠지므로 사우나를 한 것 같은 효과가 있어 몸이 가벼운 듯하고, 체중도 약간 빠지므로 체중 조절한 것 같은 착각에 빠질 수 있습니다. 그러나 물을 마시면 과도하게 빠진 수분을 다시 보강하기 때문에 원래 체중으로 돌아옵니다. 또한 신장약을 남용하면 소변이 많이 나올 때 전해질도 같이 나오므로, 몸의 전해질 균형이 파괴되어 상태가 나빠질 수도 있으니 꼭 진찰을 받은 뒤에 복용해야 합니다.

**Q** 유방이 가끔 아프고 딱딱한 것이 만져지는데 혹시 유방암이 아닐까요?

**A** 여성들은 생리 리듬에 따른 호르몬의 영향으로, 유방이 월경 며칠 전부터 약간 단단해지면서 아픕니다. 그러나 월경이 끝나면 단단해진 유방이 풀어지고 통증도 이내 없어집니다.

그런데 간혹 단단해진 유방에 혹 같은 것이 만져져서 이렇게 걱정할 수도 있습니다. '암은 혹처럼 만져진다는데…….' 그러나 월경이 끝난 후 풀어져 없어지면 암이 아닙니다. 암은 저절로 없어지지 않기 때문입니다. 또한 유방을 자꾸 쿡쿡 누르면 멀쩡한 유방도 아프게 되니, 자꾸 누르지 말고 월경이 끝난 후에 풀어지는지의 여부를 살펴야 합니다.

**Q** 난소에 물혹이 생겼는데도 병원에서는 수술해서 제거해 주질 않아요. 괜찮다고 하지만 저는 불안해요.

**A** 여성들이 일반적으로 난소에 혹이 있다고 진단을 받으면 빨리 치료나 수술을 받아야 하는 것으로 알고 있습니다. 그렇지만 혹은 양성으로 없어지는 것도 있기 때문에, 일단 진단을 받으면 주기적으로 정기 진단을 받아 더 커지는지 없어지는지를 먼저 관찰해야 합니다.

**Q** 저는 월경 불순이에요. 걱정이 되어 친구에게 이 사실을 털어 놓으니까 자신도 그렇다고 합니다. 월경 불순인 여성들이 많은가요? 많다면 우리 나라 여성들이 특별히 건강하지 못하다는 뜻인가요?

**A** 옛말에 남의 벼가 더 좋아 보이고, 남의 떡이 더 커보인다는 말이 있습니다. 그렇듯이 자기 자신은 월경이 순조롭지 못한 것 같고, 남들은 제대로 하고 있는 것처럼 생

각하는 여성들이 의외로 많습니다. 그러나 월경은 개인마다 차이가 많아 양이나 색깔, 주기, 기간 등이 모두 다릅니다. 특별한 경우를 제외하고는 많은 여성이 정상 상태를 유지하고 있습니다. 따라서 자기 자신의 월경도 불순하지 않고 정상이라고 생각하면 됩니다.

단, 한참 동안 월경이 없다든지, 혹은 월경 기간이 갑자기 길어진다든지 하는데, 이 같은 현상들은 간혹 발생할 수는 있지만, 질병과 동반해서 나타나는 것인지 아니면 일과성인지 진단을 받아 보는 것이 좋습니다. 이런 현상이 일어나는 원인은 월경 호르몬의 일시적인 이상으로 오는 경우가 많고, 그 외에 스트레스나 충격, 과로 때문에도 발생하며, 체중이 급격하게 증가하거나 감소해도 나타납니다. 그리고 자궁의 염증, 혹, 자궁외 임신이나 임신 초기 유산 또는 암이 있을 때도 위와 같이 월경 불순 형태의 출혈이 일어납니다. 이럴 경우에는 당연히 진단과 함께 치료를 받아야 하겠죠.

**Q** 자궁 적출 수술로 자궁을 들어내도 성행위를 할 수 있는지요? 주변에 자궁을 들어낸 사람이 있는데 사람들이 '석녀'라고 말하는 소리를 들었습니다. 자궁은 성적인 측면에서 여성에게 어떤 의미가 있나요?

**A** 충분히 성행위를 할 수 있습니다. 자궁이 성생활에 관여하는 부분은 별로 없습니다. 아주 약간의 차이만 존재할 뿐입니다.

**Q** 앉을 때 아래에서 바람 나오는 소리가 나는 것 같습니다. 무슨 이상이 생긴 건가요?

**A** 여성들 가운데 질이 넓거나, 특히 아기를 낳은 후에는 질이 전보다 넓어지고 탄력성이 떨어져 평상시 약간 처져 있기 때문에 공기가 질 속에 많이 있습니다. 갑자기 푹 앉으면 공기가 급하게 질에서 빠져야 하므로 소리가 납니다. 아기를 낳은 여성들에게서 많이 나타나는 증상이니 걱정하실 필요가 없습니다.

**Q** 기침을 크게 하거나 바빠서 뛸 때 소변이 조금씩 나오는데 방광 기능에 문제가 있는 걸까요?

**A** 정상 분만을 한 후에는 방광에서 나오는 요도의 각도가 평평해집니다. 따라서 복압이 주어지면 방광을 압박하게 되는데, 기능이 떨어져 방광이 닫히지 못하므로 그냥 쑥 소변이 나오게 됩니다. 난산이나 아기를 많이 낳은 여성들에게서 이런 증상은 더욱 심합니다. 수술로 치료가 가능합니다.

# 임신 10개월 동안 받아야 할 검사

〔임신 초기〕

| 시 기 | 검사 항목 | 검사 내용 |
|---|---|---|
| • 병원을 처음 방문했을 때 | • 혈액 검사 | • 혈액형, 혈소판, 적혈구, 백혈구에 대한 검사를 하는 것이며, 임산부 빈혈 여부도 함께 알아봅니다.<br>• 매독, 풍진, 에이즈 검사도 시행합니다. |
| | • 소변 검사 | • 신장 기능에 이상이 있는지, 염증이 있는지 확인합니다. |
| | • 초음파 검사 | • 정확한 임신 주수를 파악합니다. |

〔임신 중기〕

| 시 기 | 검사 항목 | 검사 내용 |
|---|---|---|
| • 16주 | • 양수 검사 | • 유전병이 있거나 만 35세 이상의 고령 임산부에게 시행하는 것으로, 염색체 검사를 통해 유전적 이상 여부를 진단합니다. |
| • 17~19주 | • 기형아 검사 | • 모체의 혈액을 채혈해서 태아의 기형 유무를 알아봅니다. 이 검사로 다운 증후군이나, 척추 기형, 무뇌증 등을 발견할 수 있습니다. |
| • 20주 | • 태아 기형 초음파 검사 | • 태아의 기형을 조기 발견하여 임신 중절 여부를 결정합니다. |
| • 24~28주 | • 임신성 당뇨 검사 | • 정상 임산부에게 임신성 당뇨병이 발생했는지의 여부를 검사합니다. |

〔임신 말기〕

| 시 기 | 검사 항목 | 검사 내용 |
|---|---|---|
| • 28주 이후 | • 초음파 검사 | • 태아의 위치, 크기 및 태반의 위치와 양수의 양 등을 진단합니다. |
| | • 기본검사 (혈액 · 소변 검사) | • 빈혈 정도와 소변에 당뇨나 단백뇨가 함께 섞여 나오는지 검사합니다. |
| | • NST (비수축 자극 검사) | • 태아의 건강 상태를 알아봅니다. |

# PART 1

:

## 임 신

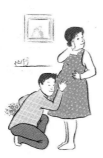

# 임신은 어떻게 이루어질까요?

### 신비합니다!

수정란은 난자와 정자가 결합한 것으로, 정자만큼은 임신한 여성의 부분이 아닙니다. 다시 말해서 자기 몸의 일부가 아닌 정자라는 타인의 일부분이 몸에 이식된 것이라고 할 수 있습니다. 그러다 보면 착상 과정에서 거부 반응이 일어날 법도 합니다. 그러나 실제로는 자궁 내막 속으로 착상하는 데 거부 반응이 일어나지 않습니다. 만약에 거부 반응이 일어나면 착상을 하지 못할 뿐 아니라, 설령 착상을 한다 해도 곧 괴사가 일어나 떨어져 나옴으로써 저절로 유산이 되고 맙니다. 이런 현상은 정말 의사인 제가 보더라도 인체의 신비라고밖에 표현할 수 없습니다.

남녀가 결혼해서 임신을 하고 아이를 낳는다는 것은 당연하고도 신비스러운 일입니다. 사람은 10개월이라는 오랜 시간 동안 뱃속에서 아기를 키운 다음에 출산합니다. 그 동안에 임신한 여성이 겪어야 하는 불편함이나 고통, 특히 출산의 고통은 이루 말로 표현할 수 없을 정도로 큽니다. 그러나 한 아이의 엄마가 되는 기쁨의 순간을 생각한다면 그런 고통쯤이야 거뜬히 참아낼 수 있겠죠.

그러면 임신은 어떻게 이루어지는 걸까요? 우선 간단히 말하자면, 난소에서 배란된 난자와 남성의 정자가 수정하여 수정란이 되고, 이 수정란이 자궁에 착상함으로써 임신이 이루어집니다. 이 과정에서 수정란이 자궁에 잘 착상되는 것이 가장 중요합니다.

그러면 이제부터 임신이 이루어지기 위한 배란과 수정 과정에 대해 좀더 자세히 알아보도록 하지요.

## 배란

### 임신은 아무때나? NO!

난자는 배란 후 24시간이 지나면 생명력을 잃어버리는 데 반해, 정자는 2일 정도 살아 있기 때문에 배란일 2일 전에 성관계를 맺어도 수정이 가능합니다. 따라서 한 달 동안 임신할 수 있는 기회는 3일 정도에 불과합니다.

12~14세가 되면 여성은 월경을 시작합니다. 이 현상은 그 동안 잠자고 있던 호르몬이 활동을 개시함으로써 일어나는 것인데, 주기마다 일정하게 자궁에서 수정란을 받아들일 준비, 즉 임신할 준비를 갖추고 있음을 뜻합니다.

여성은 원래 좌우 양쪽에 두 개의 난소를 갖고 태어나는데, 12~14세가 되면 난소가 활동을 시작하여 한쪽의 난소에서 매달 한 개씩 난자를 배출합니다. 이런 과정을 가리켜 배란이라고 합니다. 그리고 여성의 몸에서 일생 동안 배란되는 난자의 수는 400개 정도라고 하는데, 배란된 난자는 24시간 이내에 정자를 만나지 못하면 골반 속에서 녹아 흡수되고 맙니다.

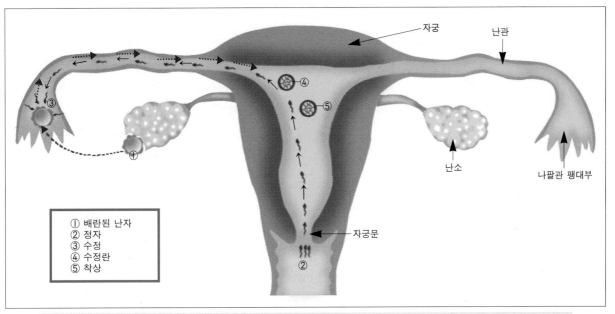

**수정 및 착상 과정**

난소의 난포에서 배란된 난자는(①) 나팔관에 흡입됩니다. 흡입된 난자는 나팔관에서 가장 넓은 부분인 팽대부에 있다가 자궁문과 자궁, 그리고 난관을 통과해서 온 정자(② 실선 화살표 방향)와 수정(③)이 됩니다. 이렇게 해서 만들어진 수정란은 정자가 헤엄쳐 오던 방향 반대로(점선 화살표 방향) 이동을 합니다. 결국 난관을 거쳐서 자궁에 도달한 수정란(④)이 착상함으로써(⑤) 비로소 임신이 되는 것입니다.

## 수정과 착상

한편 정자는 남성의 고환에서 만들어지는데, 길이는 약 0.05mm로 머리와 몸통 그리고 꼬리로 이루어진 모양을 하고 있습니다. 한 번 사정하면 약 3억 개의 정자가 나오는데, 사정과 동시에 1분 안에 자궁문을 지나 난관을 통해서 골반강까지 갑니다. 정자가 난자와 수정하여 수정란이 되면 다시 정자가 지나오던 난관을 통과해 자궁에 착상하는 데는 약 4일 내지 5일이 걸립니다. 정자는 골반 내에서 약 이틀 정도 살 수 있지만, 난자는 배란 후 하루밖에 살 수 없습니다. 따라서 배란된 지 하루만 지나도 임신 가능성은 매우 희박해집니다.

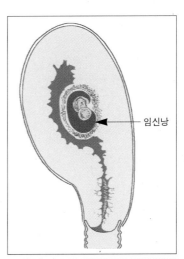

수정란은 자궁에 착상한 후로부터 임신낭을 형성해서 점차 성장해 나갑니다.

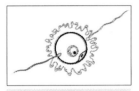
정자가 난자에 들어가는 모습

그리고 정자도 아무 때나 골반강에 들어갈 수 있는 것이 아닙니다. 배란, 즉 난자가 난소에서 튀어나오는 시기에는 자궁문에 약알칼리성의 맑은 점액이 많이 생기는데, 이 점액이 충분해야 정자가 쉽게 헤엄쳐 자궁과 난관을 통과함으로써 난자에 접근할 수 있습니다. 왜냐하면 질 속은 일반적으로 산성이 강한 데 비해 정자는 산성을 싫어해서 중성이나 알칼리성 환경을 찾아가기 때문입니다.

난자에 맨 처음 도달한 정자만이 난자 속으로 난자막을 뚫고 들어가는데, 늦게 도달한 나머지 정자들은 난자막에 달라붙어 처음 도달한 정자가 난자 속으로 쉽게 들어갈 수 있도록 난자막을 약화시키는 역할을 합니다. 아들인지 딸인지는 바로 이때 결정됩니다. 즉 아들(Y 염색체), 딸(X 염색체) 정자들이 난자를 향해 달려가는데, 그 가운데 어느 정자가 먼저 난자에 도달해서 뚫고 들어가 수정이 되느냐에 따라 태어날 아기의 성이 결정됩니다. 단, 두 개의 정자가 한꺼번에 난자에 들어갈 수는 없습니다.

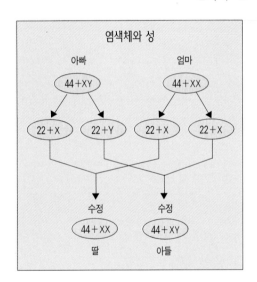

염색체와 성

이렇게 수정된 수정란은 세포 분열을 시작하여 8-16배엽 세포의 상태로 자궁 내막에 파고들어가 착상합니다. 수정란이 착상하면 임신낭을 형성해 그 속에서 태아가 자라게 되는데, 마치 자궁 내막이 부풀어오르는 것처럼 자랍니다. 이후 모체의 혈액과 통하게 되고 모체 혈액으로부터 영양분을 공급받아 성장하면서 태아 및 태반, 융모막, 양수를 만들게 됩니다.

시험관 아기는 밖에서 난자와 정자를 수정시켜 자궁 내막에 착상시키는 시술입니다. 수정만 인체 밖에서, 즉 시험관에서 수정해서 키운 후에 8-16배엽 수정란 상태 때 자궁 속에 넣어 주어 엄마의 자궁에서 태아가 자라게 하는 것으로, 나머지는 정상적인 임신과 똑같습니다.

# 임신 진단 방법

## 자가 진단

임신을 했는지 맨 처음 자각할 수 있는 첫번째 증상은, 월경을 할 시기가 되었는데도 월경이 나오지 않는 것입니다. 규칙적으로 월경을 하던 사람이 일주일 정도 늦어지면, 일단 진찰을 받아 보는 것이 좋습니다. 두 번째로 알 수 있는 증상은 유방이 커지고 유두가 단단해지면서 아파 오는 것입니다. 유두 주변이 검게 변하는 경우도 있습니다. 세 번째는 입덧인데, 임신 6주부터 시작됩니다. 그리고 이와 아울러 기초 체온이 높아집니다. 대개 고온기가 2주일 이상 계속되면 임신이라고 볼 수 있습니다. 그 밖에 소변을 자주 보거나 나른해지면서 졸음이 오는 증상도 있습니다.

> 알아두세요
>
> ### 기초 체온
>
> 기초 체온이란 사람이 움직이지 않고 최소한의 활동만 하는 상태의 온도를 말합니다. 그렇다면 사람이 자고 있을 때의 체온을 재면 될 것입니다. 그러나 본인이 잠자고 있을 때 온도를 잰다는 것은 불가능합니다. 따라서 잠에서 깨어나자마자, 일어나 움직이기 전에 누워 있는 상태에서 여성용 체온계를 혀 밑에 넣은 다음 5분 후에 온도를 측정하면 됩니다. 깨어나 움직이면 몸의 대사 활동이 증가해 온도가 올라가고, 몸의 활동이 많으면 조금 더 올라가므로 몸 활동의 영향이 없는 상태를 측정해야 되기 때문입니다.
> 임신을 하고자 하는 여성이라면, 우선 자신의 배란일이나 몸의 리듬에 대해서 알아두는 것이 필요합니다. 그러기 위해서는 정확한 기초 체온표를 만드는 것이 중요합니다. 매일 아침 되도록 같은 시각에 눈을 뜨자마자 체온을 재도록 합시다.

이와 같은 신체 변화를 통해 임신 여부를 자가 진단할 수 있는데, 이런 자각 증상들이 나타나면 병원에 가서 정밀 진단을 받아야 합니다. 만약 임신 여부를 빨리 자각하지 못하고 약물을 복용하거나 고된 일을 하면 불행을 초래할 수도 있습니다. 월경 예정일이 되어도 월경이 없으면 1주일 정도 기다린 후에 의사의 진찰을 받고 임신을 확인하도록 합시다.

## 소변 검사

임신을 하게 되면 수정란에서 임신 호르몬을 생산해서 임산부의 피로 이동합니다. 그러면 임산부의 핏속에 임신 호르몬이 증가하고 그것은 다시 소변으로 배설되는데, 바로 이 호르몬을 시약 반응으로 측정하는 것이 소변 검사입니다. 따라서 어느 정도의 호르몬이 소변으로 배설되어야만 임신을 진단할 수 있습니다. 수정된 지 약 2주가 지나야, 즉 월경 예정일부터는 소변 검사에서 양성으로 나옵니다.

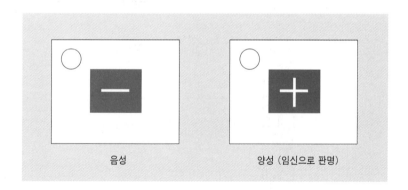

| 음성 | 양성 (임신으로 판명) |

## 초음파 검사

월경 예정일로부터 1주일(임신 5주)이 지나면 초음파 검사를 할 수 있습니다. 초음파 검사는 수정란이 착상한 후 자궁 속에 형성된 임신낭을 진단하는 것입니다. 이 검사는 현재 널리 사용되고 있는 방법으로, 산전에 제대로 검사를 받으면 태아의 건강 상태에 대해서도 진단할 수 있을

**임신 판정 시약**

여러 자각 증상으로 임신임을 진단해 볼 수도 있지만, 요즘에는 약국에서 손쉽게 구할 수 있는 임신 판정 시약으로 간단히 임신임을 확인해 볼 수 있습니다. 그렇지만 뭐든지 100퍼센트 믿는 것은 금물! 이 시약으로 임신 여부를 확인한 다음에는 일단 병원에 가서 의사의 정밀 진단을 받아보는 게 좋습니다.

뿐 아니라 기형아 여부도 알아볼 수 있는 아주 유익한 검사입니다.

임신 6~8주가 되면 태아의 형태뿐 아니라 태아의 심장 박동까지 볼 수 있는데, 이 정도로 관찰되면 일단 정상 임신으로 판단합니다. 만약 유산이 되었으면 태아의 형태가 보이지 않거나, 보이더라도 심장 박동을 볼 수 없습니다. 따라서 임신 초기에 정상 임신 및 유산을 진단하는 데 초음파 검사는 필수적입니다. 임신 12주가 되면 태아가 형체를 제대로 갖추고 있어 이때부터 기형인지 아닌지도 진단할 수 있습니다. 임신이 진행됨에 따라 태아의 장기가 형성되므로 정기적으로 진찰을 받아 기형 유무를 진단받아야 합니다.

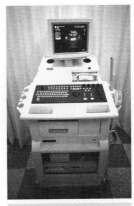

초음파 검사기

자궁 내 태아의 전체 크기나 머리 크기를 측정해서 임신 주수가 얼마인지도 알 수 있습니다. 그 밖에 태아의 몸무게를 정확히 측정하는 경우도 있습니다. 출산 예정일을 잘 모르거나 예정일 전에 임산부의 건강이 좋지 않거나, 혹은 태아의 상태로 보아 빨리 분만해야 할 경우에 머리 크기와 함께 태아의 복부 둘레를 측정해서 태아의 몸무게를 계산합니다. 2,500g 이상이면 정상적인 몸무게이므로 분만을 합니다. 그리고 2,000~2,500g 정도면 태아가 조금 더 자란 다음에 분만 시기를 정합니다.

초음파 검사를 잘하는 전문가의 경우에 오차는 10% 이내에 불과합니다. 그러므로 초음파 검사는 태아의 건강 진단뿐 아니라, 태아의 체중을 측정해서 분만 시기를 결정하는 데도 중요한 역할을 합니다.

# 산전 진찰

106쪽 참조

산전 진찰의 목적은 임산부의 건강을 유지하고 건강한 아기를 낳도록 하는 데 있습니다. 즉 임신 중에 발생할 수 있는 위험한 요소 등을 찾아내 치료함으로써 위험한 임신에 대비하는 것입니다. 임산부는 항상 정숙하고 깨끗해야 하며 함부로 약물을 복용해서도 안 됩니다. 또한 위험한 물질이나 공해를 최대한으로 멀리한다든가 하는 철저한 몸과 마음의 자세가 필요합니다. 태교란 특별한 게 아닙니다. 바로 이

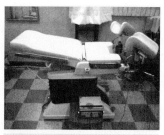
진찰대

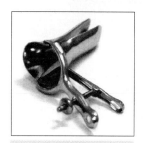
질경
질을 벌려 자궁의 이상 유무를
살펴보기 위한 기구

러한 마음가짐과 행동이 가장 중요한 태교인 것입니다.

따라서 임산부는 정기적으로 건강 상태를 진찰받아야 하며, 태어날 아기의 체중이 미달되지 않고 엄마의 자궁 속에서 충분히 잘 자랄 수 있도록 주의해서 조산되지 않도록 해야 합니다.

산전 진찰은 처음 3개월까지는 2주에 한 번, 임신 중기에는 한 달에 한 번, 임신 9개월부터는 2주에 한 번, 마지막 산달에는 1주에 한 번씩 진찰받아야 합니다. 임신 초기에는 유산이 되거나 출혈을 하는 경우가 많습니다. 이때는 임산부가 임신에 적응하기 시작하는 시기라서 여러 가지 문제가 발생할 수도 있으므로 2주마다 진찰을 받아야 합니다. 임신 말기나 산달에는 임산부의 부종이 심해지거나, 혹은 임신 중독증이 생기는 등 임산부의 건강이 갑자기 나빠지기 쉬운 때입니다. 또한 태아가 산도 속으로 얼마나 많이 내려와 있는지, 자궁문은 어느 정도 열려 있는지 검사해서 정상 분만을 할 수 있는지, 아니면 제왕 절개 수술을 해야 하는지 등을 판단해야 하므로 자주 진찰을 받아야 합니다.

또한 진찰을 받을 때는 평소에 어떤 병이 있는지, 혹은 과거에 유산 경험이나 기형아 출산, 저체중아 출산 등이 있었는지와 과거 병력, 집안 병력, 집안의 유전병 등을 의사에게 반드시 이야기해서 진료에 참고토록 해야 합니다.

임신해서 처음으로 병원을 찾으면,

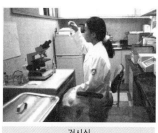
검사실

- 임신 여부를 확인하고 임산부 수첩을 받습니다.
- 체중과 혈압을 측정합니다.
- 임신이 자궁 속에 잘 착상되었는지, 혹은 자궁외 임신은 아닌지 진찰합니다.
- 월경이 일정하지 않아 정확한 임신 날짜를 모르는 경우에는, 정확한 임신 개월수와 출산 예정일을 정해줍니다.
- 임산부의 건강 상태 및 질병의 유무를 파악하기 위해

산전 검사를 합니다. 일반적으로 흔히들 하는 산전 검사로는 혈액 검사와 소변 검사가 있습니다. 혈액 검사는 빈혈 정도, 적혈구와 백혈구 이상, 혈액형과 Rh음성 여부, 간염 유무, 매독 혈청 반응 등을 검사합니다. 소변 검사는 단백질과 당을 측정하여 양성으로 나타날 경우에는 더욱 자세한 검사를 합니다. 그 밖에 풍진이나 헤르페스 검사, 기형아 검사, 필요하면 유전병 검사까지도 합니다.

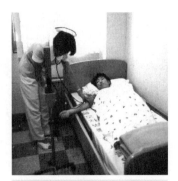
간호사가 임산부의 혈압을 잽니다.

• 특별히 다른 병이 있는 경우에는 특수 검사를 병행합니다.

• 치료할 병이 있으면 치료하고, 입덧이 심하면 영양 주사를 맞습니다. 출혈을 하거나 유산기가 있으면 적절한 치료를 받습니다.

체중이 너무 많이 늘면 임산부가 비만해지거나 태아가 거대아가 되기 쉽고, 반면에 체중이 적당히 늘지 않으면 영양 공급 저하로 태아가 저체중아가 되기 쉽습니다. 그리고 체중이 갑자기 느는 것은 위험한 증세입니다. 이때는 일단 부종을 의심해 보아야 하며, 고혈압이나 임신 중독증 시초인지 진단을 받아야 합니다.

태아가 지나치게 크면 난산이 될 위험이 있으므로 임산부나 태아 모두에게 해롭습니다. 태아의 몸무게는 임산부의 체중 증가와 어느 정도 비례하는데, 특히 저체중아의 경우에는 매우 위험합니다. 따라서 임산부의 체중은 적당히 증가해야 하는데, 임신 4개월부터는 한 달에 1.5~2.0kg 정도가 적당합니다.

알아두세요

## 임신 개월수 계산법

마지막 월경이 시작된 날짜부터 계산하는데, 월경 예정일이 되면 임신 1개월이 되고 그 이후에는 임신 2개월로 접어들게 됩니다.
임신 1개월은 4주로 계산하며, 따라서 6주면 임신 2개월이 됩니다.

# 임신 중에 일어나는 몸의 변화

임신의 신호는 바로 임산부의 몸으로부터 옵니다. 임신 중에 일어나는 몸의 생리적인 변화와 증상은 아주 당연하고 정상적인 현상으로 모든 임산부에게서 발생하는 것입니다. 단지 정도의 차이만 있으므로 크게 걱정할 필요는 없고, 혹시 다른 병이 있지는 않나 진찰만 제대로 받으면 됩니다.

알아두세요

## 정확한 임신 주수 계산법

월경이 불순해서 한 달보다 늦어지는 경우, 예를 들면 45일마다 한 번(3달에 2번) 월경이 있는 경우를 살펴봅시다. 28일 형을 기준으로 하면 14일째가 배란일이지만, 45일형으로 계산할 경우에는 31일이 배란일이므로 출산 예정일도 배란이 늦은 만큼 17일을 늦게 계산해야 하는 것입니다. 전제 조건으로 임신 주기 계산은 월경 28일형을 기준으로 합니다. 앞의 14일은 난포기이고, 뒤의 14일은 황체기입니다. 배란 후 임신이 안 되면 15일 만에 월경이 나옵니다. 즉 배란일은 월경 예정일 15일 전입니다.

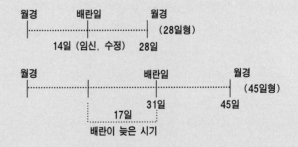

배란이 늦은 기간만큼 임신도 17일 늦어지므로 출산 예정일도 17일 늦어집니다. 예를 들어 계산상 출산 예정일이 9월 1일이면 실제로는 9월 18일이 됩니다. 따라서 월경을 35일 간격으로 하는 여성은 35-28=7일 늦어지고, 월경을 두 달 간격으로 하는 여성은 한 달 늦어집니다.

## 임신 초기 변화

• 월경이 없어집니다.

　배란된 난자가 정자와 수정하여 수정란이 되면, 이곳에서 황체 호
르몬 등을 분비해서 계속 황체기를 유지시키므로 월경이 없어집니다.

• 입덧, 구토 증세가 있습니다.

　임신 초기에 나타납니다. 입덧이 일어나는 정확한 원인은 아직 밝
혀지지 않았지만, 아마도 임신 호르몬과 임산부의 심리 상태와 깊은
관련이 있는 것 같습니다.

조심하세요!

임신 초기에는 유산하기 쉽습니
다. 따라서 몸에 무리가 가지 않
도록 안정을 취하세요.

48쪽, 68~9쪽 참조

　그러므로 월경이 불순한 여성은 임신 초기에 진단을 받아 교정된 출산
예정일을 꼭 알아 두어야 하며, 나중에 임신 말기에 병원을 바꾸어서 분만
을 하더라도 의사에게 교정된 출산 예정일을 알려서 착오가 없도록 해야
합니다.

　임신 초기 8~10주 사이에 초음파 진단을 하면, 오차는 2~3일밖에 되지
않으므로 출산 예정일도 2~3일의 오차만이 생길 뿐입니다. 그러나 임신
말기에는 검진 및 초음파 진단으로 태아의 머리와 대퇴골의 크기, 복부 둘
레로 태아의 체중과 임신 주수를 측정한다 해도 1~2주의 오차가 있게 되
므로 분만 날짜를 잡는 데 상당히 어렵습니다.

　예를 들면 갓난아기를 보고 몇 살인지 판단할 경우에는 오차가 몇 개월
에 불과하겠지만, 성인의 나이를 키와 체중만으로 측정한다면 어떻게 되겠
습니까? 틀림없이 몇 년의 오차가 생기기 마련입니다. 즉 키가 165cm인
학생의 나이를 판단할 경우, 보는 사람에 따라 몇 살의 오차가 생길 수밖
에 없습니다.

　마찬가지로 초음파를 사용해서 임신 주수를 계산하는 방식은, 태아의 머
리 크기와 대퇴골 크기로 임신 주수를 계산하고, 이 자료를 토대로 태아의
복부 둘레를 함께 계산해서 몸무게를 측정하므로, 머리 큰 아기와 작은 아
기 또는 몸무게가 많은 아기와 적은 아기가 있을 수 있습니다. 그러므로
위와 같은 방법으로 임신 주수를 계산하다 보면 오차가 있기 마련입니다.
따라서 임신을 하면 임신 초기에 진단을 받고 임산부 수첩과 함께 정확한
출산 예정일을 꼭 기억하거나 적어 두어야 합니다.

**상상 임신**

임신을 무척 갈망하거나 폐경을 전후한 여성에게서 가끔 나타나는 현상입니다. 월경이 늦어지고 유방에 변화가 오기도 하며, 하복부의 장 운동을 태아가 노는 것으로 착각하기도 합니다. 정서가 불안정하고 우울할 경우에도 나타날 수 있습니다.

• 미열이 있습니다.

임신 초기에서 3개월이 끝나 갈 무렵까지 37도 정도의 미열이 있습니다. 이것은 황체 호르몬이 증가하면서 생기는 영향으로 시간이 지나면서 서서히 내려갑니다.

• 유방이 아프고 단단해지며 젖꼭지가 까맣게 변합니다.

• 배가 불러옵니다.

임신 3개월이 지나면 아랫배가 불러오는 것을 느끼는데, 월경이 불순한 여성은 살이 쪄서 배가 나오는 것으로 착각하는 수도 있습니다.

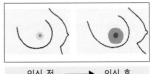

임신 전 ⟶ 임신 후

알아두세요

# 출산 예정일 계산법

마지막 월경이 시작된 날부터 출산 때까지 날짜를 계산하면 280일, 즉 40주가 됩니다. 우리는 보통 임신 기간을 10개월로 알고 있습니다. 그러나 월경 주기는 28일 형을 기준으로 하기 때문에, 정상 임신 평균 일수는 300일이 아닌 280일이 됩니다. 즉 40주이며 개월수로는 9개월 7일이 됩니다. 의학적으로 계산할 때는 주수로 계산해서 평균 만삭 임신을 40주로 하고, 38주에서 42주 사이에 분만하게 되면 정상 분만으로 간주합니다.

즉 의학적으로 4주를 임신 1개월로 계산하기 때문에 임신 9주면 임신 3개월이 되는데, 보통으로 계산하면 2개월말이 됩니다. 따라서 임산부가 병원에 왔을 때 이러한 차이 때문에 약간의 혼선이 생길 수도 있습니다.

정상 분만 시기는 40±2주인 38주에서 42주까지입니다.

날짜 계산의 예를 들면 마지막 월경 시작 날짜가 97년 7월 10일인 경우,

7월-3월=4월(마지막 월경 시작 월에서 3을 빼고),

10일+7일=17일(마지막 월경 시작 날짜에 7을 더한다),

이렇게 해서 출산 예정일은 98년 4월 17일이 됩니다.

만약 마지막 월경일이 97년 2월 7일이면,

2월-3월=11월    7일+7일=14일,

출산 예정일은 그 해 11월 14일입니다.

• 임신선이 생깁니다.

## 임신 후기 변화

• 태동을 느낍니다.

태아는 형성되면서부터 조금씩 움직이기 시작합니다. 너무 작을 때는 태아가 자궁을 건드려도 임산부가 느끼지 못하지만, 어느 정도 크면 자궁을 건드리는 것을 엄마는 배를 통해 느끼게 됩니다. 대개 임신 5개월말(20주)부터 느끼기 시작해서 6개월쯤(22주) 되면 아랫배를 톡톡 차거나 꿈틀거리는 것을 확실히 느낄 수 있습니다.

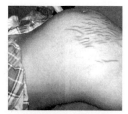

**임신선**
임신 5개월부터 생기는 증상으로, 배와 허벅지가 적갈색 혹은 은회색으로 변하면서 살이 트는 현상입니다. ←46~7쪽 참조

대개 출산은 예정일 2주 전부터 2주 후 사이에 이루어지며, 이 경우는 모두 정상 분만에 해당합니다. 그러나 예정일로부터 2주 전보다 더 빨리, 즉 36주나 혹은 37주에 분만하는 것은 일단 조산으로 봐야 합니다.

그리고 예정일에서 2주가 지나면 과숙아로서, 아기가 늙어서 약해지고 양수가 적어져서 좋지 않습니다. 보통 임산부들은 출산 예정일이 지나면 아기가 많이 커져서 고생하고 난산하지 않을까 걱정합니다. 예정일에서 2주 후 정도까지는 늦은 것이 아니며, 이 시기는 아기가 그렇게 많이 크는 시기가 아닙니다. 따라서 아기가 크는 것에 대해서는 걱정하지 않아도 됩니다.

그러나 2주가 넘기 시작하면 태아가 약해지거나 염증이 생길 가능성이 많기 때문에, 특별한 검사 없이 2주가 넘어가는 것은 매우 좋지 않습니다. (99~101쪽 참조.)

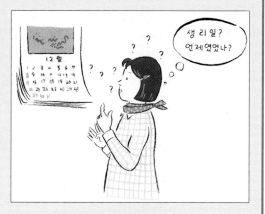

•자궁 크기가 변합니다.

평소 계란 크기에 불과하던 자궁이 임신 말기에 이르러서는 20배나 커집니다. 즉 물이 약 4리터 들어갈 정도의 부피로까지 커지면서, 그 속에 태아 및 태반과 양수를 지닌 채, 분만 진통을 일으켜 출산하게 되어도 끄떡없는 상태가 됩니다. 정말 세상의 어떤 것보다도 튼튼하니 신비에 가깝다고 할 수 있습니다.

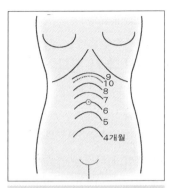

**임신 개월수에 따른 자궁 크기의 변화**
임신 10개월이 되면 출산일이 가까워지면서 태아가 산도 속으로 내려가 자궁이 아래로 처집니다.

•성기 주변이 변합니다.

대음순과 소음순은 커지고 부드러워지며 흑갈색으로 착색됩니다.

•혈액에 변화가 옵니다 (빈혈약을 복용해야 하는 이유).

임신 말기가 되면 임산부가 지니고 있는 전체 피 가운데서 50% 가량이 갑자기 더 늘어난 것이라서 피가 묽어지고, 어지럽고, 가슴이 두근거리게 됩니다. 빈혈은 혈장량이 갑자기 많이 늘어나 피가 묽어지는 임신 말기에 많이 발생하므로, 빈혈이 생기면 약국에서 파는 철분제제를 복용하면 간단히 치료할 수 있습니다.

65~6쪽 참조

정상 분만 때는 약 500cc, 제왕 절개 수술을 하면 1,000cc 가량의 피가 출혈로 인해 소실되지만, 이 정도는 이미 증가한 50%로 충당할 수 있습니다. 신의 섭리는 정말 대단합니다. 정상 분만할 경우 제왕 절개 수술에 비해 피를 반밖에 흘리지 않으므로, 정상 분만한 산모에게서는 빈혈이 별로 나타나지 않습니다. 제왕 절개 수술을 한 경우에는 빈혈이 가끔 생길 수 있으므로, 빈혈 정도에 따라 한두 달 가량 빈혈약을 복용하면 됩니다. 두 달 정도 지나면 대부분 예전 상태로 회복됩니다.

•피부에도 변화가 오는데, 특히 기미가 생깁니다.

임신 중에는 피부에 색소 침착이 많이 생깁니다. 특히 배나 허벅지에 임신선이 나타나는데, 태반에서 호르몬이 많이 분비되어 그 영향으로 인해 피부, 주로 허벅지나 배가 트면서 적갈색으로 변합니다. 이렇게 생긴 임신선은 나중에 은빛으로 변하여 없어지지 않는 경우가 많습니다.

또한 유두 주위가 검게 변하고 얼굴이나 이마에도 기미가 많이 생기는데, 대부분은 분만 후에 저절로 없어집니다. 이때 햇빛을 많이 쬐면 기미, 주근깨가 심해질 수도 있으니 직사 광선을 피해야 합니다. 항간에 알려진 바와 같이 간이나 대사 작용이 나쁘거나 혈액 순환이 나빠서 생기는 것은 아닙니다. 피임약을 사용할 경우에도 기미가 생길 수 있습니다.

## 임신 중에 나타나는 증상 및 치료

### 속이 쓰리다

임신하면 위산이 많이 분비되어 소화가 잘 안 되며, 위산이 위에서 식도로 역류하면서 식도를 자극해 헐게 됩니다 입덧이 심해 토할 때 식도 끝이 상하기 때문에, 역류한 위산이 이곳에 닿으면 명치 부위가 쓰리고 아픕니다. 이런 증상은 임신 초기나 말기에 많이 나타납니다.

#### ❖ 치료 ❖
음식을 조금씩 자주 먹어 위의 부담을 줄입니다. 위산으로 위가 헐지 않도록, 즉 음식물이 위산을 중화하도록 하루 식사를 5회 정도로 나누어 먹어야 합니다.

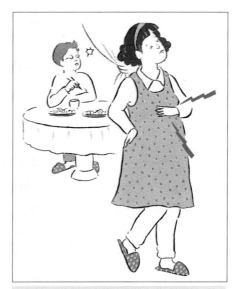

임산부는 위산이 많이 분비되어 속이 쓰립니다.

기름진 음식, 찬 음식은 소화가 잘 안 되므로 피해야 합니다. 식사와 식사 사이에 생길 수 있는 공복 상태를 피하기 위해서, 약간씩 음식을 먹거나 우유를 마셔서 위산을 중화시켜 줍니다. 식사 후 곧바로 누우면 음식물이 소화되지 못하고 역류해 식도를 헐게 할 가능성이 많습니다. 따라서 식후 2시간 동안은 눕지 않도록 해야 합니다. 심하면 의사의 지시에 따라 위장약을 복용하도록 합시다.

68~9쪽 참조

## 입덧을 한다

임신 초기에 나타나며, 헛구역질을 하거나 토하는 증상으로 사람마다 증상의 정도가 다를 뿐 아니라, 첫째 아이 임신 때와 둘째 아이 임신 때도 서로 다를 수 있습니다. 대체로 임신 10주가 되면 증세가 가벼워지거나 없어집니다. 아직 정확한 원인은 밝혀지지 않았지만, 아마도 임신 때 증가하는 호르몬과 임산부의 심리 상태와 관련이 있는 듯합니다.

### ❖ 치료 ❖

음식은 먹고 싶을 때마다 조금씩 자주 먹는 것이 좋습니다. 오랫동안 공복 상태로 있으면 입덧이 더욱 심해지므로, 증세가 가장 심하게 느껴지는 아침에는 일어나자마자 우유나 과자를 조금씩 먹어 공복 상태를 없애 주면 증세가 많이 좋아집니다. 입덧은 임신 3개월 안에 거의 없어지므로 특별히 걱정할 필요는 없습니다. 그러나 증세가 매우 심해 먹은 걸 모두 토하거나 노란 쓴 물까지 나올 때는 상태가 심각하므로 진찰을 받아야 하고, 필요하다면 입원해서 영양 주사를 맞아야 합니다. 입덧을 방지하는 약물은 기형아를 낳을 위험성이 있으므로 의사의 지시에 따라 복용해야 합니다.

## 숨이 찬다

임신을 하면 피의 양이 증가하기 때문에 혈관이 확장되어 말초 혈관에 피가 많이 몰립니다. 이에 따라 잇몸이나 코 점막이 부어 호흡이 불편하고, 또한 코피를 자주 흘리게 되며, 성대가 부어 목소리까지 변하는 수도 있습니다. 또한 황체 호르몬이 호흡 중추를 자극해서 숨이 가빠집니다.

### 입덧 방지약의 부작용

유럽에서 한때 탈리도마이드라는 입덧 방지약이 개발된 바 있습니다. 동물 실험에서 안전성이 입증되었고, 임신 구토증에 탁월한 효과가 있어서, 당시 많은 임산부들이 그 약을 복용했습니다. 그런데 갑자기 팔이 하나 없는 기형아를 출산하는 일이 많아졌습니다. 그래서 이에 대한 연구 조사를 실시한 결과, 그 원인이 바로 탈리도마이드인 것으로 밝혀졌습니다. 탈리도마이드라는 입덧 방지약이 기형아를 초래한 것입니다. 이같은 사건은 동물 실험에서 안전성이 입증되었다 해도, 사람에게까지 안전하다고 확신할 수 없다는 교훈을 남겼습니다. ← 104쪽 참조

48

숨이 차는 또 한 가지 이유는, 자궁이 커져서 장을 위로 밀어올려 횡경막을 누르기 때문입니다. 임신 말기가 되면 횡경막을 4cm 가량 밀어올리므로 숨이 차는 것을 더욱 심하게 느끼게 됩니다. 숨을 쉬어도 제대로 쉰 것 같지 않아 심호흡을 자주 하게 되며, 누워 있으면 숨이 더 차게 되어 똑바로 눕지 못하는 경우도 있습니다.

### ❖ 치료 ❖

임산부는 평소보다 더 많은 산소량을 필요로 합니다. 태아를 위해서라도 공해 지역은 되도록 피하고, 맑은 공기를 마시도록 해야 합니다. 가끔 소파에 편히 앉아서 심호흡을 해줍니다. 잠을 잘 때는 상반신을 약간 높게 합니다. 과식하면 숨이 가빠지므로 과식하지 말고 음식을 조금씩 자주 먹도록 합시다.

**임산부가 숨이 차는 이유**
임신 말기에 이르면 자궁이 커져 횡경막이 평상시보다 4cm 정도 더 올라가, 폐가 눌리는 현상이 일어나 숨이 찹니다. 임신 9개월부터 발생해서 산달에 더욱 심해집니다.

## 어지럼증이나 현기증이 난다

임신을 하면 혈관이 불안정해지므로, 일시적으로 하체 등에 몰려 있는 피가 뇌로 빨리 가지 못해 하체나 장기에는 피가 많이 있는 반면, 뇌 속에는 피가 적어지는 현상이 일어납니다. 그래서 어지럽고 심하면 앞이 노랗거나 캄캄해지면서 졸도를 할 수도 있습니다. 임신 전에야 아무리 돌아다녀도 괜찮지만, 임신 중에는 오래 서 있거나 돌아다니다 보면 갑자기 쓰러지는 경우도 있습니다. 또 오랫동안 앉아 있다가 갑자기 일어나면 피가 심장에서 뇌로 빨리 가지 못해, 뇌 속에 피가 모자라게 되어 어지럼증을 느끼게 됩니다.

대부분의 임산부는 이런 현상이 빈혈 때문이라고 생각하고 빈혈약만 복용하면 된다고 잘못 알고 있습니다. 물론 빈혈이 있으면 증세가 더욱 심해지겠지만, 빈혈이 근본적인 원인이 아니고 일시적인 저혈압 상태임을 유념해야 합니다.

### ❖ 치료 ❖

따라서 앉거나 누워 있다가 갑자기 일어나지 말고 천천히 일어나도록 하며, 오랫동안 서 있지 말아야 합니다. 또한 멀리 외출할 때는 쉬엄쉬엄 다니도록 합니다.

## 몸이 붓는다 — 특히 손발이

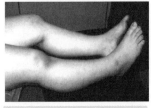
다리 부종

피의 양은 증가하는데 피 순환은 느려져서 정맥 및 말초 혈관에 피가 몰려 있는 현상 때문에 몸이 붓게 됩니다. 또한 호르몬의 영향으로 염분과 물이 소변으로 빠져 나가지 못하고 몸 속에 축적되어 손과 발, 특히 발과 발목이 주로 붓습니다.

### ❖ 치료 ❖

하루에도 몇 차례씩 누워 다리를 높게 해줍니다. 그리고 잠을 잘 때는 다리를 베개 높이 정도로 올려주고 왼쪽으로 누워 잡니다. 똑바로 누워 자면 커진 자궁이 등쪽으로 지나는 신경과 혈관을 눌러 혈액 순환을 방해하는데, 하체에서 심장으로 올라가는 정맥 혈관이 눌리면서 피가 하체로 몰려 부종이 더욱 심해지고 다리에 경련이 일어납니다.

부종은 임신 말기에 심해져서 출산 전에 약 1~2kg 정도 체중이 늘게 됩니다. 수분이 큰 우유팩 한두 개 정도의 양만큼 몸 속에 축적되어 몸이 붓는 것입니다. 어느 정도가 위험한지 쉽게 판단하는 방법으로는, 정강이 부위를 눌러보아 쑥 들어갔다가 금방 나오지 않고 손자국이 남아 있으면, 부종이 심한 것이니 진찰과 치료를 받으셔야 합니다.

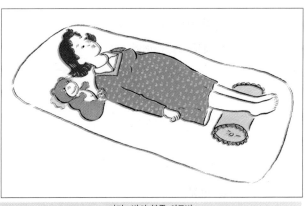
다리 · 발의 부종 치료법

## 손발이 저린다

임신 후기에 손발의 감각이 둔해지고 찌릿찌릿 저린 증상이 나타나는데, 그 원인은 배가 많이 나와서 몸의 자세가 바뀌어 팔이나 손으로 가는 신경을 누르거나, 부종으로 신경을 압박하거나 커진 자궁이 혈관과 신경을 눌러서 하체, 특히 발의 감각을 둔하게 하기 때문입니다. 자고 일어나는 아침이면 주먹을 쥘 수 없을 정도로 손이 부어 있고, 감각이 둔하고 저린 상태가 됩니다.

### ❖ 치료 ❖

혈압이 높지 않으면 단순한 임신 부종이므로 특별히 문제가 되지 않습니다. 이때 임신 중독증이나 척추 디스크는 아닌지부터 진단을 받아야 합니다. 혈중 알부민이라는 단백질이 부족해서 부종이 발생할 수도 있으므로 단백질 섭취를 늘려야 합니다. 짜게 먹으면 염분 섭취량이 많아져 수분이 소변으로 빠져 나가지 못하고 몸이 붓게 됩니다. 그러므로 짜게 먹지 않도록 주의합시다. 그리고 반지 등은 부으면 뺄 수 없으므로 끼지 말아야 합니다.

언제나 몸의 자세를 바르게 하도록 합시다. 그리고 배가 점점 불러오게 되면 자연히 허리가 뒤로 젖혀지는데, 이때 허리를 너무 젖히지 말아야 합니다. 아침에 일어나 주먹이 쥐어지지 않는다고 세게 꺾지 말고 천천히 부드럽게 풀어 주어야 합니다. 푸른 야채를 많이 먹거나 올바른 영양식을 하고, 충분한 휴식을 취하는 것도 좋은 방법입니다.

## 다리 근육통이 생긴다

하체 특히 장딴지 부위나 허벅지가 쥐가 나는 것처럼 뻣뻣해지고 아픕니다. 임신 후기에 많이 발생하는데, 그 원인은 자궁이 커지면서 등쪽으로 지나가는 혈관을 눌러 혈액 순환을 방해하고, 하체 신경을 압박하기 때문입니다.

### 잠잘 때의 올바른 자세

등쪽으로 혈관과 신경이 많이 지나갑니다. 그런데 임신 중기 이후 자궁이 많이 커졌을 때 똑바로 누워 자면, 커진 자궁이 등쪽의 혈관과 신경을 압박해서 하체나 골반에서 올라오는 정맥 혈관을 눌러 혈액 순환이 잘 안 됩니다. 그러면 하체 부종이나 치질, 외음부 부종이 심해지고 다리에 경련이 발생하기도 합니다. 따라서 혈관과 신경이 눌리지 않는 방향인 왼쪽으로 누워 자야 좋습니다. ←112쪽 그림 참조

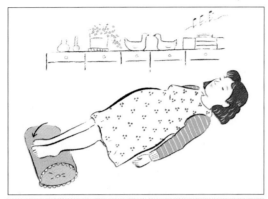
다리에 경련이나 쥐가 났을 때 치료 요령

❖ 치료 ❖

다리를 쭉 펴고 발목이 다치지 않을 정도로 5회 정도 아래로 힘껏 꺾어 주고, 혈액 순환이 잘되도록 다리를 높여 줍니다. 그리고 남편의 도움을 받아 다리를 잘 주무르도록 하세요.

## 장딴지 정맥 충혈이 생긴다

장딴지에 시퍼런 정맥 혈관이 많이 생기는 것을 말합니다. 즉 임신 중에 혈액의 양이 늘어나 혈관이 확장되고, 자궁이 커져서 혈관을 눌러 혈액 순환을 막기 때문에 정맥 혈관이 꼬불꼬불하고 시퍼렇게 확장되는 증상입니다. 주로 외음부나 장딴지, 허벅지에 많이 생깁니다.

❖ 치료 ❖

지나치게 꼭 끼는 옷이나 스타킹은 피하고, 너무 오래 서 있는 것도 좋지 않습니다. 가끔 누워서 다리를 높여 주어 다리에서 심장으로의 혈액 순환이 잘되도록 해야 합니다.

출산 후 대부분 저절로 없어지지만, 혈관에 혈전이 생겨 혈관이 막히면 없어지지 않고 남아 있어 미용상으로도 보기가 흉합니다. 이때는 막힌 혈관을 제거하는 수술을 받아야 합니다.

장딴지 정맥 충혈

## 젖이 나오고 겨드랑이에 밤알만한 혹이 생긴다

호르몬과 혈류의 영향을 받아 젖꼭지 주위가 시커멓게 변하고 유방이 커집니다. 유방이 아픈 경우도 있는데 너무 걱정할 필요는 없습니다. 그러나 딱딱한 혹이 만져지면 염증이나 암일 수도 있으므로 진찰을 받아 보아야 합니다.

아기를 출산한 다음에 젖이 나와야 정상입니다. 그런데 잠시 젖 분비 호르몬에 이상이 생겨 출산 전에 젖을 짜면 젖이 조금 나오는 경

우가 가끔 있으며, 겨드랑이에 밤알만한 혹
이 생길 수도 있습니다. 이 밤알만한 혹은
겨드랑이에 있는 임파선이 부어 생긴 것으
로, 아프지 않은 것이 특징입니다.

### ❖ 치료 ❖

크게 걱정하지 마십시오. 대개 일시적인 현
상이므로 따뜻한 물에 수건을 적셔 유방을 마
사지하듯 잘 풀어 주고, 손으로 젖을 짜주면
곧 회복됩니다. 이어 겨드랑이에 있는 혹도
저절로 없어집니다.

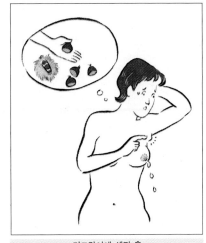

겨드랑이에 생긴 혹

## 변비가 생긴다

임신이 되면 임신 호르몬으로 인해 장의 운동이 느려집니다. 게다
가 자궁이 커지면서 장이 위로 밀려 올라가 눌림으로써, 음식물이 장
을 자연스럽게 통과하지 못하고 더디게 통과합니다. 그래서 변비가
되기 쉽고 배에 가스가 많이 차는 것입니다.

### ❖ 치료 ❖

매일 한 번씩 변을 보는 습관을 들이도록 합시다. 그렇다고 변비약
을 복용해서는 안 됩니다. 아침에 물을 많이 마시고, 적당한 식사와
야채 및 과일 섭취량을 늘리며, 특히 시래기국이나 배추국을 먹도록
합시다.

## 소변을 자주 보고 싶다

임신하면 소변을 자주 보고 싶어집니다. 특히 임신 3개월말부터 4
개월 사이에 증세가 심해집니다. 임신을 유지시키기 위해 난소가 커
지고, 커진 자궁이 앞에 있는 방광을 누르면 방광의 부피가 좁아져

소변이 조금만 차도 소변을 보고 싶어집니다. 따라서 소변을 조금씩 자주 보기 때문에 보고 나도 개운하지 않으며, 밤에도 자주 화장실을 가게 됩니다. 혹시 방광염이 아닐까 걱정하는 분이 계신데, 증세가 다르기 때문에 감별 진단이 필요합니다. 방광염은 소변을 자주 볼 뿐만 아니라 통증이 있고, 심하면 열이 나고 혈뇨가 나옵니다. 방광염이라 의심되면 병원에 가서 확실한 진단을 받는 것이 좋겠지요.

임신 중기가 되어 자궁이 방광을 누르지 않는 위치로 변하면, 위의 증상은 없어집니다.

## 성생활(만족도, 쾌감)이 변한다

71~4쪽 참조

질내 혈류량이 증가하고 혈액 순환이 잘 안 되어 골반이나 질이 부어 있는 상태이므로, 성관계를 가질 때 성감이 변하거나 통증을 느낄 수 있습니다. 또한 아기가 잘못 되지 않을까 하는 걱정이 앞서다 보니 성욕이 저하되는 경우도 있습니다. 이러한 증상은 출산 후에도 지속될 수 있는데, 에스트로겐 호르몬이 감소하여 질 점막을 위축시킴과 함께, 질 분비물을 감소시켜 통증을 느낄 수도 있습니다.

## 외음부가 가렵다

• 임신하면 피의 양이 늘어나고 대사 작용이 활발해집니다. 따라서 땀이 많이 나고 냉이 증가하여 병이 있는 것도 아닌데 피부나 외음부가 가려울 수 있습니다. 이러한 증상은 특히 임신 후반기에 심해집니다.

• 칸디다증 : 임신이 되면 질내 산도의 변화로 곰팡이균이 자라기에 적합한 환경이 조성되어 질내 곰팡이균에 의한 병이 생기는데, 이를 칸디다증이라고 합니다. 이 질환은 거의 대부분의 임산부에게서 발생하며, 흰 우유 굳은 것 같은 냉이 나오고, 이 균이 외음부로 나와 묻으면 가려움증이 심해집니다.

203~5쪽 참조

• 임질, 트리코모나스 질염 등 성병에 걸려도 가렵습니다.

### ❖ 치료 ❖

성병이 아니면 걱정할 필요는 없습니다. 외음부를 비누로 깨끗이 닦아서 균과 땀을 제거하세요. 또 물기가 오래 묻어 있으면 가려움증이 심해지니까 빨리 물기를 닦아 주어야 합니다. 증세가 심하면 끓인 물 한 바가지에 소금과 식초를 찻숟가락으로 두 숟가락씩 넣어 씻어 주세요. 기구는 사용하면 안 됩니다. 뒷물은 2~3일에 한 번 정도가 적당합니다.

뒷물은 201~2쪽 참조

## 피부가 가렵다

원인은 확실히 모르지만, 아마도 임신 중 호르몬이 증가함으로써 담즙이 피부에 축적되고, 또한 피의 양이 증가함과 아울러, 땀 분비선이 활발하게 활동함으로써 땀이 많이 나는데, 이 두 작용의 상승 작용으로 피부가 가려워지는 것 같습니다. 피부가 가려워서 긁으면 빨갛고 좁쌀만한 반점이 생기거나 두드러기처럼 불어나는데, 주로 얼굴이나 배꼽 주위에서 먼저 생기기 시작해서 허벅지나 팔로 번져 나갑니다.

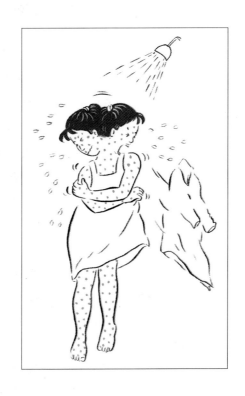

### ❖ 치료 ❖

1) 너무 세게 긁으면 피부가 벗겨져 피가 나고, 나중에 시커먼 자국이 생기므로 주의해야 합니다. 가렵다고 긁기 시작하면 끝이 없으니까 시원한 물로 가볍게 샤워를 하세요. 기분이 전환되면서, 아울러 증세가 호전됩니다.

2) 땀을 잘 흡수할 수 있는 면 속옷을 입고, 헐렁한 옷을 입는 것이 좋습니다.

3) 오랫동안 앉아 있으면 땀이 잘 증발되지 않으니까, 오래 앉아

있는 자세는 피해야 합니다.

4) 건성 비누는 사용하지 말고 오일을 발라 주거나, 증세가 심하면 가려움증에 바르는 항히스타민제 연고를 가끔 발라 주세요. 어느 시기에 갑자기 호전되어 자신도 모르게 저절로 낫게 되므로 크게 걱정할 필요는 없습니다.

## 잇몸이 시리고 아프며 피가 난다

임신하면 좋아하는 음식이 바뀌고, 침의 산도가 변하면서 치석이 많이 생겨 잇몸이 붓고 아픕니다. 또 피의 양이 증가하면서 잇몸에 피가 많아지고 붓기 때문에, 잇몸이 들뜨거나 피가 나고 통증이 옵니다.

### ❖ 치료 ❖

치석을 제거해 주고, 필요하면 국소 마취한 후 간단한 치료를 받아야 합니다. 근본적인 치료는 출산 후에 하도록 합니다. 부드러운 칫솔을 사용하고 잇몸도 가볍게 칫솔질을 해 줍니다.

## 머리가 아프다

임신 초기나 중기에 많이 나타나는데, 심한 입덧으로 인한 영양 실조 상태나 부종이 원인이 되기도 합니다.

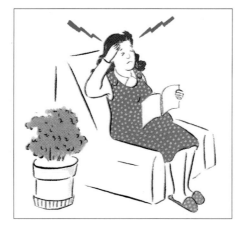

임신이 되면 몸만 붓는 것이 아니고 뇌까지 붓기 때문에 이러한 현상이 나타납니다. 주로 앞머리나 옆머리가 흔들리는 것처럼 아프며, 통증이 심하면 의사의 지시에 따라 진통제를 복용해야 하는 경우도 종종 생깁니다. 짜게 먹으면 몸이 붓게 되니까 되도록 싱겁게 먹고, 잠을 푹 자거나 편안히 휴식을 취하는 게 좋습니다.

임신 중독증에 걸렸거나 축농증, 혹은 콘택트 렌즈나 안경이 맞지 않아도 머리가 아플 수 있습니다.

## 코가 막히고 코피가 난다

코의 점막이 부어 약해져 있기 때문에 코피가 잘 날 수 있으며, 숨을 쉬기가 힘듭니다. 코를 풀 때는 살살 풀고, 방에 빨래를 널거나 가습기 등으로 방의 습도를 조절하여 건조해지지 않도록 합시다.

## 땀이 많이 나고 얼굴이 화끈거린다

임신 중 호르몬이 증가하고 혈관이 확장되어 말초 혈관에 혈액이 많이 모임으로써, 얼굴이 화끈거리고 땀이 많이 나며 덥게 느껴지고, 심하면 잠을 못 이루는 경우도 있습니다. 또한 침이 많이 나오고, 목에 무엇인가 걸려 있는 듯한 느낌이 듭니다.

### ❖ 치료 ❖

병이 아니니까 안심하세요. 옷은 너무 껴입지 말고 샤워는 되도록 취침 전에 하세요. 그리고 집안이 너무 덥지 않게 알맞은 온도를 유지해야 합니다.

조심하세요!

침이나 가래를 억지로 뱉어 내려고 기침을 많이 하면, 목과 기관지가 상하게 되어 오히려 가래가 더 많이 생깁니다.
따라서 가급적 기침을 하지 말고, 하더라도 살살 하세요.

## 외음부와 항문이 아프다

자궁의 확대, 혈관 확장, 변비 등으로 밑이 빠질 것 같은 느낌이 듭니다. 혈액 순환이 잘되지 못해 생기는 증상으로, 외음부나 항문이 무지근하고 심하면 통증까지 느껴지는데, 따뜻한 물로 좌욕을 한 후에 옆으로 누워서 쉬면 혈액 순환이 잘되므로 증세가 없어집니다.

자궁이 커져서 혈관과 신경을 압박하여 생기는 병

부종, 치질, 다리 근육통, 외음부 통증, 외음부나 장딴지와 허벅지에 시퍼런 혈관이 생깁니다.

## 치질이 심해진다

치질이란 혈액 순환이 잘 안 되어 항문 주위의 혈관이 막혀서 부풀어 항문 주위로 튀어나오는 것을 말합니다. 자궁이 커지면 항문 주위에 있는 혈관을 눌러 혈액 순환을 방해하므로, 피가 항문 주위로 몰

치질 수술 시기는?

출산 후에도 치질이 낫지 않는 경우가 있습니다. 이럴 때는 수술을 해야 하는데, 그 시기는 출산한 지 3～4개월 이후가 적당합니다.

려 치질이 심해집니다. 더욱이 임신이 되면 장의 운동이 느려져 변비가 심해지므로 없던 치질도 생기거나 심해지는 경우가 많습니다. 출산 전에 증세가 심해져 고생을 많이 하기도 하는데, 출산 후 몸조리를 잘하면 임신 전의 상태로 좋아집니다.

### ❖ 치료 ❖

임신 중에는 특별히 심한 경우를 제외하고는 수술을 하지 않습니다.

첫째, 변비가 생기지 않도록 야채, 특히 시래기국이나 열무 김치를 많이 먹도록 합니다.

둘째, 따뜻한 물로 좌욕을 하여 혈액 순환을 도와 주면 통증이 많이 사라집니다.

셋째, 치질이 너무 심하게 나와 있으면 뜨거운 물로 좌욕한 후 치질을 항문 속으로 밀어 넣어 줍니다.

넷째, 변을 보기 전에 윤활제를 발라 줍니다.

## 허리 및 엉덩이가 아프다

이 증상이 생기는 원인은 첫째, 임신으로 배가 많이 불러옴에 따라 몸의 중심을 유지하기 위해 배가 앞으로 많이 나오고, 허리가 들어가는 등 몸의 자세가 변하기 때문에 허리 근육이 쉽게 피로해지고 다치기 쉽습니다.

둘째, 임신 호르몬이 골반 근처, 특히 엉덩이와 방광 앞에 있는 뼈의 관절을 늘어나게 하고 약하게 하여, 척추 주위의 인대나 근육을 쉽게 다치게 합니다.

또한 허리나 엉덩이 및 방광 앞쪽 부위의 관절이 늘어나 있으므로, 몸을 움직일 때 관절이 어긋나게 되어 뚝뚝 소리가 나기도 하고 통증을 심하게 느끼게 됩니다. 이런 증세는 임신 중기부터 시작되어 임신 말기에는 매우 심해져, 돌아눕거나 일어날 때 엉덩이 부위나

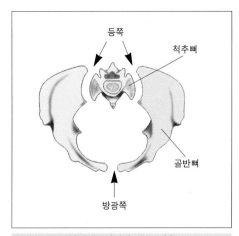

**임신 중 허리가 아픈 이유**

1.5㎜ 늘어난 관절 부위(화살표 부분).
엉덩이 관절이나 방광 앞에 있는 뼈의 관절은 원래 서로 꽉 붙어 있어 움직이지 않는 것인데, 임신 호르몬의 영향으로 임신 때 1.5mm 정도 서로 늘어납니다. 그렇기 때문에 움직일 때 힘을 받지 못하고 어긋나, 일어나거나 돌아누울 때 심한 통증을 느끼게 됩니다. 이것은 임신 중에 생기는 자연스러운 현상이라고 보면 됩니다. 특별한 치료 방법은 없습니다. 단지 움직일 때 다치지 않도록 주의하는 수밖에 없으며, 출산 후 몸조리를 잘하면 원상태로 회복됩니다.

허리가 매우 아픕니다.

　산후에 몸조리를 하는 것은 이렇게 약해지고 늘어난 관절이 원래 상태로 붙도록 조리하는 것입니다. 허리를 과도하게 구부리거나 무거운 것을 들거나 하여 허리를 다칠 때, 혹은 피로나 과도한 체중 증가로 인해 허리에 무리가 가면 심한 통증이 발생합니다.

### ❖ 치료 ❖

　배를 너무 내밀거나 허리를 너무 젖히지 않도록 몸의 올바른 자세를 유지하고, 많이 걷거나 무리한 일을 하지 말아야 합니다. 몸을 옆으로 돌릴 때나 앉았다 일어날 때 허리나 엉덩이 주위 관절을 다치지 않도록 몸을 천천히 움직여야 합니다. 그리고 누워 잘 때는 옆으로(왼쪽으로) 자도록 합니다.

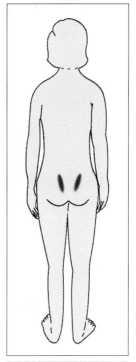

움직일 때 아픈 엉덩이 부분

## 걸음걸이가 변한다

　임신 호르몬의 영향을 받아 골반 주위의 관절, 특히 엉덩이와 허리의 관절이 약해지고 늘어나 힘을 줄 수 없으므로 총총걸음이 됩니다. 굽이 높은 구두는 피하고 편안한 신발을 신으며, 올바른 자세를 유지해야 합니다.

## 머리카락이 잘 빠진다

　임신 중이나 출산 후에 머리카락이 많이 빠질 수도 있습니다. 병적인 것은 아니고 정상적인 현상으로, 대개 몇 개월쯤 지나면 정상으로 되돌아옵니다. 마음의 안정을 취하고 충분한 휴식과 함께 단백질 섭취를 늘리면 호전됩니다.

# 배가 아프다

임신이 되면 아무리 정상적인 상태라 해도 임신 초기부터 말기까지 배가 가끔 아프기 마련입니다. 따라서 배가 아픈 이유를 제대로 알아 유산이나 조산이 되지 않나 괜히 걱정만 하지 말고 잘 대처해서, 임산부는 심리적으로 안정을 찾도록 해야 합니다. 그러나 유산이나 조산은 꼭 배가 아프면서 피가 비친다는 사실을 명심해서, 치료 시기를 놓치지 않는 것이 중요합니다. 다음은 대부분의 임산부들이 똑같이 겪는 배가 아픈 경우입니다.

### 임신 초기

임신을 유지시켜 주기 위해 배란 후 생긴 황포를 계속 유지해야 하므로 난소가 커지고, 장 운동이 느려지고 입덧이 심해 잘 먹지 못해 변비가 심해집니다. 이 때문에 아랫배가 아프며 가스가 차고 무직하여 밑으로 빠지는 느낌이 듭니다. 이러한 하복부 통증은 대개 임신 3개월까지 지속되고, 이후로는 없어집니다. 방광을 자극해서 소변이 자주 마렵기 때문에 방광염으로 오인하는 경우가 많습니다.

### 임신 중기

자궁이 커지면서 자궁을 양옆에서 유지하고 있던 힘줄도 늘어나는데, 자궁은 매우 빨리 커지는 데 반해 주위의 힘줄이나 조직은 빨리 늘어나지 못해 팽팽해집니다. 이때 잠을 제대로 자지 못하거나, 일을 많이 하거나 많이 걷는 등 무리를 하면, 즉 자궁이 흔들리면 팽팽해 있던 주위 힘줄이나 조직이 땅겨져 통증을 느끼게 됩니다. 대부분의 임산부는 임신 4~6개월 때 이러한 통증을 느낍니다. 임신 4~5개월 때는 주로 아랫배가 콕콕 찌르듯이 아프고, 임신 6개월 때는 배의 좌·우측 중 한쪽이 주로 잡아당기듯이 아픕니다.

유산이나 조산이 되는 것인 줄 알고 걱정하는 임산부가 많은데, 우선 그 원인을 잘 알고 대처해야 합니다. 조산일 경우에는 배가 규칙적으로 아파 옵니다. 또한 자궁문이 열리므로 안에 고여 있던 액체가

## 아랫배가 자꾸 아파요!

정상적인 임신이 되었어도 임신 초기에는 아랫배가 아픈 경우가 많습니다. 즉 자궁외 임신이 아니더라도 임신을 유지해야 하므로 난소가 커져 배에 가스가 차고, 아랫배가 많이 아플 수 있습니다. 진찰과 치료를 받고 특별한 병이 아니면 안심해도 됩니다. 편히 쉬면 증세가 호전됩니다.

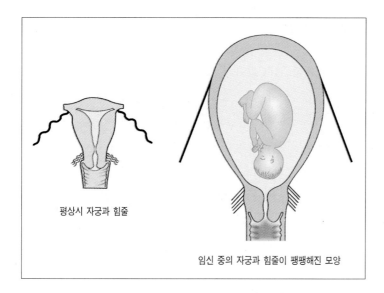

평상시 자궁과 힘줄

임신 중의 자궁과 힘줄이 팽팽해진 모양

나옴으로써 냉이 갑자기 증가하는 느낌이 들고, 자궁문이 열릴 때 가는 실핏줄이 터져 피가 나오게 됩니다. 즉 배가 아프면서 냉이 증가하고 피가 나오면 조산이 되는 것입니다. 꼭 기억해 두었다가 치료 시기를 놓치지 말아야 합니다.

조산이 아닌 정상적인 통증은 하루 몇 차례씩 오랫동안 아픈 것이 특징입니다. 특히 임신 중기 때 무리를 하면 옆구리의 통증을 느끼게 되는데, 이때는 소파에 편히 앉아 있거나 배를 따뜻하게 해주고, 옆으로 누워 쉬면 통증이 사라집니다.

### 임신 말기

배가 불규칙하게 아픕니다. 출산 한두 달 전에 가끔 불규칙하게 하루에 몇 번씩 배가 딴딴해지면서 아픈데, 이것은 진통이 오기 전에 있는 예비 진통으로 정상적인 현상이니까 걱정할 필요는 없습니다.

조산일 경우는 진통이 규칙적으로 오는데, 진통 간격이 줄어들어 30분, 10분, 5분 간격으로 짧아지고 통증이 규칙적으로 오는 것이 다릅니다. 그러나 불규칙한 배의 통증은 진통 간격이 불규칙해서 하루에 몇 번 땅기듯이 오랫동안 아픈 것이 특징입니다.

**가진통**

5~10분마다 배가 아픈 경우로 진통이 5분 이내의 간격으로는 오지 않으며, '아기를 낳지 않나' 하고 병원에 갈 준비를 하고 있으면 이내 진통이 가라앉습니다. 가진통이 오면 이슬이 비치고, 머지않아 분만 진통이 시작될 것입니다.

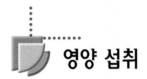

# 영양 섭취

임산부가 건강한 아기를 낳기 위해서는 열 달 동안 충분한 영양을 섭취해야 합니다. 임산부의 영양 섭취는 태아의 발육뿐만 아니라, 임신 중의 여러 가지 감염성 질병으로부터 모체를 보호하기 위해서도 매우 중요합니다.

임산부가 10개월의 임신 기간에 보충해야 할 전체 칼로리는 약 75,000~80,000kcal라고 합니다. 따라서 임신을 하게 되면 평소보다 하루에 300kcal를 더 섭취해야 합니다. 즉 한 끼 식사량의 반 정도를 더 먹어야 합니다.

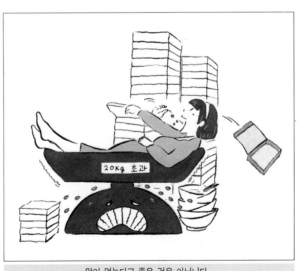

많이 먹는다고 좋은 것은 아닙니다.

## 알맞은 체중 증가

임산부의 체중은, 임신 초기에는 태아도 작고 입덧도 하므로 임신 3개월까지는 1.5kg 정도 늘면 적당합니다. 임신 중기나 말기에는 태아도 빨리 크는 데다가 자궁도 많이 커지며, 임산부의 피의 양도 빠르게 늘어나므로 한 달에 1.5kg 정도씩 일정하게 늘어나야 합니다.

그러나 우리 나라의 임산부는 외국 사람에 비해 입덧이 더 심하므로, 임신 초기에는 2kg 정도 체중이 감소했다가, 이후 조금씩 회복되어 임신 3개월말이 되면 대개 체중이 원래 상태로 돌아갑니다. 그러므로 우리 나라 임산부는 임신 4개월부터 한 달에 약 1.5~2kg의 체중이 늘어야 적당하다고 하겠습니다.

임신 기간에 임산부의 체중은 11kg 정도 증가하는 것이 가장 이상적입니다. 그런데 대부분의 임산부는 이보다 체중이 더 늘어나는 것이 보통입니다. 왜냐하면, 일단 임신을 하면 음식을 많이 먹는 반면에, 운동량 및 주부의 일이 많이 줄어들게 되어 영양분, 즉 칼로리 소모량이 적어지기 때문입니다.

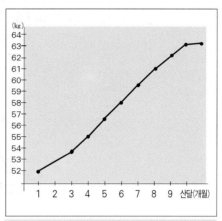

**임산부의 알맞은 체중 증가**
몸무게 52kg의 여성이 임신을 했다면 위의 도표처럼 체중이 계속 일정하게 증가하는 것이 가장 적당합니다.

체중이 너무 늘지 않으면 태아나 임산부에게 충분한 영양을 공급할 수 없습니다. 반면에 체중이 너무 많이 늘면 출산 후 비만의 원인이 됩니다. 보통 임산부가 체중이 많이 증가하면 아기가 갑자기 컸기 때문이라고 생각하는 경우가 많습니다. 하지만 아기는 갑자기 크지도 않거니와, 신생아 평균 체중이 3.4kg인데 아무리 크더라도 1kg만 더 크면 상당히 큰 아기에 속합니다. 따라서 아기의 체중과 지나치게 늘어난 임산부의 체중은 별 상관이 없는 것입니다. 이때 주의해야 할 점은 갑자기 임산부의 체중이 늘면 비만해진 것이 아니고, 임신 중독증이나 임신 부종일 수도 있으니 진찰을 받아야 합니다.

아무튼 임산부의 체중이 지나치게 많이 늘거나 또는 너무 늘지 않을 경우, 임산부나 태아의 건강에 좋지 않으므로 체중이 알맞게 증가하도록 신경을 써야 합니다.

## 체중을 증가시키는 요인

임신해서 만삭 때까지 체중이 11kg 정도 늘어야 정상입니다. 이는 태아와 모체의 변화를 보면 알 수 있습니다.

| 태아의 변화 | 모체의 변화 |
|---|---|
| 태아 3.4kg | 커진 자궁의 무게 1.0kg |
| 태반 0.6kg | 피의 양의 증가 1.5kg |
| 양수 1.0kg | 유방의 확대 0.5kg |
| | 부종 1.0kg |
| 계 5.0kg | 계 4.0kg |
| 합계 9kg ||

위 도표에서 보는 바와 같이 태아와 모체의 변화에 따라 증가한 체중은 전부 9kg입니다. 따라서 출산 후 임산부는 9kg 정도 살이 빠지게 됩니다. 그리고 나머지 체중 증가량 2kg은 군살이나 엉덩이에 살로 저장되어 있다가, 수유할 때 신생아의 영양 공급에 쓰이며, 출산 후 대개 3개월 이내에 빠집니다. 따라서 수유는 신생아의 정서 및 건강에 좋을 뿐 아니라, 여성 자신의 체중 관리나 아름다운 몸매를 유지하는 데도 좋습니다.

## 영양 섭취 방법

### 단백질

단백질은 태아의 성장에 필수적인 영양소로 그 외에도 혈액 증가, 자궁 크기 증가, 유방 크기 증가, 태반 조직 형성에 필요한 영양소입니다. 단백질은 주로 육류나 생선에 많은데, 평소보다 하루에 장조림 세 덩어리 정도만 더 먹으면 됩니다.

### 탄수화물

탄수화물은 모체와 태아에게 가장 중요한 에너지원이지만 평소에 섭취하는 양으로 충분합니다. 따라서 밥의 양을 늘리지 않아도 됩니다.

**뱃속의 아기 몫까지 두 배?**

우리 나라에서는 임신을 하면 뱃속의 아기 몫까지 두 배로 먹어야 한다고 생각하여, 지나치게 영양을 섭취하기 때문에 임산부가 과다하게 살이 찌는 편입니다. 이렇게 초과된 체중은 출산 후에도 빠지지 않습니다. 흔히 산후 몸조리를 잘못해서 임신 때 부은 것이 그대로 살이 됐다고들 생각하는데, 부은 부분은 절대로 살이 될 수 없고, 분만 후 1~2주 내로 다 빠집니다. 따라서 분만 후 체중이 늘었다면, 임신 때 과다하게 음식을 섭취했기 때문입니다. 과거 못살고 못 먹던 시절에는 많은 사람, 특히 임산부의 영양 상태가 나빴으므로 임신을 유지하기 위해서는 많이 먹어야 했습니다. 그러나 지금은 임산부의 영양 상태도 좋고, 또 없어서 못 먹는 경우는 별로 없으므로 임산부의 식생활도 과거와 많이 달라져야 합니다.

**아기에게 고단백질을!**

단백질을 함유하고 있는 식품으로는 고기나 생선 외에도 우유, 계란, 콩과 두부, 치즈 등이 있습니다.

### 지방

임신하면 소화 효소의 변화로 인해 지방 소화 능력이 떨어집니다. 따라서 지방 성분이 잘 소화되지 않아 설사하는 경우가 많으므로, 생우유나 기름기 많은 음식은 피해야 합니다.

### 비타민

비타민은 몸의 상태를 조절해 주는 영양소입니다. 비타민은 음식을 통해 섭취하는 것이 제일 좋으며, 특히 편식하지 않는 것이 가장 좋은 방법입니다. 우리 나라에서는 비타민을 너무 중요하게 생각하는 경향이 있습니다. 비타민은 몸의 에너지원인 영양 물질은 아니므로 종합 비타민제가 모든 영양분을 해결해 주지는 않습니다. 제대로 먹지 않으면서 비타민만으로 해결하려고 하는 것은 위험하며, 골고루 잘 먹어야 합니다. 그러나 입덧이 심할 때는 음식에서 충분한 비타민을 섭취할 수 없으므로, 종합 비타민제를 함께 복용하는 것이 좋습니다.

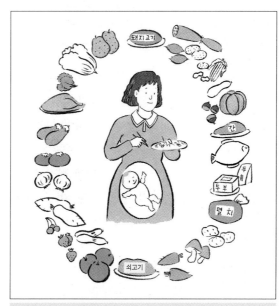

편식하지 말고 골고루 먹어야 합니다.

### 철분 (빈혈약)

무기질은 뼈와 치아, 혈액의 근본이 되는 영양소로 특히 임산부가 필요로 하는 무기질은 철분과 칼슘입니다.

철분은 혈액과 관계가 깊은 무기질입니다. 임신을 하면 피의 양은 50% 증가하지만, 주로 액체인 혈장 성분이 증가하므로 피가 묽어지고, 따라서 빈혈이 나타납니다. 적혈구에서 헤모글로빈의 합성이 증가해야 하는데 철분은 주로 여기에 쓰입니다. 임신 중 필요한 철분의

**철분은 넉넉하게!**

철분이 많이 함유된 식품으로는 간, 육류, 생선, 호두, 콩류, 신선한 야채, 과일 등이 있습니다.

양은 모두 800g 정도입니다. 그 가운데 약 500g은 모체에 필요하고, 약 300g은 태아에게 필요합니다.

철분은 주로 음식에서 섭취할 수 있습니다. 성인은 평소 10~12mg의 철분을 섭취하는데, 임산부는 18mg을 섭취해야 합니다. 즉 임신을 하면 하루에 50%의 철분을 더 섭취해야 합니다.

비타민 C는 철분의 흡수를 도와 줍니다. 따라서 신선한 야채와 과일을 항상 많이 먹도록 합시다. 식사로 충분한 철분을 섭취하기 어려운 때나 빈혈이 심할 때는 빈혈약을 복용해야 합니다. 그러나 빈혈약은 위장 장애, 소화 불량, 변비, 설사 등의 부작용을 일으킬 수도 있으니 철분이 많은 음식을 골고루 먹는 것이 가장 바람직합니다.

빈혈약은 공복에 먹어야 흡수가 잘되지만 위장 장애가 일어날 수도 있으므로, 식사가 끝난 후 물을 먹을 때 바로 먹으면 위장 장애가 적습니다. 어린이가 빈혈약을 3~5알 이상 복용하면 위험하므로 아이의 손이 닿지 않는 곳에 보관해야 합니다.

빈혈약을 복용하면 대변 색깔이 진한 녹색이나 까만 색으로 변하는데, 그 이유는 흡수되지 못한 철분이 산화되어 배설되기 때문이니까 걱정하지 않아도 됩니다.

임산부가 빈혈이 있다고 해도, 태아는 자기가 필요로 하는 철분의 양을 모체에서 거의 섭취하기 때문에 태아 빈혈은 드뭅니다. 그러나 빈혈이 있는 임산부가 낳은 아기는 빈혈이 없는 임산부가 낳은 아기보다 철분 저장량이 적습니다. 이런 아기는 생후 6개월 안에 빈혈이 오는 경우가 많습니다.

철분은 임신 마지막 3개월 동안 모체에서 태아로 대부분 옮겨갑니다. 태아에게 옮겨간 철분의 3분의 2는 태아의 헤모글로빈을 형성하는 데 쓰이며, 나머지 3분의 1은 태아에 저장되어 출생 후 1년 동안 쓰게 됩니다. 따라서 임신 초기에 입덧이 심할 때 위장 장애가 많은 빈혈약을 복용할 필요는 없고, 임신 중기부터 임산부의 빈혈 정도를 보아 가며 복용하면 됩니다.

### 칼슘

칼슘은 뼈와 이의 생성 및 발육에 필요한데, 임신을 하게 되면 칼슘의 흡수가 증가하고, 배설은 감소합니다.

태아는 임신 말기에 발육이 왕성해질 때 칼슘을 많이 사용하는데, 임산부가 저장하고 있는 칼슘에서 극히 일부만을 사용합니다. 또한 임신을 하면 모체는 자연히 칼슘의 흡수가 증가하므로 칼슘이 부족한 태아는 거의 없습니다. 따라서 칼슘제를 복용할 필요는 없습니다.

그 밖의 무기질 역시 임신 때 필요량이 증가하나, 대부분 음식에서 섭취가 가능하기 때문에, 특별히 약으로 보충할 필요는 없습니다.

> **칼슘은 또!**
> 칼슘은 피의 응고 기전과 신경 및 근육 발달에도 필요합니다.

## 올바른 식사 방법

임산부는 여러 영양소를 골고루 섭취해야 하지만, 그 중에서도 특히 철분과 단백질의 섭취를 많이 늘려야 합니다. 그러기 위해서는 매일 장조림 세 덩어리 정도의 육류나, 생선, 사과 한 개 정도의 과일이나 신선한 야채를 평상시보다 더 먹으면 됩니다.

## 영양 실조

### 빈혈

임산부의 빈혈은 철분을 충분히 섭취하지 않았기 때문에 생깁니다. 그 밖의 원인으로는 감염, 출혈, 유전적 혈액병 등이 있습니다. 태아가 성장하는 데도 많은 철분이 필요합니다. 따라서 철분이 많이 함유된 음식물을 섭취하도록 하고, 빈혈이 있는 것 같으면 빈혈약을 복용해야 합니다. 요즘은 편식으로 인해 빈혈이 많기 때문에 3~6개월 정도 복용해야 합니다.

임산부들은 보통 어지러우면 빈혈이라고 생각하는 것 같습니다. 그러나 대부분 진찰해 보면 빈혈이 아닌 경우가 많습니다. 오히려 저혈압이거나, 또는 임신일 때 혈액 순환이 늦어지기 때문에 오래 서 있거나, 앉았다가 갑자기 일어나면 피가 뇌로 빨리 가지 못해 어지러울

49쪽 참조

수도 있습니다.

따라서 어지럽다고 무조건 빈혈약을 복용하지 말고, 일단 검진을 받아 빈혈이라고 판명되면, 그 정도에 따라 철분이 많이 함유된 음식을 먹거나, 빈혈약을 복용하면 됩니다.

### 입덧

임신 초기에 대개 입덧을 하는데, 개인에 따라 차이가 많습니다. 입덧을 아예 안하는 사람도 있고, 너무 심해 아무것도 먹지 못하거나 먹는 대로 토하는 임산부도 있습니다. 증상으로는 헛구역질이 나거나 구토를 일으킵니다. 입덧은 임신 6주 때 시작해서 보통 10주 전후로 없어지고, 길어야 임신 3개월 안에는 없어지지만, 드물게 임신 4개월까지 지속하는 경우도 있습니다.

입덧이 심한 경우에는 전혀 먹지 못하고 토하기만 하기 때문에 위와 식도가 상해서 피를 토하거나, 심한 탈수와 함께 체중 저하, 전해질의 불균형까지 가져옵니다. 그래서 중증의 탈진 상태가 되어 임산부가 위험에 빠질 수도 있습니다. 이렇게 심각한 상태가 되면 입원 치료를 받아야 합니다. 치료는 수분과 전해질 그리고 영양을 공급함으로써 균형을 잃은 몸의 상태를 정상화시킵니다.

입덧이 심할 때 어지럽다고 빈혈약을 먹으면 안 됩니다. 빈혈약 때문에 위장 장애가 생겨 입덧이 더 심해지고, 속이 쓰리기 때문입니다. 그러므로 이때는 빈혈약 복용을 중지하고 영양 주사를 맞는 것이 더 좋습니다. 그리고 나중에 입덧이 없어지고, 음식을 잘 먹을 때 비로소 영양제, 특히 빈혈약을 복용해야 합니다.

임신 초기에 미식거리고 가끔 토하는 것은 별로 문제가 되지 않습니다. 소화가 잘되는 탄수화물(크래커, 과자, 감자 튀김)을 생각이 날 때마다 섭취해야 합니다. 임신으로 인해 위산이 많이 분비됨으로써 위벽을 헐게 하므로 식사와 식사 사이에 주스나 우유, 물 등을 마셔서 분비된 위산을 중화시켜야 하며, 공복 상태를 되도록 피해야 합니다. 식사를 하루 세 번이 아니라 다섯 번으로 나누어 하는 것도 좋은 방법입니다.

**입덧은 정말 괴로워!**

입덧이 심하면 여러 종류의 음식이나 과거에 맛있게 먹었던 음식들을 장만해 놓고, 생각날 때마다 조금씩 먹으면 좋습니다. 그리고 남편과 함께 다정하게 외식하는 것도 하나의 좋은 방법입니다. 설령 구토를 한다 해도 완전히 다 토해 내는 것은 아니므로 자주 먹어야 합니다.

48쪽 참조

만삭이 되었는데도 임산부가 제대로 먹지 못해 체중이 6kg 이상 증가하지 못하면 신생아가 저체중아가 되거나, 출생 후 건강 상태가 좋지 못할 수도 있으므로 주의해야 합니다. 특히 평상시 40kg 이하로 체중 미달인 임산부의 경우는 더욱 위험합니다.

빈혈, 흡연 또는 임산부의 체중이 너무 적게 증가할 때는 저체중아를 출산할 가능성이 매우 높기 때문에 주의해야 합니다.

### 영양 실조에 걸리기 쉬운 임산부

임산부는 임신 전의 자신의 생활 습관을 되새겨 보고, 자신의 영양 상태를 계속 점검하여, 자신이 정상인지 비정상인지 파악해서 영양 실조에 걸리지 않도록 주의해야 합니다.

영양 실조에 걸리기 쉬운 임산부를 옆에 설명해 놓았습니다. 자기 자신이 포함되어 있는지 살펴보십시오.

## 사회 생활과 여가 활동

### 직장에서

여성이 직장에 다니다 임신했을 경우, 직장을 그만두거나 휴직할 필요는 없습니다. 그러나 오랫동안 서서 일하거나 육체적으로 고된 일을 하는 곳, 스트레스를 많이 받는 직종은 임산부 본인에게나 태아에게 모두 나쁜 영향을 미칠 수 있으니 휴직을 고려해야 합니다. 직장에서 힘든 일을 하는 임산부는 태아의 체중이 적은 경우가 많습니다. 따라서 직장에 다니더라도 한 시간마다 10분 정도씩 편안한 소파에서 휴식을 취해야 합니다.

**이런 임산부는 영양실조를 조심하세요**

· 초경을 시작한 지 4년 이내에 임신했거나, 아직도 키가 크고 있는 10대 임산부
· 체중이 40kg 이하의 임산부
· 출산한 지 2년밖에 안 된 임산부
· 저체중아를 낳은 경험이 있는 임산부
· 빈혈이 심하거나 균형 있는 영양 섭취를 못하는 임산부
· 평소 흡연, 음주를 많이 하거나 약물을 복용한 임산부

이에 해당하는 임산부는 자신의 식생활에 세심한 주의를 기울이도록 합시다.

**다음과 같은 직장은 피합시다**

1) 중금속 물질이나 유독 가스가 생기는 곳
2) 방사능이나 전자파가 많이 나오는 곳
3) 소음이 심하거나 먼지가 많이 있는 곳
4) 위험하고 다치기 쉬운 곳
5) 거리가 너무 멀거나 교통이 불편한 곳

## 운동

원칙적으로 출혈 등 특별히 유산기가 있는 경우가 아니면, 가벼운 운동이나 평소에 하던 일은 계속 하는 것이 좋습니다. 즉 가볍게 달리는 것도 좋으며 횟수는 1주일에 3회 정도가 알맞습니다. 그러나 평소보다 거리와 속도를 반으로 줄여서 운동해야 합니다. 적당한 운동은 정상 분만을 하는 데 큰 도움이 됩니다. 따라서 산달에는 힘들겠지만 시장에도 가고, 여기저기 돌아다니는 것도 아주 좋습니다. 그러나 임신 중독증이나 쌍둥이 임신, 또는 태아가 작을 때는 운동을 하지 말고 안정을 취해야 합니다.

세계적인 추세도, 예를 들어 임신 전에 에어로빅을 했을 경우에 특별히 위험한 경우가 아니면 임신 후에도 계속 운동을 하도록 권장하고 있습니다. 임신 전에 운동을 했기 때문에 임신 후에도 신체가 운동에 잘 적응할 수 있어서 무리가 아니라는 것입니다. 그러나 임신한 후 새로운 운동을 시작하지는 말아야 합니다. 물론 가볍게 산책을 하거나 걷는 것은 매우 좋은 운동입니다.

**여행 자체가 위험한 것은 아닙니다**

여행이 위험하다는 것은 갑작스레 문제가 발생하면, 제때에 적절히 치료를 받을 수 없다는 점 때문입니다. 따라서 이 점을 염두에 두고 여행을 준비해야 합니다.

## 여행

특별히 여행을 금지할 필요는 없습니다. 승용차로 여행을 할 때에는 한두 시간마다 차에서 내려 쉬어야 하며, 가볍게 걸어 보는 것도 좋습니다. 가급적 장거리 여행은 피하도록 하며, 비포장 도로는 임산부의 자궁에 충격을 주어 위험하므로 피해 가야 합니다. 여행을 하려면 승용차보다 충격이 적은 기차를 이용하는 것이 좋습니다. 비행기를 타는 것은 특별한 금지 사항이 아닙니다.

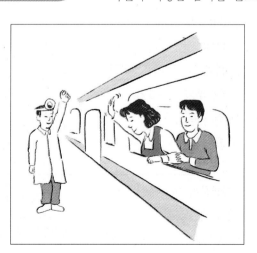

## 임산부의 위생 관리

### 목욕과 뒷물

　항상 몸을 깨끗이 하는 것이 임산부의 육체 건강 및 정신 건강에 모두 좋습니다. 임신 말기가 되면 몸이 무거워 잘 가눌 수가 없기 때문에 목욕탕에서 미끄러지는 경우가 있으니, 넘어지지 않도록 조심해야 합니다. 또한 대중 목욕탕에서 너무 오래 있거나, 땀을 많이 흘리도록 찜질을 하면 갑자기 저혈압이 되어 쓰러질 수 있으니, 가볍게 샤워하는 정도로 목욕을 해야 합니다. 세제는 평소에 사용하던 것을 사용하면 됩니다.

　임신을 하면 질의 분비물이 많아지고, 칸디다 질염이 많이 생겨 소양증이 심하므로 뒷물을 해야 하는데, 평소와 같은 방법으로 하되 기구 사용은 임신에 해가 될 수 있으니 피해야 합니다.

**조심하세요!**

집에서 목욕할 때는 항상 타일 바닥에 미끄러지지 않도록 고무 매트 등을 깔고 합시다.
대중 목욕탕에 가서도, 탕에 들어갈 때 욕조 끝을 잡는다든지 하는 세심한 주의를 기울여야 합니다.

54~5, 202쪽 참조

## 임신 중의 성생활

　임신했다고 해서 10개월 동안 부부가 성관계를 갖지 않는 것은 아닙니다. 성욕은 자연스런 본능이기에 임신했더라도 성에 대한 욕구는 변함이 없습니다. 행여나 태아가 잘못되지는 않을까 하는 걱정 때문에 성관계를 피할 필요는 없습니다. 그것은 임산부의 정신 건강에도 좋지 않습니다. 다만 절도 있는 성생활이 필요할 뿐입니다.

　우선 임신을 하면 부부간의 성관계의 횟수 및 쾌감이 줄어들며, 임신 후기에는 현저히 줄어드는 것으로 나타나 있습니다. 그리고 산달이 되면 성관계를 금지해야 하는데, 그 이유는 자궁문이 어느 정도 열려 있어서 양수막이 파열되거나 조산의 위험이 있기 때문입니다.

　상대방은 성관계에 소극적인데 자기만 적극적이라고 걱정하는 사람

**임신한 아내를 위해 청결합시다**

임신을 하면 신체적으로 변화가 오기 때문에 성생활에 영향을 주기도 합니다. 임신 초기에는 유방이 단단해지고 아프며, 배가 불러오고, 골반 주위 조직의 혈액 순환 증가로 피가 몰려 있어서, 성관계를 가질 때 통증을 느끼는 경우가 있습니다. 또한 입덧이 심할 때는 남편의 체취까지도 역하게 느껴질 수 있으니, 항상 남편은 퇴근하면 샤워를 하고 양치질도 잘해야 합니다.

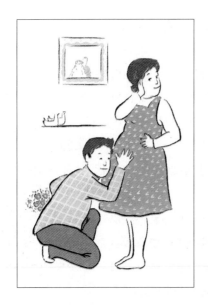

이 간혹 있는데, 사랑하는 부부는 그렇지 않습니다. 또한 임신을 하면 여성은 성행위를 하지 말아야 한다고 생각하거나, 남편이 배부른 자기를 예전처럼 사랑할까 하고 성행위에 대해 소극적으로 생각하기 쉽습니다. 또 남자의 성기, 정자, 또는 성행위 자체가 임신에 크게 해가 될 것이라고 생각하기도 합니다. 특히 첫 임신 때는 경험이 없어서 성관계가 태아한테 상당히 나쁜 영향을 미칠 것이라고 걱정하는데, 과격하지 않은 성행위는 별다른 해를 끼치니 않으니 걱정하지 마십시오.

임신 중인 아내를 사랑스럽게 생각하지 않는 남편은 없습니다. 남편도 아빠가 된다는 뿌듯함에 아내를 사랑스럽고 소중하게 생각합니다. 평소와 다름없이 적극적으로 부부간의 성관계를 유지하는 것이 좋습니다. 남편도 성행위가 태아나 임신에 위험하지 않다는 사실은 안다면 더 적극적이 될 테니까, 남편도 이와 같은 사실을 알아야 합니다.

그러나 마지막 산달에는 앞서 말했듯이, 조기 파수나 조산의 위험성이 높으므로 성관계를 금해야 합니다. 따라서 성생활 이외의 다른 방법으로 부부 사이를 돈독히 하는 것이 좋습니다.

## 남편의 성생활

아내가 임신하면 남편도 변화를 보입니다. 아내보다는 덜하지만 태아에 대한 걱정을 하고 아빠가 된다는 뿌듯함과 설레임을 느끼며, 아빠의 역할 및 위치에 대한 준비를 하게 됩니다.

남편은 신혼 때와 달라진 상황에 미처 대비하지 못하고 기분이 처지는 경우가 있습니다. 따라서 서로를 이해하고 위로하는 마음이 필요합니다. 특히 아내가 입덧이 심해 거의 아무것도 먹지 못하고 누워서 지낼 경우, 남편도 우울해져 말수가 적어질 수도 있습니다. 남편이 무심해서 그런 것이 아니고 아내를 아끼는 마음에 그렇다는 것을 이해해야 합니다. 어떤 남편은 지나치게 아내를 걱정한 탓에, 마치 깨지기 쉬운 유리 그릇처럼 대해서 정상적인 성생활을 할 수 없는 경우도 있습니다.

대부분의 남편은 아내의 임신과 아빠가 된다는 사실에 긴장감과 부담을 느낍니다. 그래서 간혹 어떤 남편은 아내와 비슷한 증상을 느껴 속이 매슥거리고, 배가 아프거나, 기분이 가라앉고 불안감이 엄습하는 경우도 있습니다. 또한 많은 남편이 성관계가 임신하기 전과 달라졌다고 느낍니다. 아내의 몸이 변하기 때문에, 즉 유방이 커지고 혈액이 많아져 질이 부어 있는 듯하며, 분비물이 증가하기 때문에 예전과 다르게 느껴집니다.

과거와는 달리 요즈음은 아내가 임신했다 하여 외도하는 남편은 거의 없습니다. 그러나 임신한 아내가 예전보다 덜 사랑스럽게 느껴지거나, 성행위가 불편한 관계로 부부 관계가 멀어져서 가끔 외도를 하는 경우도 있습니다.

유념해야 할 것은, 남편은 임신한 아내에게 위축되는 경우가 많다는 것입니다. 임신을 하면 질이 넓어지고 붓기 때문에 남편은 자신이 갑자기 왜소해진 것처럼 느낍니다. 또한 뱃속의 아기를 의식하여 긴장하기 때문에 성관계에서 만족을 느끼지 못하는 경우가 많습니다. 아내는 남편의 이런 심리 변화를 이해하도록 노력해야 합니다. 그리고 남편과 솔직하게 이야기를 나누어 이러한 어려움을 해결하는 것이 바람직합니다.

## 성행위의 부작용

대부분 정상적인 임신이라면 성행위나 오르가슴 그 자체는 위험하지 않습니다. 그러나 아주 드물게 출혈, 유산, 조기 진통, 조기 파수나 염증 등을 일으킬 수 있습니다. 따라서 과격한 성행위를 하거나 너무 깊숙이 삽입하여 자궁에 충격을 가하는 일이 없도록 조심해야 합니다. 임신하여 처음 3개월 동안은 유산의 염려가 있으므로 성관계

### 아내가 임신하면 남편은 외로워…

남자는 대개 강하다고 인식되고 있지만 꼭 그런 것만은 아닙니다. 연구 결과, 아내가 임신하면 남편은 다음과 같은 변화를 보이는 것으로 나타나 있습니다.
- 아내와의 성행위를 주저하게 됩니다.
- 자신이 임신시켜 아내가 고생한다고 미안하게 생각합니다.
- 태어날 자식이 부부 사이를 멀게 하지 않을까, 즉 아내가 아이를 돌보느라 자기에게 소홀하지 않을까 걱정합니다.

### 성행위를 금해야 할 때

- 출혈과 함께 유산기가 있을 때
- 조기 파수 (양수가 터져 나올 때)
- 조기 진통으로 조산의 위험이 있을 때
- 마지막 산달

를 조심스럽게 가져야 합니다.

임신 중 성행위는 태아에 별 영향을 끼치지 않고 안전하다는 것이 판명되긴 했지만, 위와 같은 증상을 보일 때는 위험하니 성관계를 갖지 맙시다. 그리고 마지막 산달과 산후 1개월 동안에도 성관계를 갖지 말아야 합니다.

### 출산 후 성생활

특별한 합병증이 없는 한 출산한 지 한 달 뒤부터는 부부간의 성행위가 가능하며, 모유를 먹이는 경우에는 자궁이 빨리 회복됩니다.

출산 때 회음 절개를 하기 때문에, 이 부분이 완전히 아물기 위해서는 최소한 2주는 지나야 합니다. 출산 후 몸조리 기간은 3개월이지만, 자궁이 거의 정상 상태로 되돌아오기까지는 약 한 달 정도 걸립니다. 따라서 이후부터는 성생활을 자유로이 할 수 있습니다. 제왕절개 수술을 받은 경우에도 특별한 문제가 없으면 마찬가지로 한 달 후부터 성관계가 가능합니다.

출산 후의 성행위도 신혼 때와는 느낌이 다릅니다. 왜냐하면 부부 사이에 새로 태어난 아기가 존재하고, 예민한 여성은 성관계를 피하기도 합니다. 그러나 출산이 성행위 자체에 어떤 영향을 미친다거나 서로에 대한 흥미를 감소시키는 것은 아닙니다. 따라서 소원해진 부부 관계를 충분한 대화로 슬기롭게 극복해야 할 것입니다.

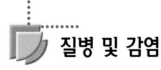

# 질병 및 감염

임신 중 많이 생기는 병

- 영양 실조
- 칸디다 질염
- 곤지름
- 변비
- 방광염
- 급성 신우신염

자궁 내 감염이나 신체적 감염, 예를 들어 신우신염, 폐렴, 복막염, 맹장염 등이 있으면 조산의 가능성이 높습니다. 이들 외에도 특별한 증상을 느끼지 못하는 감염도 상당수 있는데, 이 또한 조산을 일으키는 하나의 원인으로 작용합니다. 조산이나 조기 파수가 있을 때는 항상 감염 가능성을 생각해서, 태아나 임산부의 감염 여부를 진단하여 늦기 전에 적절한 치료를 해야 합니다.

## 풍진

바이러스가 원인균으로서 항체가 없는, 즉 저항력이 없는 임산부는 공기를 통해 감염됩니다. 일단 감염되면 풍진 바이러스는 태반을 통과하므로 태아를 감염시켜, 지능 저하를 초래하는 다운 증후군이나 선천성 심장병 등 많은 기형을 가져옵니다.

임신 초기, 즉 3개월 이내에 임산부가 감염되면 태아에게 매우 심각한 위험을 초래하게 됩니다. 즉 유산이 되거나 거의 대부분 기형을 유발하는데 다운 증후군, 선천성 심장병, 지능 저하, 발육 부진, 귀머거리, 신경 장애 등을 가져옵니다.

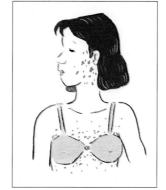

**풍진 환자의 피부 발진**
귀밑이나 얼굴, 가슴 부위에 특히 많이 발생합니다.

임신 중반 이후에는 비교적 안전하다고는 하나, 이때도 일단 감염되면, 아기가 태어났을 경우 처음에는 괜찮은 것처럼 보이지만 커서 후유증이 나타나는 경우도 있습니다.

풍진에 감염되지 않으려면 풍진 환자만 피하면 된다고들 생각하지만, 실제 풍진 증상이 외부로 나타나는 사람은 전염성이 매우 약합니다. 그리고 균이 침입해서 증상이 나타나기 바로 직전에 전염성이 매우 강하므로, 풍진 환자를 골라서 미리 피하기란 여간 어려운 일이 아닙니다.

### ❖ 치료 ❖

바이러스에 의한 감염이므로 특별한 치료법은 없으며 대증 요법이 필요합니다.

아기에게는 일찌감치 신생아 때 예방 접종을 해서 면역을 갖도록 하는 것이 제일 좋습니다. 예비 임산부는 항체가 없을 경우, 즉 면역이 없는 경우에는 예방 주사를 맞아야 하고, 예방 주사를 맞은 후 3개월까지는 임신을 하지 않도록 피임해야 합니다.

## 풍진 검사 방법

최근에는 대부분 풍진 검사를 시행함으로써 감염 여부를 진단하여 만전을 기하고 있는데, 검사 방법을 임산부들이 이해해 두는 것도 좋을 듯합니다.

풍진 항체는 G와 M이라는 두 종류가 있는데, M이라는 항체는 감염된 후 2주가 지나면 생기기 시작해서 한두 달 정도 지속된 후 없어집니다. M보다는 조금 늦게 G라는 영구 항체가 생기는데, 거의 평생 지속해서 면역을 갖게 됩니다. 임신 초기에 풍진 검사를 하여 영구 항체가 있는지, 혹은 임신 초기에 감염되어 M이라는 항체가 생겼는지 알아봅니다. M이라는 항체가 존재하면, 반드시 임신 초기에 감염된 것으로 보고 유산을 시켜야 합니다.

그러나 그다지 걱정하실 필요는 없습니다. 왜냐하면 한국 여성의 경우 70% 정도가 어릴 때 감염되어 이미 저항력이 생겼다고 보고 있으므로, 외국에서처럼 큰 문제가 되지는 않습니다.

풍진 증상은 우선 귀밑 또는 얼굴에 빨간 반점이 생기고, 이어 가슴에도 생기며, 심한 고열이 나며, 많이 아픕니다. 따라서 풍진에 감염되면 본인이 알게 되지만, 경우에 따라서는 별 증상이 없는 경우도 많습니다. 따라서 임신하면 초기에 꼭 풍진 검사를 받아야 합니다. 풍진에 대한 항체가 있더라도 항체 형성률이 낮아 다시 감염이 되는 경우도 있습니다. 이때는 크게 아픈 증세 없이 감기 비슷한 증세만 보이기도 합니다.

임신 초기에 풍진 항체 검사를 했을 때, 항체가 없는 임산부는 임신 6개월 되는 시기(22~24주)에 다시 항체 검사를 실시해서 항체의 변동 유무를 파악해야 합니다. 만약 항체가 생겼다면 이것은 임신 중에 자신도 모르게 풍진에 감염되었다는 사실을 의미하기 때문입니다.

따라서 풍진에 대한 가장 안전한 예방 방법은 임신하기 전에 혈액 검사를 하여 항체가 있는지 검사하고, 항체가 적거나 없으면 예방 접종을 해두어야 합니다. 어릴 때 예방 접종을 했더라도 10년이 지나면 항체가 많이 소멸되므로, 추가 접종을 해서 항체의 형성률을 높여 놓아야 풍진에 감염되지 않습니다.

## 간염

간염은 현재 세계 어디서나 흔하게 전염되는 병입니다. 특히 아시아와 아프리카에 많은데, 한국 역시 간염이 많이 퍼져 있어 자기도 모르는 사이에 감염될 수 있습니다.

간염은 A형과 B형 및 C형으로 분류되는데, A형은 쉽게 치료되어 큰 문제가 되지 않습니다. 반면에 B형은 잘 치료되지 않고 만성으로 오래 지속되어 간경화 등의 많은 문제를 일으킵니다. 따라서 B형 간염이 위험한 것으로, 우리가 보통 말하는 간염은 모두 B형 간염이라고 생각하면 됩니다. C형 간염은 임산부나 태아에 아주 나쁜 영향을 미치

는 매우 위험한 간염이지만, 흔하지 않아 잘 모르고 있는데 역시 주의
해야 합니다. B형 간염은 환자의 침이나 피를 통해서 옮겨질 뿐 아니
라 성 접촉을 통해서도 옮겨집니다. 따라
서 B형 간염 환자와는 그릇, 수저, 컵 등
을 같이 사용해서는 안 되며, 성관계 또한
갖지 말아야 합니다.

　간염은 태아가 태어나기 전에 자궁 속
에서 모체로부터 전염되는 경우는 매우
드물며, 분만 과정에서 모체의 피를 통해
전염됩니다. 따라서 간염이 있는 임산부
에게서 태어나는 신생아는, 출생 즉시 간
염 예방 주사와 간염 면역 주사를 동시에
맞아야 합니다. 이렇게 하면 신생아는 거
의 간염에 걸리지 않습니다. 따라서 임산
부는 반드시 임신 초기나 분만 전에 간염
검사를 받아야 합니다.

　만약 간염이 있는데도 검사를 하지 않
아 간염인 줄 모르고 태어나는 아기에게,
두 가지 예방 주사를 놓지 않으면 아주

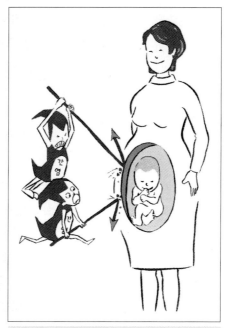

간염균은 태반을 통과하지 못하므로 자궁 속에 있는 태아
는 모체로부터 직접 감염되지 않습니다.

위험합니다. 이렇게 태어난 신생아들 중에는 심하면 간염이 즉시 악
화되어 신생아 황달 등으로 이어져 사망하는 경우도 있고, 그 밖에
85%는 만성 간염 환자가 되어 건강하게 성장하지 못합니다.

　그러므로 모든 임산부는 임신 초기에 간염 검사가 포함된 산전 혈
액 검사를 꼭 받도록 해야 합니다. 임신한 줄 모르고 간염 예방 접종
을 받더라도 태아에게는 별 영향을 끼치지 않는 것으로 나타나 있는
데, 간염균은 태아의 기형을 가져오지 않기 때문입니다.

　간염은 젖을 통해서도 전염되므로 간염에 걸린 여성은 젖을 먹여서
는 안 됩니다. 그리고 신생아가 간염 접종을 통해 완전 면역이 될 때
까지는 신생아에게 입을 맞춰서도 안 되며, 이유식할 때 먼저 맛을
보고 주는 행위 또한 절대로 금해야 합니다.

## 헤르페스

질 헤르페스는 바이러스균에 의한 것으로 성행위에 의해 전염되며, 젊은 여성에게 많이 발생합니다. 외음부에 주로 생기고, 항문 주위나 질 속에서도 생길 수 있습니다. 균이 침입하면 고열이 나고 피로나 전신 권태 같은 감기 증세와 비슷한 증세가 나타납니다. 1주일 전후로 환부가 빨개지면서 아픕니다. 그 후 쌀알이나 팥알만한 조그만 물집이 생기는데, 피곤할 때 입술에 물집이 생기는 형태와 같습니다. 작은 물집이 모여 큰 물집을 형성하기도 하며, 터지면 맑은 진물이 흘러 나옵니다.

감염되기도 하지만 염증이 심하지 않으면 1~3주 내에 저절로 없어집니다. 만약 감염이 되면 물집이 터진 곳에 노랗게 고름이 생깁니다. 바이러스균이 원인이므로 특별한 치료약은 없고 대부분 저절로 없어집니다. 그렇지만 환부에 바이러스가 계속 잠복해 있으므로 재발이 잘됩니다. 1년 이내에 약 70%가 재발되는데, 그럴 경우에는 처음과 달리 증상은 가벼운 편이어서 가렵고 약간의 쓰라림을 느끼며 조그마한 물집이 생깁니다.

문제는 출산에 즈음해서 임산부가 감염되면 태아에게까지 감염시켜, 정상 분만을 못하고 제왕 절개 수술을 해야 한다는 점입니다. 임산부가 헤르페스에 감염된 줄 모르고 정상 분만을 하면, 분만 중에 약 50%의 신생아가 감염됩니다. 일단 감염되면 이 가운데 50%는 사망하고, 병이 나은 신생아도 심각한 후유증에 시달리게 됩니다. 제왕 절개 수술로 분만을 하더라도 임산부가 완전히 나을 때까지는 신생아를 격리하여, 출산 후 신생아에게 전염되는 것을 막아야 합니다.

그러나 분만하기 전에 병이 완전히 나으면, 균이 신생아에게 전염되지 않으므로 정상 분만이 가능합니다.

따라서 임신 중 외음부에 물집이 생기거나 헐면 꼭 병원을 찾아가 진찰을 받아야 합니다. 식구들도 감염되지 않도록 철저히 주의해야 하며, 항상 청결하고 손발을 깨끗이 해야 합니다.

### ❖ 치료 ❖

• 부부간의 성관계를 갖지 말아야 하며, 완전히 나을 때까지는 금욕해야 상대방에 대한 감염을 막을 수 있습니다.

• 감염 부위를 깨끗이 하고 치료를 받아야 합니다.

• 몹시 아프면 더운 물로 좌욕하고, 아파서 소변을 보기가 힘들면 좌욕하면서 그대로 소변을 봅니다.

## 수두

임신 초기에 수두에 감염되면 기형아를 출산할 가능성이 있지만, 우리 나라 여성들의 경우 거의 어릴 때 수두를 앓은 경험이 있어, 이미 면역성을 지니고 있으므로 크게 걱정하지 않아도 됩니다. 그러나 분만 전후 며칠 사이에 감염되면 상당히 위험하므로 신생아와 수두 환자의 접촉을 금해야 합니다.

## 곤지름

곤지름은 사마귀의 일종으로 바이러스가 원인이며, 주로 점막이나 피부에서 자랍니다. 대개 쌀알이나 팥알 정도의 크기로 외음부나 질, 항문 주위에 많이 생기며, 몇 개에서 심하면 수십 개까지 퍼져 있습니다. 살짝 떼어 낼 생각으로 잡아당기면 금방 출혈을 일으키지만, 통증이나 특별한 자각 증상은 없습니다. 대부분 성행위에 의해 전염되며 임신 때 특히 심해집니다.

### ❖ 치료 ❖

임신 상태가 아닌 경우에는 포도필린이라는 특효약으로 쉽게 치료가 됩니다. 하지만 임신 중에는 트리클로로아세틱 애시드나 레이저 치료가 가능합니다. 태아를 출산할 무렵에 증상이 심하면 감염을 피하기 위해 제왕 절개 수술을 해야 합니다. 출산 후에는 곤지름이 어느 정도 감소하므로 치료가 쉽습니다.

# 매독

균이 침범해서 한 달 지나면 침입한 부위가 저절로 헐기에 본인 스스로 우연히 발견하게 되는데, 별로 통증이 없는 것이 특징입니다. 그리고 특별한 치료를 하지 않아도 저절로 없어지는데, 이 시기를 매독 1기라고 합니다. 시기별로 다음과 같은 증세를 보입니다.

• 제1기 : 갑자기 아무 이유 없이 질이나 외음부가 헐고, 남성은 성기 부위가 헙니다. 통증이 없으며 특별한 치료를 하지 않고 그냥 내버려두어도 저절로 없어집니다.

• 제2기 : 조직에 침범하는 시기로 제1기가 지나고 두 달 후쯤에 나타나며, 주로 피부에 침범해서 몸에 발진이 생기지만, 가렵지도 않고 통증도 없습니다. 주로 등이나 다리, 손바닥에 많이 나타나며 군데군데 머리가 빠지기도 합니다.

• 제3기 : 장기에 침범하는 시기로 심장이나 뇌, 신경 조직 등에 침범하는데 매우 위험하며, 정신 이상을 보이기도 합니다.

임신 중 매독에 감염되면 임신 4개월부터 매독균이 태반을 통과하여 태아에 감염됩니다. 치료를 받지 않으면 반 정도는 사산되거나, 출산되더라도 곧바로 사망하거나 선천성 매독 환자가 됩니다.

## ❖ 치료 ❖

페니실린으로 치료하면 간단히 치유됩니다. 따라서 일단 진단을 받는 것이 중요하며, 매독으로 진단만 되면 페니실린 주사로 간단히 치유할 수 있습니다.

증세가 나타나면 일단 의심해 보는 것이 중요한데, 혈액 검사로 간단히 진단할 수 있습니다. 임산부는 초기에 산전 진찰을 받을 때 종합 검사 항목에 매독 검사가 포함되어 있으므로, 산전 종합 검사를 반드시 받아야 합니다.

## 결핵

우리 나라에서는 풍토병 비슷하게 아직 결핵 환자가 많이 발생하고 있습니다. 현재 결핵 협회 보고에 의하면, 우리 나라 전체 인구의 1%가 결핵에 감염되어 있는 것으로 나타났습니다. 대부분 폐결핵이 많고, 생식기 결핵은 거의 폐결핵과 장결핵에서 전파되어 발생합니다. 난관은 쉽게 결핵균에 의해 침범되고 결핵 병변을 일으켜, 치료 후 완전히 나아도 난관이 막히는 후유증을 가져와 불임이 되기도 합니다. 전체 불임 인구의 2~5%는 난관 결핵으로 난관이 막혀 생깁니다.

임신은 주로 젊은 나이에 하므로 몸의 저항력이 강해 결핵에 걸려 있는 경우는 적지만, 아무튼 임신 중에 결핵으로 판명되는 경우도 꽤 많습니다. 결핵 초기에 치료제로 쓰는 대부분의 약은 태아에 별 영향을 끼치지 않으므로, 일단 임신 중에 결핵으로 판명되면 반드시 의사와 상의해서 치료를 받아야 합니다.

임산부가 결핵 환자라고 해도 뱃속의 태아에게는 전염되지 않다가, 출산 후 신생아에게 전염됩니다. 엄마가 완전히 치료되어 결핵균이 나오지 않을 때까지 신생아를 격리해야 합니다. 마찬가지로 집안 식구들 가운데 결핵에 걸린 사람이 있으면 신생아로부터 격리해야 합니다. 보통 결핵균은 2주 정도 치료하면 전염성이 없어진다고 밝혀졌으므로, 결핵이 완치될 때까지 격리할 필요는 없습니다.

### ❖ 치료 ❖
결핵 치료약을 6개월 정도 복용하면 완치됩니다. 임신 중 결핵이라고 진단을 받으면 일단 치료를 시작해야 합니다. 임신 중절은 꼭 해야 하는 것은 아니고, 임산부의 건강 상태 등을 종합하여 판단해야 하므로 의사와 상의해서 결정합니다.

## 당뇨병

당뇨병이 있는 여성은 임신이 되기 힘들고, 임신이 된다 해도 초기

### 선조들은 왜 금줄을 쳤을까요?

우리의 선조들은 아기를 낳으면 집에 금줄을 쳤는데, 금줄은 새끼를 꼬아 고추나 숯 등을 함께 달아 대문에 걸어 놓는 것이었습니다. 이렇게 금줄을 친 것은 그 집안에 아기가 태어났음을 알리고, 그렇게 함으로써 외부 사람이 아기와 접촉하지 못하도록 하기 위한 것이었습니다. 오랜 관습으로 이렇게 하는 것이 아기에게 안전하다는 것을 알고 있었기 때문입니다.

신생아의 결핵은 성인과 달리 별다른 증상을 보이지 않다가, 급성으로 악화되는 것이 보통이어서 뇌막염을 일으키며, 사망률이 상당히 높습니다. 따라서 우리 선조들의 지혜처럼 신생아를 외부의 균으로부터 보호하는 것이 중요합니다.

에 유산될 확률이 높습니다. 그러므로 당뇨병이 있는 여성이 임신을 하면 엄마나 태아 모두 위험합니다.

대부분 20대에 임신을 하게 되므로 임산부가 당뇨병인 경우는 거의 없습니다. 그러나 나이 많은 여성의 경우, 가끔 당뇨병을 앓고 있는 상태에서 임신이 되기도 하는데, 이런 임산부는 철저한 치료와 관리가 필요합니다.

임신 중에는 신장 기능의 변화로 인해 뇨에 당이 나오는 경우도 있습니다. 따라서 소변에 당이 조금 섞여 나온다 해서 모두 당뇨병은 아닙니다. 임신성 당뇨병이란 정상인 여성이 임신을 함으로써 당뇨병이 나타나는 것을 말하는데, 종종 발생하는 병으로 치료를 받아야 태아나 임산부가 모두 안전합니다.

당뇨병 환자가 임신을 하면 함부로 치료할 수 없으므로 인슐린을 사용하지 말거나 줄여야 합니다. 그러자면 음식을 심하게 통제할 수밖에 없어, 과로했거나 분만할 때 갑자기 저혈당에 의한 쇼크가 일어나 의식을 잃을 수 있습니다. 그리고 당뇨병 환자는 당이 많으므로 감염되기 쉬워서 태아나 자궁에 염증이 생길 수 있고, 임신 중독증이 발생할 확률도 높습니다.

혈당이 높아 태아가 당을 많이 흡수하기 때문에 4kg 이상 되는 거대아가 많습니다. 그래서 난산이 되어 제왕 절개 수술을 해야 하는 경우가 많습니다. 정상 분만이 되더라도 태아나 모체가 다치기 쉬워서 심한 출혈 등의 위험이 따릅니다. 또한 태아가 기형아가 될 확률이나 사망률이 높아집니다. 따라서 당뇨병이 있는 임산부는 철저한 당 관리와 함께 산전 진찰을 정기적으로 받아야 합니다. 태아가 너무 클 경우에는 제왕 절개 수술을 받는 등 임산부나 태아의 안전한 분만을 꾀해야 합니다.

## 갑상선 질환

갑상선 질환이 있는 여성은 갑상선 호르몬이 월경에 영향을 미치기 때문에 월경이 불순해져서 임신을 하기가 쉽지는 않습니다. 그러나 갑상선 질환이 있는데도 임신하는 여성이 종종 있습니다.

갑상선 질환은 임신을 하면서 대개 증세가 호전되기 때문에 큰 문제가 되지는 않습니다. 그러나 심한 경우에는 임산부나 태아에게 영향을 미쳐, 신생아가 갑상선 질환에 걸릴 수 있으니 유의해야 합니다.

또한 증세가 심한데도 치료를 받지 않으면, 분만 때나 분만 후 갑자기 갑상선 기능에 이상이 나타나거나 심부전에 빠질 수도 있습니다. 그러므로 임신 중에 잘 치료해서 갑상선 기능을 정상으로 유지해야 합니다. 병이 심하면 약을 사용해야 하는데, 이때 태반을 통과하지 못하는 약물을 사용해서 태아를 보호해야 합니다.

## 맹장염 (충수돌기염)

임신했을 때 맹장염을 진단하기는 상당히 어렵습니다. 보통 맹장염의 증세는 구역질이 나고, 토하고, 명치끝이 아프고, 춥고 떨리고 열이 납니다. 아픈 부위는 명치끝에서부터 배꼽 주위로 옮겨가고, 최종적으로 오른쪽 아래가 아픈 것이 전형적인 증상입니다.

그러나 임신을 하면 혈액 검사에서 백혈구가 증가하고 입덧이 있어 구역질이 나고, 토하고, 또한 명치끝이 쓰리고 아프며, 아랫배도 가끔 아프고, 특히 오른쪽 아랫배가 아플 때도 있으며, 오랫동안 못 먹고 탈진하면 몸도 아프

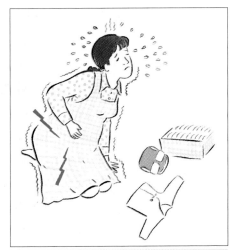

임신 중기 이후로 맹장염에 걸리면 아픈 부위는 오른쪽 아랫배가 아니고 위로 조금 올라간 곳입니다.

고, 열이 나기 전에 으스스 떨리는 증상과 비슷해서 맹장염과 혼동될 수 있습니다.

또한 임신 개월수가 경과하면 자궁이 커져서 맹장이 밀려 위쪽으로 올라가 임신 개월수에 따라 맹장의 위치도 변하는데, 맹장의 위치가 변해서 옆구리가 아프면 신장 결석이나 요로 결석, 담낭 결석과도 통

증이 비슷하므로 감별 진단이 어렵습니다.

　그러나 진단이 늦어서 맹장이 터져 복막염이 되면 임산부나 태아가 모두 위험하므로, 위의 증세가 있으면 즉시 병원을 찾아가 정확한 진단을 받아, 맹장염으로 판명되면 곧바로 수술을 받아야 합니다.

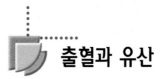

# 출혈과 유산

197쪽 별단 참조

　임신 중에는 출혈하는 임산부가 많은데, 자칫 부주의하면 유산이나 조산이 되기도 합니다. 따라서 출혈이 있으면 즉시 의사와 상의해서 적절한 치료를 받아야 합니다.

　임신 중 출혈의 원인은 다양합니다. 우선 임신 초기에 출혈이 있을 경우에는, 유산이나 염증 또는 자궁외 임신, 포상기태가 원인일 수 있습니다. 그리고 임신 후기에 출혈이 있으면 염증이나 조산, 혹은 전치 태반이 주요 원인이라고 할 수 있습니다. 수정이 되고 얼마 후에 월경 예정일을 전후해서 피가 조금 나오는 경우도 있습니다. 이것은 수정란이 착상해서 자궁 내막으로 파고들어갈 때 나타나는 현상인데, 월경으로 잘못 판단해서 임신한 줄 모르고 약을 복용하는 경우가 종종 있습니다.

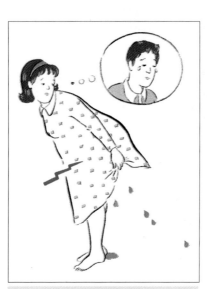

배가 아프고 피가 나온다.

　이때는 월경이 아닌 출혈로서 보통 월경과 다르며, 대부분 양이 적고 며칠 비치고 맙니다. 즉 양과 기간 등이 평상시의 월경과 다릅니다. 그러므로 평상시 월경과 다르게 출혈이 있다고 생각하면, 우선 임신인지 의심해 보아야 합니다. 임신을 하면 월경이 나오지 않지만, 유산기가 있으면 출혈을 합니다. 따라서 월경이 보통 때와 다르면 임신 여부를 꼭 확인해야 합니다.

# 유산

유산은 태아가 뱃속에서 충분히 살지 못하고 임신이 정지되는 상태, 즉 사산되거나 출혈과 함께 쏟아져 나오는 상태를 말합니다. 보통 유산은 임신 20주 이내이고, 태아의 몸무게가 500g 이하인 경우를 말합니다. 그리고 그보다 태아가 더 큰 경우는 조산, 혹은 태아 자궁 내 사망이라고 합니다. 임신 초기에 많이 발생하는 절박 유산의 경우는 치료만 잘하면 임신을 성공적으로 지속할 수 있으며, 치료를 받고 태어난 아기는 이상이 없는 것으로 알려져 있습니다.

**임신 초기 유산은 대개 모르고 지나갑니다**

대부분의 유산은 임신 초기에, 즉 수정란 상태에서 일어나 여성들이 거의 인식하지 못하고 지나갑니다. 따라서 임신 초기에, 즉 월경 예정일 전후로 일어난 유산 사실을 본인이 아는 경우는 10%에 불과합니다.

## 절박 유산

임신 초기에 출혈을 하는 경우로 아랫배와 허리 통증을 느낍니다. 임산부의 5분의 1 정도가 출혈 경험이 있다고는 하지만, 기형아 출산과는 아무런 상관은 없습니다. 그러나 평균보다 체중이 약간 적은 아기를 낳을 수 있으며, 신생아의 상태가 좋지 않을 수도 있으니 출혈이 되지 않도록 철저히 몸조심을 해야 합니다.

일단 치료하여 출혈이 멎더라도 계속 임신을 유지하도록 주의해야 하며, 정기적인 산전 진찰을 받도록 해야 합니다. 출혈량이 많거나 아랫배나 허리 통증이 심할 때는 유산될 가능성이 높습니다.

### ❖ 치료 ❖

• 유산기가 있으면 절대 안정을 취해야 합니다. 집안 일은 하지 말고 화장실 갈 때를 제외하곤 가만히 누워 있거나, 편안한 소파에서 쉬어야 합니다.

• 심하면 입원해서 치료를 받아야 합니다.

• 출혈이 너무 심해 임산부의 건강을 해칠 염려가 있거나 희망이 없으면, 소파 수술을 해서 빨리 자궁 속의 내용물을 깨끗하게 제거하여 출혈을 방지하고, 염증을 방지해야 합니다. 일단 유산되면 내용물이 자궁 속에서 부패하여 염증을 일으키며, 출혈이 많고, 다음 임신에 좋지 않은 영향을 주기 때문입니다.

• 호르몬 치료 : 호르몬 부족으로 인해 발생한 절박 유산이라고 생각되면, 주사나 약으로 호르몬을 투여하여 보충해 줌으로써 치료 효과를 볼 수 있습니다. 따라서 임신 초기에 유산기가 있으면 호르몬 치료를 합니다.

• 면역 치료 : 임산부의 면역 체계 이상으로 유산기가 있으면, 그에 상응하는 적절한 치료를 합니다.

• 부부의 성관계는 출혈이 완전히 멎고, 임신 상태가 좋아질 때까지 금지해야 합니다.

### 자연 유산

아무런 외부 충격 없이 저절로 유산되는 현상으로, 임신 중 10%가 자연 유산되는 것으로 추정하고 있습니다. 보고에 의하면, 유산되는 확률은 약 40%라고 합니다. 수정된 단계에서 얼마 지나지 않아 유산이 되면, 여성 자신은 월경이 조금 많이 나오는 것 이외에 임신한 것을 전혀 느낄 수 없습니다. 또한 임신 초기, 즉 자궁에 수정란이 착상하는 시기는 월경 시작 후 약 20일째 되는 시기이므로, 이때 유산이 되어 월경 때 출혈하면 전혀 모르고 지나갈 수도 있습니다. 임신 초기에 유산되는 경우에 나타나는 현상은, 월경이 며칠 늦고 양이 많아집니다.

유산의 원인은 주로 염색체의 결함 때문입니다. 따라서 염색체에 결함이 있으면, 즉 염색체의 결함을 지닌 난자와 정자가 수정하면, 그 수정란은 계속 자라지 못하고 뱃속에서 사망해 자연 유산이 되는 것입니다.

만약 자연 유산이 되지 않고 염색체의 결함을 지닌 채로 아기가 모두 태어난다면, 이 세상에는 상당히 많은 기형의 사람들이 존재하게 될 것입니다. 그리고 이들에게 생식력이 있다 해도 그 자손 또한 기형이 될 수밖에 없으므로 인류는 오늘날처럼 번영하지 못했을 것입니다. 그래서 어떻게 보면 이러한 자연 유산은 인간을 위한 조물주의 배려라고도 할 수 있겠지요. 그러므로 유산이 되었다고 너무 슬퍼할 필요가 없습니다. 용기를 갖고 다음 임신에 대비해야 합니다.

**유산이 많이 되는 경우**

• 염색체나 수정란의 발육에 이상이 있을 경우

• 임산부가 아기를 많이 낳았을 경우

• 임산부나 남편의 나이가 많은 경우

• 임신이나 출산 후 3개월 이내에 다시 임신했을 경우

• 임산부가 감염되었거나 질병에 걸렸을 때와, 유해 물질이나 공해에 접했을 경우

• 임산부의 면역 체계에 이상이 있거나, 정신적인 충격 및 스트레스를 받았을 경우

120~1쪽 참조

## 계류 유산

유산이 되면 대부분 출혈과 함께 자궁 속의 내용물이 밖으로 쏟아져 나오는데, 그렇지 않고 아무런 증상 없이 모르고 지나가는 유산도 있습니다. 즉 유산된 후(태아가 죽은 후) 출혈이나 복통 등 아무런 증상 없이 한 달 이상 경과한 것을 계류 유산이라고 합니다. 한 달 이상 경과하지 않았더라도 계류 유산으로 진단하는 경우도 종종 있습니다.

계류 유산은 자궁이 약간 작아지며, 유방의 통증이 없어지는 등 변화가 있긴 하지만 임산부가 자각할 수 없기 때문에, 정기적으로 산전 진찰을 하는 것이 중요합니다. 계류 유산이 되면 임신 내용물이 부패해 염증을 유발할 수 있는 것은 물론이려니와, 모체 쪽으로 독소를

---

알아두세요

# 소파 수술

소파 수술이란 한마디로 자궁 속에 있는 임신 내용물을 제거하는 수술입니다.

임신 초기에는 내용물을 흡입해서 빼어 내면 되지만, 임신 3개월이 넘으면 태아가 크기 때문에, 약을 넣어 자궁문을 넓힌 후 그 다음날 수술합니다. 현재는 수술 방법과 수술 기구가 많이 발달하여, 과거와 같이 다량의 출혈과 통증을 수반하지 않고 무난하게 수술할 수 있습니다. 따라서 보통 걱정하는 것과는 달리, 소파 수술을 한다고 해도 몸이 많이 상하지는 않습니다. 수술 후 보통 3일 정도 치료해 주는 것이 염증을 예방하는 데 좋습니다. 수술 후 출혈이 있는데, 수술이 완전하게 되지 못해 찌꺼기가 남아 있을 경우에는 피가 많이 나올 수도 있습니다.

수술 때 임신 내용물을 다 제거했다 해도 얇은 임신막은 자궁 내벽에 붙어 있습니다. 이 얇은 임신막은 수술 때 완전히 제거하기도 어렵거니와, 제거하려면 자궁에 많은 손상을 줍니다. 따라서 임신막이 떨어지면서 출혈 등을 하는데, 평상시 월경의 양보다는 적고, 기간은 조금 긴 3~7일 정도 출혈을 하며, 그 사이 자궁은 수축해서 원래 상태로 회복됩니다. 그리고 약 한 달 후 월경을 하게 됩니다.

수술 후 증상은, 출혈과 함께 자궁이 수축해서 원래 상태로 회복되어야 하므로 아랫배가 조금 아프며, 배에 가스가 차는 듯한 느낌이 들고, 몸이 약간 붓는 경우도 있습니다. 모두 원래 상태로 회복되기 위한 증상으로 대개 1주일 내에 없어집니다.

소파 수술을 한 후 하루가 지나면 샤워도 할 수 있으며, 성관계는 1주일 후부터 가능합니다. 음식은 특별히 가릴 필요가 없고, 몸조리는 수술 당일에 집에서 누워 푹 쉬도록 하며, 3일 정도는 조심한 후에 힘들지 않은 일은 시작해도 괜찮습니다.

내뿜어 임산부의 혈액 응고 장애를 일으킬 수도 있는 위험한 병입니다. 그러므로 빨리 진단을 받고 소파 수술을 해야 합니다.

### 습관성 유산

자연 유산이 두 번 이상 반복되는 경우를 습관성 유산이라고 합니다. 다른 특별한 원인이 없으면서 계속 유산될 경우, 임산부에게 원인 인자가 있을 수 있으므로 염색체 검사를 해보아야 합니다. 주로 자궁 경관 무력증에 의한 습관성 유산이 많으며, 면역 반응의 작용에 의한 유산도 많습니다.

대부분의 임신에는 면역 반응이 작용하지 않지만, 간혹 면역 반응이 작용하는 사람도 있습니다. 이럴 경우 면역체 이상이 있는 질병이 있는지 진단하고, 적절한 치료를 하면 됩니다. 모체에 원인이 있는 유산일 경우, 임신 초기에 잘 치료받고 안정하면 대부분 치료될 수 있으니 너무 걱정하지 않아도 됩니다.

유산은 어느 누구에게나 일어날 수 있습니다. 염색체 이상이 아니더라도 외부 환경에 의해 스트레스를 받을 경우에도 유산될 위험이 있으니, 임산부는 언제나 심신의 안정을 취하는 것이 바람직합니다.

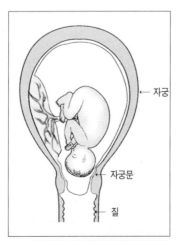

자궁 경관 무력증
자궁문이 거의 열려 있어서 조산될 위험에 처해 있습니다.

## 자궁 경관 무력증

대개 임신 5개월을 전후해서 자궁문이 저절로 열리는 것을 자궁 경관 무력증이라 하며, 습관성 유산의 원인이 되는 경우가 많습니다. 약간 허리가 뻐근할 정도로 별 통증이 없으며, 냉이 증가하면서 출혈과 함께 서서히 자궁문이 열리는 조산으로, 초기에 발견해서 잘 치료하면 조산을 방지할 수 있습니다. 그러나 이 질환이 상당히 진행되어 자궁문이 많이 열린 뒤에는 치료 효과가 떨어지기 때문에, 임산부 자신이 초기 증상을 잘 알아두어야 합니다. 초기 증상은 임신 중기에 갑자기 냉이 많아지고,

피가 비치면서 허리가 뻐근해집니다. 그 이유는 자궁문이 약간 열리면 자궁 속에 있던 내용물이 나오기 때문에 갑자기 냉이 증가하는 것이고, 자궁문이 열릴 때 실핏줄이 터지므로 피도 나오게 되는 것입니다. 따라서 이럴 때는 즉시 병원에 가서 진찰을 받아야 합니다.

자궁 경관 무력증은 수술을 하면 치료되는데, 벌어진 자궁문을 특수한 실로 꽉 묶어 오므려 주고 더 이상 벌어지지 않게 하며, 자궁 수축 억제제를 투여하고 절대 안정을 취하면 치료 성공률이 높습니다.

## 태아 사망 (사산)

500g 이상인 태아가 임산부도 모르는 사이에 갑자기 자궁 속에서 사망하는 것입니다. 그 원인을 살펴보면 다음과 같은 경우에 발생하지만, 실제로는 원인 불명인 경우가 더 많습니다.

• 태아의 염색체에 이상이 있을 때
• 탯줄의 혈관이 막혀 혈액 순환이 되지 않을 때
• 태아가 자궁 속에서 움직이다가, 특히 태아가 위치를 자주 바꿔 탯줄이 꼬이게 되어 혈액 순환이 차단될 때
• 염증이 있을 때

태아가 사망하면 즉시 수술로 제거해야 합니다. 모른 채 오래 방치하면 염증이 심해지고, 사산아에서 모체에게로 독소를 내보내 임산부도 위험하게 됩니다. 그리고 수술 후에는 모체의 혈액 응고 장애, 출혈이나 염증이 발생하지 않도록 특별히 주의해야 합니다.

## 전치 태반

정상적인 태반은 자궁 몸체의 내벽에 붙어 있으며, 자궁문 위쪽에 자리 잡고 있습니다. 정상적인 임신은 출산할 때가 되면 진통이 오고, 자궁문이 열리며, 태아는 머리로 태반을 건드리지 않고 밖으로 나옵니다.

그런데 전치 태반은 자궁문에 태반이 있는 경우로, 태아보다 앞에

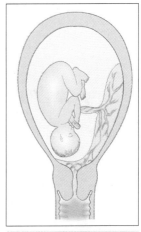

**전치 태반**
자궁문을 태반이 막고 있어서 정상 분만을 할 수 없습니다. 즉 전치 태반은 태반이 자궁문이나 자궁의 아래쪽에 위치해 있습니다.
그리고 정상적인 태반과는 달리, 태반이 자궁 내벽 속으로 파고들어가 있는 경우가 많습니다. 자궁의 아래쪽 부위는 자궁 수축이 잘 안 되어, 태반이 떨어진 후에도 지혈이 되지 못하고 많은 출혈을 동반할 수도 있으므로 수혈을 많이 하기도 합니다.

놓여 있다 하여 이렇게 부릅니다. 태반이 자궁문을 막고 있으면 통로가 막혀 있어서 태아가 나올 수 없으므로 정상 분만이 불가능합니다. 또한 태반은 피가 많이 모여 있는 곳이므로 자궁문이 열리면서 태반과 자궁문이 서로 떨어지면, 이곳에서 많은 출혈이 일어나므로 정상 분만을 할 수 없는 것입니다. 임신 8개월부터는 자궁문이 조금씩 열리는데, 이때마다 태반과 자궁문이 서로 떨어지며 출혈이 일어납니다.

따라서 전치 태반이 있는 임산부는 임신 중에 자궁문이 열리지 않도록 절대 안정을 취해야 하며, 태아가 어느 정도 크면 제왕 절개 수술로 분만해야 합니다. 임신 5~6개월 때 전치 태반이 있어도, 대부분 태반이 자궁 위쪽으로 이동하여 정상 상태를 유지하므로 크게 걱정할 필요는 없고, 조금 더 기다려 보아야 합니다. 하지만 임신 8개월부터는 태반이 이동하지 않아 더 이상 정상 상태를 유지하지 못하므로 출혈을 항상 주의해야 하며, 출혈이 있으면 즉시 병원을 찾아가야 합니다.

또한 출혈이 멎고 증상이 호전되어도 거의 틀림없이 재발하므로 주의해야 합니다. 만약 출혈이 많아지면 피를 멎게 할 수 있는 특별한 방법이 없으므로, 엄마의 생명을 구하기 위해 아기가 미처 자라지도 못한 상태에서 수술하는 경우도 있습니다.

## 태반 조기 박리

태반은 아기가 출산된 후 저절로 떨어져 나오게 되어 있습니다. 즉 아기와 양수가 모두 나오고 나면 갑자기 자궁 속이 비어서 자궁이 수축하는데, 이때 자궁 내벽에 붙어 있던 태반은 같이 수축하지 못해 자연히 자궁 내벽으로부터 떨어집니다.

그러나 임신 중에 자궁 내벽에 붙어 있던 태반의 일부가 미리 떨어져 이 공간 속에 피가 고이게 되는데, 이를 태반이 미리 떨어졌다 해서 태반 조기 박리라고 합니다.

이때 태반이 떨어지는 정도는 각각 다른데, 조금 떨어지면 큰 문제

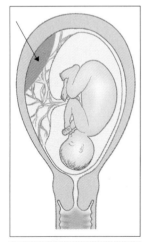

**태반 조기 박리**
태반의 일부가 떨어져 자궁과 태반 사이에 피가 고여 있습니다(화살표 부분).

없이 정상 분만이 가능하기도 합니다. 그러나 태반 박리가 심하면 출혈이 심해 태아와 임산부 모두가 위험하게 됩니다. 이 경우 즉시 제왕 절개 수술을 하지 않으면 안 됩니다.

질 출혈은 없지만 자궁의 긴장성과 수축력이 높아져 배가 아프고 딱딱해집니다.

태반 조기 박리의 원인은 주로 다음과 같습니다.

• 넘어지거나 외부 충격으로 배를 심하게 다쳤을 때
• 탯줄이 짧아 태아가 움직이면서 탯줄이 당겨져 태반이 떨어질 때
• 자궁 기형, 암, 고혈압, 임신 중독증, 영양 실조일 때

이러한 원인들 가운데서 특히 임산부가 고혈압이거나 임신 중독증일 때 태반 조기 박리는 제일 많이 발생합니다. 따라서 임신 중독증이 있거나 과거에 임신 중독증을 경험한 여성은, 다음 임신 때 태반 조기 박리가 될 가능성이 높으므로 조심해야 합니다.

임신 중 출혈을 일으키는 경우

• 유산기나 조산기가 있을 때
• 전치 태반이나 태반 조기 박리일 때
• 자궁문이 헐어 있거나 폴립 등의 혹이 있을 때
• 염증이 있을 때

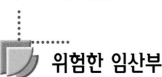

## 위험한 임산부

비정상적인 임신은 임산부뿐 아니라 신생아에게도 결정적인 영향을 미치므로 항상 주의할 필요가 있습니다. 뇌성마비 아이는 미숙아, 쌍태아 임신, 임신 중독증, 감염, 태반 이상이 있을 때 태어날 가능성이 높고, 태아가 체중 미달이거나 제대로 자라지 못했을 때 많습니다.

그 밖에도 경제 사회적 환경, 임산부의 나이, 출산 간격이 임산부의 건강과 신생아의 사망률에 큰 영향을 줍니다. 위험한 임신을 초래하는 요인으로는 다음과 같은 것들이 있습니다.

1) 미혼모 : 결혼해서 임신한 것보다 두 배나 위험한데, 아마 심리적으로 불안하고 제대로 산전 진찰을 받지 못한 결과라고 생각합니다.

2) 임산부의 나이 : 20~30세가 적정 나이로, 30세가 넘으면 위험이 조금씩 증가합니다. 10대나 35세가 넘은 사람이 아이를 낳을 경우에는 특히 위험한 것으로 나타나 있습니다.

3) 임산부의 키와 체중 : 임산부의 키가 153cm 이하면 위험합니다. 그 이유는 키가 작은 만큼 성장기에 충분한 영양을 공급받지 못해, 현재의 영양 상태도 좋지 않을 가능성이 높기 때문입니다. 산도가 좁은 경우가 많아 난산이나 제왕 절개 수술을 할 확률 또한 높기 때문입니다.

63쪽 참조

체중이 키에 비해 너무 적거나 비만한 경우에도 위험합니다. 체중이 너무 적게 나가거나 임신 후 체중 증가가 10kg 미만이면, 저체중아를 출산할 가능성이 높습니다. 반면에 체중이 너무 많이 나가거나 임신 후 체중 증가가 13kg 이상이면, 태아가 너무 커서 난산이 될 가능성이 높습니다. 따라서 분만 중에 산도를 다쳐 피를 많이 흘리거나 염증이 생길 가능성이 높고, 아기도 다칠 가능성이 높습니다.

88쪽 참조

4) 두 번 이상 자연 유산을 경험한 여성은 다음 임신에도 자연 유산이 될 확률이 높습니다. 그러나 처음 자연 유산이 됐을 경우에, 다음에도 또 자연 유산이 될 가능성은 그다지 높지 않으므로 걱정할 필요는 없습니다. 그러나 한 번 조산한 경험이 있으면 다음에도 조산할 가능성이 높으니 주의해야 합니다.

5) 아기를 많이 낳을수록 위험성이 증대됩니다. 두 번째, 세 번째까지는 문제가 거의 없으나, 다섯 번째부터는 유산이나 임신 중독증에 잘 걸리며, 분만 때 출혈할 가능성이 높고, 기형아를 출산할 가능성도 높습니다.

84쪽 참조

6) 임신 중 출혈을 하면 아주 위험하므로, 항상 조심하고 적절한 치료를 받아야 합니다.

7) 만성 질환이 있는 여성들이 임신하면 특히 위험합니다. 즉 당뇨병(81~2쪽), 간염(76~7쪽), 갑상선 질환(82~3쪽), 심장병 등에 걸린 임산부들은 매우 주의를 해야 합니다.

## 미혼모

대부분 10대에 미혼모가 많습니다. 이들은 성에 대해 무지하기 때문에, 무분별한 성관계 후 임신한 줄 모르고 지내는 경우가 많습니다. 아랫배가 불러와도 단순히 배가 나온 줄로 착각하며 지내다가, 심하면 임신 6개월 이후에야 발견하는 경우가 종종 있습니다. 그때는 이미 수술 시기를 놓쳐서 아기를 낳을 수밖에 없게 됩니다.

또한 10대는 월경이 불규칙한 경우가 많기 때문에 임신한 줄 모르는 경우가 많습니다. 임신이 되어 월경이 없어져도 평상시처럼 월경이 불규칙해서 없으려니 하고 그냥 지나쳐 버리는 것입니다.

10대의 임신은, 임산부가 아직 신체적으로 완전히 성숙하지 못한 상태이기에 모체 건강에 나쁠 뿐만 아니라, 태아의 건강 상태 또한 나빠집니다.

## 쌍둥이 임신

쌍둥이 임신은 자궁 하나에 태아가 둘이 들어 있는 것입니다. 한 아기의 임신도 힘든 지경인데, 두 명의 아기를 임신하고 출산한다는 것은 매우 어렵고, 임산부나 태아에게 모두 위험한 요소가 많습니다. 한 사람의 임산부에게서 두 아기가 자라고 있으므로, 우선 체중 미달이 많고 조산 가능성이 높아 미숙아를 낳을 가능성이 높습니다. 그래서 인큐베이터에서 키워야 하는 경우가 흔히 생깁니다.

또한 임신 부종이 심하거나 임신 중독증도 많이 발생하므로 음식을 짜게 먹지 말고 싱겁게 먹어야 하며, 임신 중이나 출산 때 조심하고 태어난 아기를 각별히 잘 보살펴야 합니다.

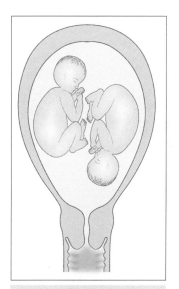

**쌍둥이 임신**
자궁은 하나인데 그 안에 태아가 둘이 들어 있어 임산부가 힘들어합니다. 그리고 다른 임산부들보다 더 많은 부작용이 따릅니다.

### 일란성 쌍둥이
정상적인 임신이란 난자 1개와 정자 1개가 만나 수정하고, 이 수정란 한 개에서 한 명의 태아가 생겨나는 것입니다. 그러나 일란성 쌍둥이는 수정란 하나가 2개로 분열하여 두 명의 태아가 생겨납니다. 따라서 성과 외형이 같은 쌍둥이가 태어납니다. 즉 난자가 일란으로 1개라는 뜻입니다.

### 이란성 쌍둥이

난자 2개와 정자 2개가 만나 같이 동시에 임신이 되는 경우입니다. 이는 일란성과는 달리 처음부터 난자도 정자도 각기 다르므로, 성이 같을 수도 있고 다를 수도 있습니다. 외형은 보통의 형제 정도로 닮은 것이겠지요. 이란성이란 2개의 난자로서 서로 다르다는 뜻입니다.

### 쌍둥이 분만 방법

분만할 때 첫 아기가 거꾸로 있지 않고 정상 위치에 있으면 정상 분만을 할 수 있습니다. 정상 분만으로 첫 아기가 나오고 나면, 자궁 수축이 일어나고 태반이 떨어져서 위험합니다. 그러므로 두 번째 아기는 빨리 분만시키기 위해 거꾸로 분만시킵니다. 따라서 쌍둥이 임신 때 정상 분만을 하려면 첫 아기가 정상 위치에 있고 또 둘째 아기보다 커야 하며, 아기끼리 서로 엉켜 있지 않아야 합니다. 그렇지 않으면 수술을 해야 합니다.

## 자궁외 임신

정상 임신은 자궁 내막 속에 수정란이 착상해서 임신하는 것입니다. 그런데 자궁 이외의 곳, 즉 자궁 밖에서 임신이 되는 경우가 있습니다. 이를 일컬어 자궁외 임신, 혹은 자궁 밖 임신이라고 합니다. 자궁외 임신의 95% 정도가 난관에서 임신이 이루어지므로, 흔히들 자궁외 임신을 하면 난관 임신이라고 말하기도 합니다. 이러한 이상 임신은 임산부 100명당 약 1명 꼴로 발생합니다.

알아두세요
난관을 가리켜 흔히들 나팔관이라고 부릅니다.

### 자궁외 임신의 증상

난관은 직경이 1~3mm로 매우 좁기 때문에, 그곳에 수정란이 착상하여 임신했을 경우 태아가 커질수록 난관도 늘어나야 합니다. 그러나 난관이 팽팽하게 늘어나는 데 한계가 있으므로 심한 하복부 통증과 함께, 결국에는 난관이 터지고 맙니다. 이때 혈관도 같이 터지면서 피를 많이 흘려 상당한 위험을 초래합니다. 따라서 조기 진단이 중요하며, 증상이 어떤지 알아 두는 것이 좋습니다.

자궁외 임신의 증상으로는, 임신된 곳이 커질수록 좁은 난관이 팽창하며 늘어나야 하기에 아랫배가 아프며, 호르몬의 변화로 질 출혈이 보입니다. 증세가 심해서 난관이 터지면 피를 많이 흘리게 되고, 그로 인해 복막염 증상이 생겨 걷지도 못할 만큼 배 전체가 아파 옵니다.

여기서 증세가 더욱 악화되면 쇼크 상태에 빠져 생명까지 위험해집니다. 보통 임신 초기에는 별 증상이 없다가 임신 7~8주에 이런 현상이 나타납니다. 그러므로 임신 2개월 말에 피가 보이고 아랫배가 많이 아파 오면, 일단 자궁외 임신을 의심해 보고 진찰을 받아야 합니다.

### 자궁외 임신의 원인

1) 난관이 염증 등으로 좁아져 있을 경우입니다. 정자는 작아서 통과하지만 수정란은 제법 커서 좁아진 나팔관을 통과하지 못하므로,

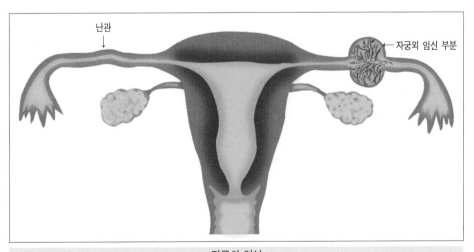

**자궁외 임신**
가느다란 난관에 임신이 되면 늘어나는 데 한계가 있습니다. 좁은 난관이 극도로 팽팽하게 늘어나게 되면 하복부 통증이 심해지고, 급기야 난관이 파열되면 피를 많이 흘리게 됩니다.

그곳에 그대로 착상 임신됩니다.

　2) 난관의 환경이 수정란이 착상하기에 좋을 경우입니다. 즉 난관에서 수정란이 통과하지 못하게 끌어당겨 착상시켜 난관에 그대로 임신됩니다.

　3) 난관의 기능이 떨어져 수정란을 자궁까지 이동시키지 못하는 경우입니다.

### ❖ 치료 ❖

　치료는 개복 수술해서 자궁외 임신이 되어 있는 곳을 제거하고, 복강 내로 흘러들어간 피도 깨끗이 제거합니다. 요즈음은 개복 수술을 하지 않고 복강경으로 자궁외 임신이 되어 있는 부위를 수술합니다. 피를 많이 흘리면 수혈을 해주어야 합니다. 초음파 검사와 복강경 검사로 비교적 간단하게 확진할 수 있으므로, 의심이 되면 진찰을 빨리 받아야 합니다. 시기를 놓치면 위급한 상태에서 수술을 받아야 하므로 위험이 따릅니다.

## 포상기태 (포도알 임신)

　포상기태는 임신과 관련하여 발생한 악성 암입니다. 즉 임신 조직이 암으로 변한 것으로, 포도송이처럼 생겼다 해서 포도알 임신, 포상기태라고 합니다.

　초기에는 월경이 없고 입덧을 하는 등 임신 증상과 똑같아, 자각 증상만으로는 정상 임신과 구별하기 어렵습니다. 또한 정상 임신과 마찬가지로 임신 호르몬을 분비하기 때문에, 소변 검사를 해도 임신 반응이 양성으로 나타납니다. 그러나 보통 정상 임신보다 자궁이 더 빨리 커지고 피가 잘 비치며, 태아가 존재하지 않으므로 태동도

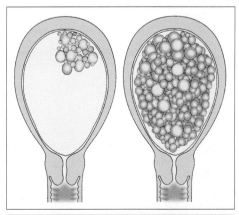

포상기태 : 포도송이 모양을 하고 있습니다.

있을 수 없습니다. 혈액 검사와 초음파 검사로 간단하게 진단할 수
있으며, 조직 검사로 확실한 진단을 내리게 됩니다.

### ❖ 치료 ❖

치료는 일단 소파 수술을 하여 포상기태 내용물을 자궁에서 제거합
니다. 그러면 특별한 치료 없이 저절로 치유되지만, 악성인 경우에는
항암 요법을 실시합니다. 치료 이후의 경과는 다른 암에 비해 비교적
좋은 편입니다. 비슷한 질환으로 융모 상피암도 있으며, 증세와 진단
및 치료도 비슷합니다.

## 임신 중독증

임신 중독증은 임신 중에 발생할 수 있는 병 가운데  가장 무서운
것입니다. 평소에 혈압이 정상이던 사람이 임신을 함으로써 혈압이
높아지면서 몸이 붓고, 소변이 잘 나오지 않으며, 심하면 경기까지
합니다. 혈압이 140/90mmHg 이상이면 임신 중독증으로 진단되며,
160/110mmHg 이상이면 중증입니다. 임신 중독증은 임산부에게 위
험한 질병입니다.

임신 중독증으로 인한 증상은, 혈관의 탄력성이 줄어들고 수축되므
로 혈압이 높아집니다. 또한 핏속의 물 성분이 혈관 밖으로 빠져 나
가 몸이 붓게 되며, 피는 진해지고 양이 감소해서 소변이 적게 나오
고, 신장 기능에 이상이 생겨 소변에 단백질이 빠져 나오는 단백뇨가
발생합니다. 안구의 각막에도 부종이 생겨 두통과 함께 눈이 침침해
지며, 심하면 거의 보지 못하는 경우도 생깁니다. 혈액 성분이 변하
고 혈액 응고 장애가 발생하며, 쉽게 멍이 들고 출혈도 쉽게 일어납
니다.

증세가 가벼우면 통원 치료를 하면서 단백질이 많은 음식을 섭취하
며, 아주 싱겁게 먹고 충분한 휴식을 취하면 됩니다. 그러나 증세가
심하면 입원 치료해야 합니다. 특히 경기를 하면 임산부가 크게 다치
거나 태아가 위험하므로, 경기를 하지 않도록 적절한 치료와 대비가

부종과 임신 중독증 구분 방법

임신 후기가 되면 손발이 붓는 현
상을 자주 볼 수 있습니다. 그럴
때는 조금 쉬거나 충분히 잠을 자
면 다음날 아침에 대부분 부기가
빠집니다. 그러나 다음날까지 그
대로 부어 있거나, 손발뿐 아니라
배나 얼굴로까지 확산되면, 일단
임신 중독증으로 의심해 보아야
합니다. ← 50쪽 참조

필요합니다. 두통이 심해지고, 시력이 떨어져 앞이 뿌옇게 보이고, 명치와 오른쪽 갈비뼈 밑이 아프면 경기를 한다는 경고이므로, 곧바로 진단을 받고 입원 치료를 해야 합니다.

치료는 혈압이 내려가도록 하고 경기를 예방하면서, 태아가 어느 정도 컸으면 조기에 분만을 유도합니다. 증세가 계속 악화되면 유도 분만이나 수술로 예정일보다 빨리 아기를 분만합니다. 분만 후에도 적절한 치료를 해주면 대개 일주일 안에 정상으로 회복됩니다.

임신으로 생긴 병이니까 출산하고 나면 대부분 1주일 안에 정상으로 회복됩니다. 대개 임신 후기인 8개월 이후에 많이 발생하며, 병의 원인은 확실히 밝혀지지 않았지만 영양 실조에 걸린 임산부나 심한 스트레스를 받거나 과로한 임산부, 나이가 너무 어린 임산부나 또는 나이 든 임산부에게서 많이 발생합니다.

## Rh- 임산부

가끔 모세 혈관이 터져 태아의 피가 모체로 흘러 들어가는 경우가 있습니다.

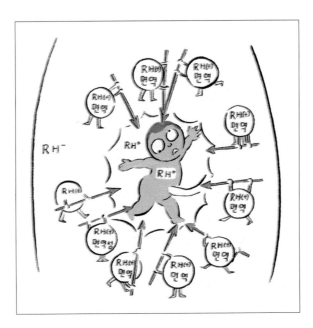

예를 들면 혈액형이 Rh- 인 임산부가 혈액형이 Rh+ 인 태아를 임신했을 경우, Rh+인 태아의 피가 Rh-인 모체에게로 전혀 안 가면, Rh-인 임산부는 면역 반응이 전혀 생기지 않습니다. 그러나 태아의 피가 조금은 이동하게 되므로 면역 반응이 생깁니다. 이 면역 반응이 얼마나 많이 일어나느냐 하는 것은 개인차나 면역성에 따라 차이가 있습니다.

아무튼 Rh-인 임산부는 Rh+의 면역성을 갖게 되어 있어 Rh+의 태아를 임신하면 면역성이 생긴다고 간주하고, 임신 28주와 32주 그리고 출산 후에 면역을 낮추는 Rh 면역 주사 (로감)를 맞아야 합니다.

면역이 많이 되어 있으면, 다음 임신 때 임신을 방해하기도 합니다. 즉 유산이 되거나 태아가 자라다가 사산이 되거나, 태어나도 많은 문제가 생겨 임신 중에 꼭 면역을 낮추어 주어야 합니다. 그러나 면역을 낮추어 준다 해도 문제는 여전히 남는데, 즉 신생아에게 심한 황달이 생길 수도 있습니다.

# 조산, 미숙아, 과숙아

## 조산 (조기 진통)

정상적인 임산부라면 대부분 280일 만에 아기를 출산합니다. 그러나 만삭이 되기 전에 분만할 경우가 생기는데, 이것을 조산이라고 합니다. 임산부 10명 가운데 1명은 조산할 가능성이 있다고 합니다. 조산은 태아의 건강에 상당히 위험하며, 출산 후 영유아 발병률 및 사망률의 가장 큰 원인이 되고 있습니다.

조기 진통이란 38주 이전에 일찍 자궁 수축이 발생해서 분만 진통으로 이행하는 것을 말합니다. 요즘은 양수 속에 염증이 있을 때 많이 발생하는 것으로 이해하고 있습니다.

일단 진통이 오면 임신 주수와 태아 몸무게를 측정해서 너무 적다고 판단되면 임신를 더 유지해야 합니다. 임신을 유지하는 방법으로는 자궁수축 억제제를 사용해서 자궁 수축을 없애고, 항생제를 병행 사용하기도 합니다.

단, 임신을 지속시킬 경우에는 태아의 건강상태도 파악해야 합니다. 그러므로 비수축 자극 검사(NST)를 해서 태아가 건강하다고 판단될 때만 임신을 유지시켜 태아가 더 자랄수 있게 합니다. 반면 태아가 건강하지 못하다고 판단되거나 양수의 양이 급격히 줄어들면 태아가 위험하므로 출산을 시킵니다.

### 조산이란?

조산이란 임신 24~38주에 출산하는 것을 말합니다. 조산으로 태어난 아기는 당연히 몸무게도 적어 대개 미숙아(몸무게 2.5kg 미만)인 경우가 많습니다.

이같이 조기 진통이 오는 경우에 주의할 점은 자궁수축이 있을 때 초기에 치료를 시작해야 한다는 것입니다. 치료 시기가 늦어 분만 진통으로 이행되어 자궁문이 많이 열리게 되면, 즉 임산부가 배가 많이 아프다는 것을 안 후에는 이미 조기 진통을 치료할 수 없는 시기이므로 결국 출산을 해야 됩니다. 그러면 너무 작은 미숙아를 낳게 되어 아기에게 많은 위험이 따르게 되므로 각별히 조심해야 합니다.

## 미숙아

진통이 일찍 와서 출산 예정일보다 훨씬 빨리 태어난 아이를 미숙아라 합니다. 대개는 38주 전에 태어난 2.5kg 이하의 신생아를 말합니다. 미숙아는 세심한 보살핌을 받으며 인큐베이터 안에서 자라게 됩니다. 따라서 임신 중에는 특별히 조심해서 태아가 충분히 자란 후에 분만하도록 해야 합니다. 미숙아를 낳는 원인은 다음과 같습니다.

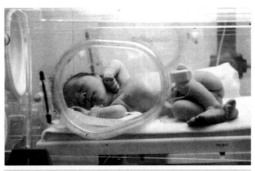
미숙아는 인큐베이터 안에서 세심한 보살핌을 받아야 합니다.

- 조기 파수일 경우
- 양수가 감염되면 조기 진통을 일으킬 수 있습니다.
- 배가 너무 부를 경우(쌍둥이를 임신했거나 양수 과다증일 경우)
- 자궁 경관 무력증으로 자궁문이 맥없이 서서히 열리는 경우
- 과거에 병력이 있는 경우, 즉 조산 경험이 있는 임산부는 조산 가능성이 높습니다.

## 과숙아

출산 예정일보다 2주 늦게 태어난 아이를 과숙아라고 합니다. 그러나 임신 42주가 넘었다고 해서 반드시 제왕 절개 수술을 해야 하는 것은 아닙니다. 검사를 해보아 괜찮으면 자궁문이 저절로 열려서 진통이 올 때까지 일주일 더 기다려도 됩니다.

통계에 의하면 임산부의 10% 정도, 즉 임산부 열 명 가운데 한 명 정도는 과숙아를 낳는다고 합니다. 실제로는 과숙아가 아닌데 출산 예정일을 잘못 계산해 과숙아로 오해하는 경우도 많이 있습니다. 그

출산 예정일 44∼5쪽 참조

러므로 앞에서도 강조했듯이 임신 초기에 출산 예정일을 확실히 알아 두어야지, 태아가 일단 자란 다음에는 오차 때문에 정확한 출산 예정일을 알기 어렵습니다.

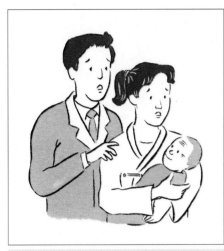
과숙아는 얼굴에 주름살이 많은 것이 특징입니다.

출산 예정일이 훨씬 지났는데도 분만하지 못하면 태아는 매우 위험해집니다. 대부분의 임산부는 태아가 커져서 분만할 때 고생할 것만 걱정하는데, 이 시기에는 태아가 별로 자라지도 못하거니와, 태아가 커서 난산이 되는 것은 오히려 큰 문제가 아닙니다.

태아가 42주를 넘기면 여러 가지 위험이 따르게 됩니다. 우선 양수가 급격히 줄어들어 태아에게 나쁜 영향을 미치는데, 양수의 양이 줄어들면 탯줄이 양수 속에 자유롭게 떠 있지 못하고 눌리게 됩니다. 그러면 태아에게 영양소와 산소가 제대로 공급되지 못해 태아는 저산소증에 걸리게 됩니다. 그렇게 되면 태아의 건강 상태가 나빠져 태변을 보게 되고, 모체는 갑자기 태동이 약해짐을 느끼게 됩니다.

과숙아를 출산할 때 아무리 철저하게 관리한다 하더라도 태아의 상태는 나빠지며, 심하면 사산까지 합니다. 따라서 유도 분만을 하거나, 수술 전에 초음파 검사 및 진찰로 양수가 얼마나 감소했는지 파악하여, 태아의 상태를 진단하고 출산에 대비해야 합니다.

# 임신 중 해로운 것

## 흡연

정확히 흡연이 태아에게 어떤 영향을 미치는지는 확실히 밝혀지지 않았지만, 상당히 해로운 것만은 사실입니다.

흡연은 혈액 순환을 방해하여 혈액이 태아 쪽으로 잘 흐르지 못하게 합니다. 또한 핏속에 산소나 영양 물질이 적어지고, 일산화탄소의 비중이 높아져 태아가 체중 미달이 될 가능성이 높으며, 태어난 다음에도 보통 아이보다 성장이 늦어집니다. 그뿐 아니라 두뇌 발달이 더디고 조산 및 사산이 될 확률이 높으며, 출혈을 하거나 조기 파수가 되기 쉽습니다.

**담배 연기도
멀리할수록 좋다 !**

임산부가 하루 반 갑 정도 담배를 피우면 매우 위험합니다. 또한 직접 흡연을 하지 않는다 해도, 간접 흡연 역시 태아에게 좋지 않습니다.

## 술

임산부가 술을 많이 마시면 신체 발육이 더디고, 지능이 떨어지는 아이를 낳을 가능성이 높습니다. 그런데 임신 사실을 모르고 맥주 한두 잔 마셨다가, 뒤늦게 자신이 임신한 것을 알게 된 임산부가 걱정이 되어 찾아오는 경우도 있습니다. 맥주 한두 잔쯤 마신 것은 크게 염려할 정도는 아니니 불안해 할 필요는 없습니다.

우리 나라 임산부 중에는 알코올 중독자가 거의 없지만, 서구 사회에서는 그 수가 꽤 많아 크게 문제가 되고 있습니다. 알코올 중독자에게서 태어나는 아기에게 문제가 많다는 것은 누구나 다 알고 있습니다. 알코올은 현재 서구 사회에서 태아의 기형을 가장 많이 유발하는 요인으로 밝혀지고 있습니다.

주요 기형으로는 체중 저하 및 선천성 심장병, 다리나 머리의 기형이 있습니다. 태어난 뒤에도 운동 기능이 떨어지고 말을 잘 못합니다. 특히 몸이 허약해서 다른 아이에 비해 잘 아프며, 지능이 상당히 떨어진다고 합니다.

따라서 알코올 중독 여성이 임신을 하면, 임신 초기에 임신 중절 수술을 받도록 권하고 있습니다. 그 정도로 알코올 중독은 태아에게 치명적입니다.

## 약

임산부를 대상으로 인체 실험을 할 수 없기 때문에, 임신과 관련된 약은 대부분의 동물 실험을 통해 개발된 것들입니다. 따라서 실험을 통해 그 안전성이 밝혀졌다고 해도 인체에 똑같이 적용할 수는 없습니다. 그러므로 임산부는 되도록 약을 복용하지 말아야 합니다.

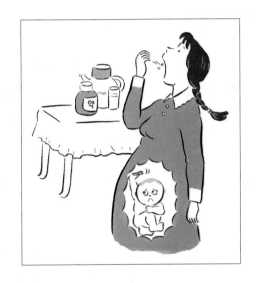

일반적으로 임산부들이 가장 걱정하는 것은 기형아 출산입니다. 그래서 출산 직후 가장 먼저 물어 보는 것은 '우리 아기 괜찮나요?' '팔, 다리, 눈, 코, 입 모두 있나요?' 등입니다. 이렇게 모두가 두려워하는 기형아를 출산하는 원인 중의 하나가 약물입니다. 약물로 인해 기형아를 낳을 확률은 대략 3~8% 정도입니다.

임신 중에 약물을 투여 혹은 복용하면, 약물의 작용이 임산부뿐만 아니라 태반을 통과해 태아에게도 미칩니다. 같은 약이라도 임산부가 복용했을 때는 약의 대사, 흡수, 배설 기능이 달라지므로 체내의 약의 농도 및 약효도 달라집니다. 그러나 너무 약물을 두려워한 나머지, 꼭 먹어야 하는데도 먹지 않고 병을 키워서 생명이 위독해지는 경우도 있습니다. 아플 때는 병원을 찾아 의사의 진찰을 받고 꼭 먹어야 할 경우에는 비교적 안전하다고 알려진 약을 복용해야 합니다.

18세기까지는 기형아가 태어나면 마법이나 귀신의 저주를 받았기 때문이라 생각했습니다.

그러다 19세기에 와서야 비로소 알코올 중독의 임산부가 출산한 아기는 마르고 작다는 것을 알게 되었습니다. 1950년까지는 기형아가 유전적인 문제에 의해서만 생기는 것으로 간주하고, 유해 물질이나 약물 등 외부의 영향은 태반이 방패 역할을 하므로 태아에게 아무런 영향도 미치지 않는다고 생각했습니다. 1935년에 눈이 없는 돼지는 비타민A가 부족하기 때문이라는 사실이 밝혀졌고, 1941년에는 바이러스가 태반을 통과하며 기형아를 유발한다는 것이 풍진 감염에 의해 확인되었습니다.

1950년대 초에는 입덧 방지약인 탈리도마이드가 개발되었습니다. 이 약은 입덧이 심한 임산부에게는 커다란 희소식이었습니다. 많은 임산부들이 이 약을 복용해서 큰 효과를 보았습니다. 그러나 그 후 팔이 없는 아기가 태어나기 시작하여 이에 대해 조사 연구한 결과, 입덧 방지약인 탈리도마이드가 그 원인인 것으로 밝혀졌습니다. 이후부터 약을 사용하는 데, 특히 임신 중에 약물을 사용하는 데 각별히 주의를 기울이기 시작했고, 임상 연구도 활발히 진행됐습니다.

연구실에서 동물 실험을 통해 아무리 안전성을 입증했다 해도, 인체에 100% 안전하다고는 확신할 수 없습니다. 왜냐하면 약물에 의해 기형아가 생기는 것은 동물의 종류마다 다르고, 동물과 사람 또한 다릅니다. 심한 경우에는 같은 뱃속에 들어 있는 쌍둥이도 각기 다른 반응을 보입니다. 오랫동안 그 약을 사용해 보고 임상 연구를 한 후에야 비로소 안전성이 입증되는 것입니다. 따라서 모든 약은 임신 중에 복용할 경우 태아에 영향을 준다는 것을 알아야 합니다.

외국에는 임신 중에 약물을 복용하는 사람이 상당히 많습니다. 대부분 임신 중에 4회 정도 약물을 복용하며, 전혀 복용하지 않은 임산부는 아주 드뭅니다. 그 사회에서는 자식에 대한 애착이 깊지 않아 약물 부작용에 대한 홍보 효과도 별로 없기 때문입니다.

그러나 우리 나라는 외국과는 달리 혈육에 대한 애착이 매우 강하고, 또한 임신 중에 약물을 복용하면 태아에게 나쁘다는 것을 알고 있기 때문에, 꼭 필요한 경우가 아니면 함부로 약물을 복용하는 일이

## 임산부의 약물 복용은 안전한가?

첫째, 임신에 안전한 약은 없다고 생각하면 됩니다. 따라서 임신 중에는 임산부나 태아의 생명을 구하기 위해 꼭 약을 써야 하는 경우가 아니면, 되도록 약물 복용을 피해야 합니다.

둘째, 약물로 인해 생기는 기형아는 유전 인자 및 염색체 이상으로 생기는 기형아보다 훨씬 적습니다.

셋째, 기형아의 원인은 복잡하고 어려운 문제이기 때문에, 사실 기형아가 태어나더라도 그 원인이 임신 중에 복용한 약 때문이라고 단언하기는 어렵습니다.

넷째, 비타민은 위험한 약물은 아니지만 적절히 복용해야 합니다. 많은 양을 복용하면 문제가 생길 수도 있습니다.

다섯째, 빈혈약은 전혀 무해하니 안심하고 복용해도 됩니다.

없습니다. 그래서 우리 나라에서는 약물에 의한 기형아 출산율이 아주 낮은 것이겠지요.

## 태아에게 위험한 약물

- 항암제, 결핵약(2, 3차 결핵약), 구충제, 피임약, 입덧 방지약
- 항우울제, 마약 및 습관성 약물, 살 빼는 약
- 환경 오염이나 방사능, 중금속 등의 유해 물질
- 고엽제 : 고엽제는 이미 베트남에서 기형을 초래하거나, 인체에 해롭다는 사실이 증명된 바 있습니다. 따라서 임산부는 고엽제나 제초제를 뿌린 곳을 지나가거나, 그곳에 앉아 쉬어서도 안 됩니다.
- X-선(방사선): X-선에서 나오는 방사선은 염색체에 영향을 미쳐 태아의 기형을 초래합니다. 특히 원자 폭탄에 의한 방사능은 머리가 작고, 지능이 떨어지며, 팔과 다리가 없는 기형아를 유발하는 것으로 밝혀졌습니다.

그러나 X-선 검사를 꼭 해야 할 경우에는, X-선이 배에 직접 닿지 않도록 배를 보호하고 찍어야 합니다. 임신한 사실을 모르고 가슴 사진을 한 번 촬영했거나, 어린아이가 X-선 검사를 받아야 해서 촬영할 때 옆에서 잡아 준 정도는, 간접적으로 약간의 X-선을 받은 것이므로 기형아를 낳을 염려는 없습니다. 따라서 중절 수술을 하지 말고 그대로 임신을 유지시키는 것이 좋습니다. 그렇지만 가능한 한 X-선은 피하는 것이 좋습니다.

## 임신 중 면역 주사, 예방 주사

간염 예방 주사는 임신 중에 접종해도 큰 문제가 없지만, 가능하면 출산 후에 아기와 함께 접종해야 합니다. 그러나 간염 환자와 모르고 접촉해서 전염될 가능성이 높으면 면역 주사를 접종해야 합니다. 즉 남편이 간염 환자로 밝혀지면 면역 주사를 접종하는 것이 좋습니다.

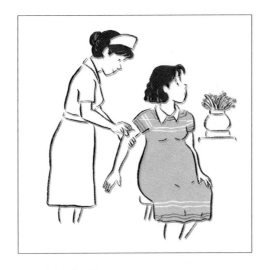

그 밖에 임신 중에는 홍역, 볼거리, 풍진 등의 예방 접종을 해서는 안 됩니다. 그리고 위생 상태가 좋지 않은 지역을 여행할 때는 반드시 콜레라와 장티푸스 예방 접종을 해야 합니다. 예비 임산부가 풍진에 대한 항체가 없어 풍진 예방 주사를 맞았을 때는 3개월간 피임해야 합니다.

# PART 2

## 태아

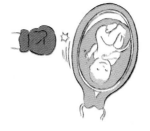

앞장에서는 임신을 한 모체의 신체 변화에 대해 말씀드렸습니다. 이제는 처음 임신을 한 뒤 점차 개월수가 지나면서, 과연 태아는 엄마의 뱃속에서 어떻게 변해 갈지 궁금할 것입니다. 여기서는 개월수에 따라 아기가 변해 가는 모습을 자세히 말씀드리겠습니다. 태아의 발육 상태를 그림과 곁들여서 보면 생명의 신비한 탄생 과정을 체험하게 될 것입니다.

# 태아의 성장 과정

### 임신 1개월 (4주)

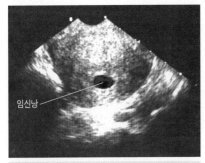

**임신 5주** : 임신낭을 볼 수 있습니다.

태아는 매우 작아 초음파로 볼 수 없으며, 임신낭을 처음으로 관찰할 수 있을 뿐입니다. 정자와 난자가 만나 수정을 한 순간에 새 생명은 태어납니다. 수정란은 수정 후 10일 이내에 자궁 내막에 착상하여 서서히 성장해 갑니다.

태아가 아직 사람의 모습을 갖추고 있지는 못하지만 탯줄이 발달하기 시작합니다. 신경관과 혈관계, 순환기계가 생겨 혈액이 흐르기 시작합니다. 3주일 무렵부터 심장 박동을 시작합니다.

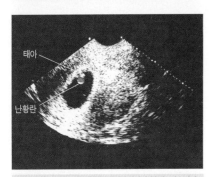

**임신 6주** : 난황란과 태아를 희미하게나마 볼 수 있습니다.

### 임신 2개월 (8주)

키는 약 4cm, 몸무게는 약 4g 정도입니다. 머리가 몸체에 비해 많이 크고, 손가락과 발가락이 생기며, 눈·귀·입도 생겨 사람의 모습을 갖추기 시작합니다. 뇌가 발달하기 시작하고 내장 기관도 형태를 보이기 시작합니다. 이때부터 태아는 조금씩 움직이기 때문에 몸의 움직임을 관찰할 수 있습니다.

2

## 임신 3개월 (12주)

키는 약 6cm, 몸무게는 약 50g 정도이며, 몸체와 다리가 발달하지만, 아직은 머리가 큰 편입니다. 머리카락이 생기기 시작하며, 발가락과 손가락이 분명해지고, 남성과 여성의 성기도 만들어집니다. 내장 기관은 더욱 발달하고 뇨관이 만들어져 소변을 조금씩 배설합니다. 건드리면 움직이며, 입을 벌리기도 하고 손발을 움직입니다.

## 임신 4개월 (16주)

키는 약 12cm로 자라고 몸무게는 100g 정도가 됩니다. 양수의 양이 늘어나고, 태아가 그 안에서 활발히 움직이기 시작합니다. 그러나 아직 태아가 작아서 태동을 느끼지 못합니다. 15주쯤 되면 내장 기관이 거의 갖추어집니다. 심장 박동도 활발해지고, 태반도 거의 완성되어 모체로부터의 영양 흡수가 활발해져서 성장이 빨라집니다.

## 임신 5개월 (20주)

키는 약 15cm, 몸무게는 300g 정도로 늘어납니다. 온몸에 솜털이 돋고 머리털이 자라며, 손톱과 발톱이 나기 시작합니다. 심장 박동도 더욱 활발해지고 몸체가 빨리 커 상대적으로 머리가 작아집니다. 태아의 운동이 활발해져 발로 자궁을 제법 세게 차, 모체가 태동을 느끼기 시작합니다.

## 임신 6개월 (24주)

키는 약 20cm, 몸무게는 약 600g 정도로 눈에 띄게 성장합니다. 머리카락이 진해지고 눈썹과 속눈썹도 자랍니다. 내장이 더욱 발달하고 골격이 확실해집니다. 전체적으로 몸

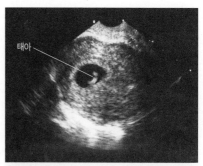
임신 7주 : 태아가 아주 조그맣게 보입니다.

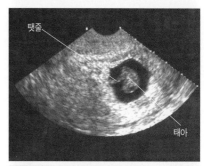
임신 8주 : 태아가 분명하게 보입니다.

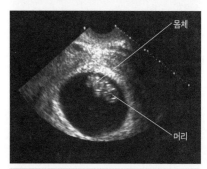
임신 9주 : 머리와 몸체를 구별할 수 있습니다.

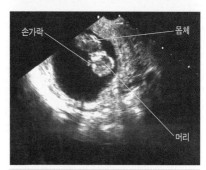
임신 10주 : 손가락이 분명하게 보입니다.

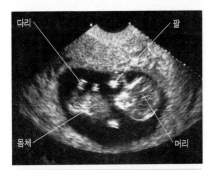

임신 11주 : 머리, 몸체, 팔, 다리 등이 구분되어 발달해 있음을 볼 수 있습니다.

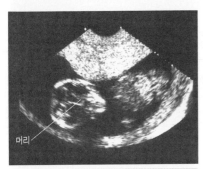

임신 12주 : 머리 모양이 확실해집니다.

의 균형은 잡히지만, 아직 피부에는 주름이 있고 마른 편입니다. 양수의 양이 많이 증가하고 태아가 자유롭게 움직이므로 위치가 자주 바뀌고, 모체는 태동을 확실하게 느끼게 됩니다.

## 임신 7개월 (28주)

키는 25cm, 몸무게는 1kg 정도입니다. 피부는 여전히 노인처럼 주름투성이고 전신에 솜털이 나 있으며, 내장은 많이 발달했지만 폐 기능은 아직 미숙합니다. 팔다리를 힘있게 움직이며, 약하게나마 울 수 있는 힘을 가집니다. 거의 사람의 모습을 갖추고는 있지만, 젖을 빨 정도의 힘은 아직 없습니다. 따라서 이 시기에 조산할 경우, 얕은 호흡을 하게 되지만 살 가능성이 있는 시기입니다.

## 임신 8개월 (32주)

키는 28cm 정도이고, 몸무게는 32주에 이르면 약 2kg 정도가 됩니다. 양수의 양은 그대로인데 태아는 계속 자라므로, 모체는 자궁벽에 태아의 몸이 부딪치는 것을 느낍니다. 또한 청각 기관이 발달해 태아는 밖의 소리를 듣기도 합니다.

이때부터는 조산을 해도 인큐베이터에서 잘만 키우면 살 가능성이 높은 시기입니다. 따라서 양수의 염증, 임신 중독증 등으로 임산부의 생명이 위험할 때는, 더 이상 임신을 유지시키지 않고 아이를 분만해

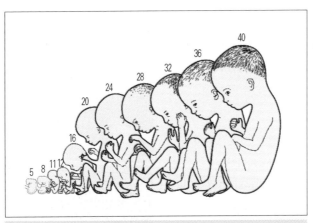

임신 주수별 태아의 성장 모습

도 괜찮습니다. 그러나 신생아는 미숙아를 위한 시설을 갖춘 병원에서 잘 보살펴야 합니다.

### 임신 9개월 (36주)

키는 32cm, 몸무게는 약 2.5kg입니다. 피하 지방이 늘면서 몸의 주름도 없어지고 아기다워집니다. 호흡을 하고 빨아먹을 힘도 생기기 때문에, 이때부터는 태아가 태어나도 안전한 시기입니다.

### 임신 10개월 (40주)

키는 36cm, 몸무게는 약 3.4kg입니다. 내장 기능이 원활해지고 근육도 발달합니다. 몸의 주름이 완전히 사라지고 온몸이 통통해집니다. 병에 대한 면역도 생겨서 언제 태어나든 문제가 없습니다. 태아의 머리가 골반 속으로 내려오기 때문에 배가 처진 느낌이 들며, 태동은 많이 느낄 수 없습니다.

알아두세요

키는 머리에서 몸체까지의 길이를 잰 것입니다.

## 태아의 몸무게

우리 나라 신생아의 평균 몸무게는 3.4kg입니다. 태아의 몸무게는 민족에 따라, 혹은 경제 환경, 부모 체격, 산아 수에 따라 다르지만, 대개 남자 아이가 여자 아이보다 100g 정도 더 무겁습니다. 임신 중기부터 37주까지는 태아의 몸무게가 계속 증가하지만, 그 이후로는 증가하는 속도가 늦어집니다.

모체의 영양 상태 또한 태아의 성장에 상당히 중요합니다. 영양을 섭취하지 못해서 임산부가 영양 실조에 걸리면 태아가 제대로 성장하지 못합니다. 반면에 임산부가 너무 많이 먹으면 4kg이 넘는 거대아가 태어나기도 합니다.

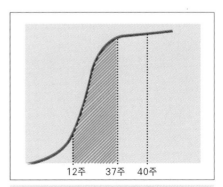

태아의 몸무게 증가

태아는 임신 초기와 산달에 가까워져서는 별로 크지 않고 임신 중기에 빨리, 그리고 많이 큽니다. 따라서 출산 예정일이 지나도 태아는 모체 안에서 많이 크지 않습니다.

지금까지 보고된 바에 따르면 세계에서 가장 무거운 신생아는 11kg이라고 합니다.

# 임산부의 올바른 자세

임산부는 항시 혈액 순환이 잘되도록 자세를 취해야 합니다. 왜냐하면 태아에게 산소와 영양 물질을 공급하고, 이산화탄소와 노폐물을 다시 받아서 처리하려면, 임산부의 혈액 순환이 원활히 이루어져야 하기 때문입니다.

똑바로 누워 있으면 자궁에 의해 모체의 혈관이 눌려서 혈액 순환이 원활하지 못하게 됩니다. 따라서 태아에게 피가 제대로 전달되지 못함으로써 산소와 영양 물질의 공급이 적고, 탄산가스와 노폐물 순환도 원활히 이루어지지 않습니다. 그러므로 임산부가 똑바로 누워 있는 것은 좋지 않은 자세입니다.

오래 서 있는 것도 다리쪽에 혈액이 몰려 붓거나, 혈액 순환이 잘 안 되므로 좋지 않습니다. 또한 배를 너무 앞으로 내밀고 허리를 과도하게 젖히는 것은 허리에 무리가 가므로 좋지 않습니다.

따라서 되도록 똑바로 서 있도록 하고, 앉아 있을 때는 소파에 편

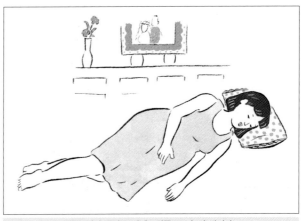

51쪽 별단 참조

잠잘 때의 올바른 자세 : 왼쪽으로 누워 잡니다.

히 앉아 쉬는 것이 좋습니다. 그리고 누워 있을 때는 혈관이 눌리지 않는 방향인 왼쪽으로 해서 옆으로 누워야 합니다.

# 태아의 발육 부진

몸무게가 2.5kg 미만인 신생아를 발육 부진이라고 하는데, 신생아의 5% 정도가 여기에 해당된다고 합니다. 이러한 신생아는 병에 걸리기 쉬울 뿐더러 사망률이 정상아보다 8배나 높고, 성장기에도 제대로 성장하지 못합니다.

확실히 밝혀진 바는 아니지만 태아의 발육 부진은 임산부의 영양 실조, 흡연, 음주, 약물과 관계가 깊다고 합니다.

102~5쪽 참조

# 태아의 식생활

임신 3개월 말에는 소장의 운동이 시작되고, 임신 4개월부터는 장과 신장의 기능이 발달하여 태아가 양수를 마시고 소변을 보게 됩니다. 태아의 소변은 성인의 소변과는 질적으로 다른데, 냄새가 없는 단순 배뇨 기능만 갖추고 있습니다.

임신 초기에는 양수의 양이 적기 때문에 별 문제가 되지 않지만, 임신 후기에는 양수의 양이 많아지는데, 태아가 병이나 기형 등으로 인해 양수를 마시지 못하게 되면, 양수는 계속 생성되는 반면 줄어들지는 않으므로 양수 과다증이 됩니다. 그리고 태아가 소변을 보지 못하면 양수가 적은 양수 과소증이 생깁니다. 태아가 다 컸을 때, 즉 마지막 산달에는 하루에 450ml 정도의 양수를 마십니다. 이는 양수 전체 양의 반에 해당되므로, 2일마다 양수 전체를

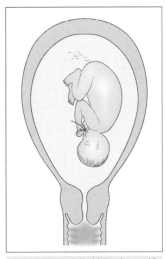

태아는 자궁 속에서 양수를 먹고 소변을 봅니다.

태아가 먹고 소변으로 배설하게 되는 것입니다.

태아가 양수를 먹고 대사시킴으로써 정상적으로 발육하게 되는데, 그 이유로는 첫째, 장의 발육을 증가시켜 장 기능을 향상시키며, 태어나서도 우유를 먹고 소화시키는 소화 기능을 유지하게 됩니다. 둘째, 양수로부터 칼로리를 많이 얻지는 못하지만 단백질을 공급받습니다. 양수 속의 고형체 성분은 양수와 함께 먹고 난 후 소화가 되지 않으므로, 태변으로 장 속에 저장시켜 양수를 깨끗하게 청소해 주는 역할을 합니다.

또한 태아는 양수를 폐 속으로 흡입합니다. 즉 태아의 폐는 자궁 속에서 공기 대신 양수로 호흡 운동을 하는데, 만약 상태가 좋지 않아 호흡 운동을 못하면 폐가 발달하지 못합니다.

따라서 태아는 자궁 속에서 양수를 먹고 폐로 양수를 호흡해야만 발육이 정상적으로 이루어집니다. 만삭이 되면 호흡 운동이 미미해져 태어날 때는 대부분의 양수는 거의 내보내고, 폐 속과 기관지에 약 150ml 정도의 양수만 남게 됩니다. 폐 속의 양수는 분만 과정에서 산도에 폐가 눌리면서 어느 정도 빠져 나오고, 나머지는 태어나서 신생아가 첫 울음을 시작하면서 다 빠져 나옴으로써, 이후에는 폐 속에 양수가 없는 상태에서 공기로 호흡합니다.

153쪽 참조

태아는 양수를 먹고 콩팥 기능을 통해 이를 다시 소변으로 내보내는데, 만약 비뇨기계의 이상으로 소변을 보지 못하면 그만큼 양수의 양은 줄어듭니다. 따라서 양수의 양이 상당히 부족한 경우, 이를 의심하여 태아의 비뇨기계를 세심히 진단합니다.

## 태변

태변은 빌리베르딘(담록소)이라는 색소로 인해 검은 초록색(언뜻 보기에는 까만색)을 띠고, 끈적끈적하며, 출생 후 24시간 이내에 태변을 보게 되는데, 보통 2~3일 동안 나옵니다. 태변은 태아가 양수를 마시고 난 후 소화되지 않은 것과, 장에서 떨어져 나온 상피 세포,

114

그리고 태아의 장의 분비물이 섞여 장 속에 저장되면서 만들어진 것입니다.

참고로 태변을 이용해서 태아의 건강 상태를 알아보는 방법이 있습니다. 태아가 자궁 속에서 상태가 좋지 않을 때, 즉 염증이 있거나 특히 산소 결핍증이 생기면 큰 창자의 운동이 증가하여 태변을 봅니다. 따라서 태아가 자궁 속에서 태변을 보았다면 태아의 건강 상태가 좋지 않다는 것을 의미합니다. 또한 태변을 보게 되면 태아가 다시 태변을 흡입함으로써, 출생 후 폐렴에 걸릴 가능성도 높아지게 됩니다.

151쪽 참조

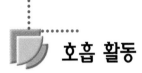

## 호흡 활동

태아가 출산 후 생존하는 데 가장 중요한 장기는 폐입니다. 즉 폐가 성숙해야 자기 스스로 호흡을 할 수 있습니다. 따라서 신생아의 생존 여부는 바로 폐의 성숙도에 좌우된다고 해도 과언이 아닙니다. 미숙아의 척도는 체중 및 임신 개월수에 따라 결정되기도 하지만, 그보다 더 중요한 요인은 폐가 얼마나 성숙되었는가 하는 것입니다. 태아가 아무리 작아도 폐가 제대로 성숙되어 있으면, 자기 스스로 호흡할 수 있으므로 생존 가능성이 높습니다. 반면에 태아가 아무리 커도 폐가 제대로 성숙되어 있지 않으면, 인큐베이터 안에서 호흡기로 호흡 과정을 돕더라도 호흡 곤란증이 발생하게 됩니다.

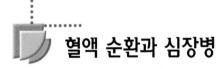

## 혈액 순환과 심장병

성인의 혈액 순환은 다음과 같이 이루어집니다. 몸 전체를 순환하고 올라온 정맥의 피는, 우선 심장의 우심방으로 들어갔다가 우심실을 통해 폐로 보내져 이산화탄소를 내보내고, 다시 산소를 공급받아 좌심방으로 와서 좌심실을 거쳐 대동맥으로 이동하여 몸 전체에 도달하게 됩니다.

그러나 태아는 두 가지 점에서 성인과 크게 다릅니다.

첫째, 태아의 폐는 성인처럼 공기로 호흡을 못하므로 산소를 공급해 주지 못합니다.

둘째, 태아는 모체로부터 영양 물질과 산소를 공급받기 때문에 태아의 피가 태반으로 와서 이산화탄소와 노폐물을 내보내고, 산소와 영양 물질을 공급받아 다시 태아의 몸 쪽으로 순환하기 때문에 태반이 태아의 폐 역할까지 합니다.

태아는 태반에서 영양 물질과 산소를 공급받아 오므로, 이 피의 산소 농도가 제일 높습니다. 따라서 이 피를 중요한 장기인 심장과 뇌에 먼저 보내야 하므로 심방 사이에 구멍이 있습니다. 만약 이 구멍이 없으면 산소 농도가 높은 피가 태아의 폐나 다른 곳을 먼저 순환하므로, 산소 농도가 많이 떨어지고 이산화탄소의 농도가 높은 상태로 심장이나 뇌에 도달해서 그들의 발달에 문제가 생깁니다.

따라서 태아는 피의 원활한 순환과 산소의 적절한 공급을 위해, 성인과는 달리 심방 사이 및 혈관 사이에 연결 통로인 구멍이 세 개 있는 것입니다. 태아가 태어나면 모체와 상관없이 자체적으로 몸의 혈액 순환 및 호흡을 하게 되어 혈액의 산소 농도와 압력이 변합니다. 이 변화된 혈액의 산소 농도와 압력 차이로, 태아가 태어나면 대부분 저절로 이 구멍이 막힙니다.

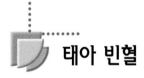

# 태아 빈혈

태아는 모체로부터 혈액을 받지 않고 태아 자체에서 혈액이 만들어지는데, 초기에는 주로 간에서 만들어지고, 이후에는 뼈에서 만들어집니다. 그리고 태아는 성인보다 적혈구와 헤모글로빈의 수치가 높아서 혈액이 진합니다.

임산부가 빈혈이 있거나 영양이 조금 부족하더라도, 태아는 모체의 철분을 먼저 흡수하기 때문에 빈혈이 거의 없습니다. 그러나 철분 저장량이 적어 생후 6개월부터 신생아 빈혈이 오기 쉽습니다.

혈액의 양도 체중당 성인보다 많아서 진한 상태이며, 이후 감소하기 시작해서 생후 1년이 되면 피의 농도가 성인과 비슷해집니다.

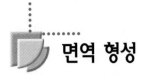

## 면역 형성

태아는 모체가 감염되더라도 특별한 경우를 제외하고는 태반이 균에 대해 방패 역할을 합니다. 따라서 태아에게 균이 직접 옮겨가지 못하므로, 태아 스스로 면역 형성 과정이 이루어질 수 없습니다. 다만 태반을 통해 모체로부터 태아에게 면역체가 옮겨가서 신생아의 면역 기능을 담당합니다. 따라서 신생아 때는 이미 모체로부터 받은 면역체로 인해 어느 정도 면역성을 갖추고 있으므로, 질병에 쉽게 감염되지 않습니다.

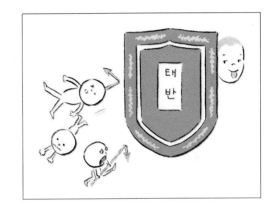

신생아의 면역 정도는, 모체가 얼마나 감염 경험이 많아 면역체를 많이 보유하고 있는가에 좌우됩니다. 면역체가 감소하기 시작하는 것은 태어난 후부터이며 생후 6개월에는 상당히 감소하여, 이때부터 몸의 면역 기능, 즉 방어 기능이 떨어져 각종 전염성 감염에 노출되어 질병에 걸리게 됩니다.

## 태아의 건강 상태 측정 방법

임신을 한 여성이라면 누구나 태아의 건강을 걱정하고 궁금해 할 것입니다. 내 아이가 뱃속에서 아무 탈 없이 잘 자라고 있는지, 혹시 이상이 있는 것은 아닌지 걱정이 되는 것은 당연하지요.

오늘날은 의학의 발전으로 태아의 건강을 측정하는 다양한 검사 방법들이 나와 있습니다. 다음 방법들을 이용해 우리 아기가 건강한지 알아보도록 합시다.

## 양수 검사

122~3쪽 참조

임신 4개월째에 하는 검사로, 초음파를 보면서 긴 주사 바늘로 태아와 탯줄이 다치지 않도록 배와 자궁을 찔러 자궁 속에 있는 양수를 채취합니다. 이 양수 속에 있는 태아 세포를 골라 배양해서 염색체에 이상이 있는지 진단하고, 또 양수 속의 대사 물질을 검사해서 태아의 대사 과정에 이상이 있는지를 알아보는 방법입니다.

## 융모 검사

123쪽 참조

임신 8~10주에 실시하며 양수 검사보다 초기에 검사할 수 있다는 장점이 있습니다. 자궁 내막에 자리잡고 있는 태아 조직의 일부를 채취하여, 세포 배양을 통해 염색체에 이상이 있는지 검사합니다.

## 확대경 검사

확대경이 달린 기계로 자궁 경부를 통해 태아의 상태를 직접 검사하는 방법입니다. 양수막이 투명하기 때문에 투명한 막 사이로 태아의 이상 유무를 검사하고, 태변이 양수 속에 있는지 없는지를 검사해서 분만의 지표로 삼습니다.

## 내시경 검사

자궁을 찔러 그 속으로 들어가 태아를 직접 관찰하는 방법으로, 탯줄을 통해 태아의 피를 검사하기도 합니다.

내시경으로 양수막을 뚫고 들어가 태아의 피부 질환이나 육손을 진단합니다. 그리고 태아의 피부나 피를 직접 채취해서 선천성 유전병을 감별하는 데 쓰이기도 합니다.

그러나 검사 방법이 어렵고 숙련된 기술이 필요하므로, 특별한 경우가 아니면 별로 사용하지 않습니다.

### 태아 심음 감음 장치

태아의 심박동은 1분에 120~160회 뛰는 것이 정상이며, 태아가 움직이거나 자궁 수축 후 태아의 심박동이 빨라지거나 느려지는 정도를 파악해서 태아의 건강 상태를 파악하는 기계입니다. 분만이 진행되는 중에도 이 기계를 이용해 태아의 건강 상태를 알 수 있습니다.

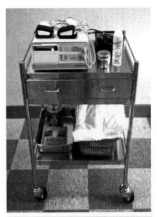
태아 심음 감음 장치

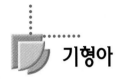
## 기형아

태아의 건강을 측정하여 좋은 결과가 나오면 다행이지만, 여러 가지 원인으로 인한 선천성 질환이 발견될 수도 있습니다. 그 중에서도 가장 무서운 것은 기형아입니다.

통계에 의하면 기형아가 태어날 확률은 전체의 3%이며, 그 가운데 30%는 생명이 아주 위험한 상태라고 합니다. 확률상으로 보면 유전 인자나 염색체 이상으로 기형아가 태어날 확률이 40%로 제일 높습니다. 그 다음으로 약물이나 유해 물질, 방사능, 술, 흡연에 의한 기형아가 10%이고, 나머지 50%는 그 원인이 아직 밝혀지지 않고 있습니다.

학계에서는 이처럼 유전 인자나 염색체 이상에 의한 기형아 출산율이 지배적이라면, 사전에 유전 인자나 염색체를 검사하여 기형아가 될 가능성이 있을 경우에 아예 중절시켜 버리는 것이, 앞으로·태어날 아이를 위해서도 바람직한 것이 아닐까 하는 의견도 나오고 있습니다. 그러나 한쪽에서는 윤리적으로 있을 수 없는 일이라고 반대하는 의사들도 있습니다.

여기서는 확률이 가장 높은 유전 질환에 의한 기형아 출산의 원인을 알아보고, 현재 실시되고 있는 몇 가지 기형아 검사 방법을 알아보겠습니다.

태아 심음 감음 장치를
사용하는 경우

· 양수가 태변에 오염될 때
· 촉진제를 사용할 때
· 임산부가 고혈압이거나 출혈이 있을 때
· 조산아와 과숙아, 당뇨병이 있을 때
· 태아 심음이 불규칙할 때

## 기형아의 원인 (유전병)

유전병은 유전 인자의 이상, 염색체 이상, 그리고 여러 가지 인자가 관여하는 복합 유전 인자 이상으로 발생합니다.

### 유전 인자에 의한 유전병

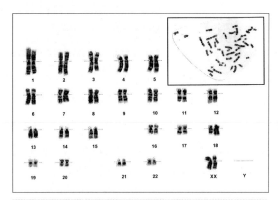

**정상 염색체**
염색체 수가 46개로 정상입니다. 마지막 성염색체는 XX, 즉 이 태아는 딸입니다.

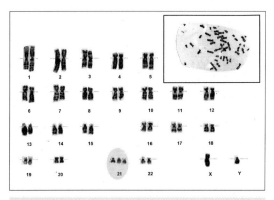

**염색체 이상**
21번째 염색체 수가 1개 더 많아 전체 염색체 수가 47개입니다. 마지막 성염색체는 XY로 아들이지만, 염색체 이상이기 때문에 태어나면 '다운 증후군'에 걸리게 됩니다.

유전 인자에 의한 유전병은 우성 법칙, 열성 법칙, 그리고 성염색체와 관련이 깊습니다. 멘델의 유전 방식에 따르면, 이러한 유전병은 가계를 통해 유전이 되므로, 가족이나 친척 중에 유전병이 있는지 알아보는 것이 가장 중요하며, 그런 경우 정확한 진단이 필요합니다.

### 염색체 이상

우리 몸 속의 세포에는 약 10만 개의 유전 인자가 있습니다. 그리고 이 유전 인자는 DNA로 구성되어 있고, 염색체에 일렬로 배열되어 있지요. 염색체에는 22쌍의 체염색체와 한 쌍의 성염색체가 있습니다. 그 반인 23개의 염색체는 아버지로부터, 그리고 나머지 23개는 어머니로부터 물려받습니다. 즉 난자와 정자가 수정되어 생긴 수정란이 자궁에 착상해서 분열 성장하여 태아를 만드는 것입니다. 그런데 이 염색체가 46개보다 많거나 적든지, 또는 염색체의 구성 성분에 이상이 있든지, 염색체를 구성하는 유전 인자에 이상이 있으면 유전병이 생기는 것입니다.

예를 들어 터너 증후군은 염색체 수가 한 개 모자라는 45개이고, 클라인펠터 증후군은 염색체 수가 한 개 더 많은 47개입니다. 그리고 클라인펠터 증후군에 걸린 남성은(성염색체 X가 두 개인 XXY) 성기가 작고 정자를 생산할 수 없으며, 또 유방이 발달하고 지능 장애까지 수반하는 등 완전한 남성이 될 수 없습니다.

사실 염색체 이상은 임산부의 7% 정도로 꽤 수치가 높은 편인데, 이런 경우 임신 초기에 대부분 유산됩니다. 임신 초기에 발생하는 유산의 50%는 바로 염색체 이상 때문입니다. 만약 염색체 이상이 있는데도 유산되지 않고 모두 태어난다면 이 세상에 기형아는 지금보다 훨씬 많아지겠지요. 다행히도 거의 대부분 유산되니, 이 모든 것이 조물주의 조화라고 해야 할지 인체의 조화라고 해야 할지, 정말 인간의 생명은 신비롭게 잘 조화되어 있습니다.

### 복합 유전 인자 이상

사람의 유전병은 멘델의 법칙에 의해서만 생기는 것은 아닙니다. 여러 유전 인자의 작용과 외부 환경에 의해서도 유전 방식이 결정되기도 합니다. 이런 경우를 복합 유전 인자 전달 방식이라 할 수 있습니다. 그 대표적인 예로서 사람의 지능과 키를 들 수 있습니다. 그리고 언청이와 심장병 또한 다른 요인도 있지만, 이 유전 방식에 기인하는 것으로 알려져 있습니다. 따라서 이러한 유전병은 유전 인자의 복합적인 작용으로 나타나므로, 어떠한 경우에 어떻게 이러저러한 유전병이 생기는지 확실히 예측할 수는 없습니다.

한 가지 유념해야 할 것은 모든 기형아가 이러한 유전 인자나 염색체 이상으로만 생기는 것은 아니라는 사실입니다. 특히 요즘 들어서는 약물, 중금속 및 환경 오염에 의해서 생기는 경우가 많다는 것입니다. 따라서 염색체 검사만으로 기형아인지 아닌지 분명히 알 수 있는 것은 아닙니다.

현재 유전병을 진단하기 위해 염색체를 검사하는 것은 염색체 수의 이상이나 염색체 모양의 이상을 밝혀 낼 뿐, 염색체를 구성하는 각 유전 인자에 이상이 있는지 없는지 전부 다 확실히 밝혀 낼 수는 없습니다. 유전병은 유전 인자의 이상에 의해 많이 발생하므로, 이러한 염색체 검사에는 분명 한계가 있는 것이지요. 그러나 한 명의

**혈액형 유전 방식**

혈액형에는 우성과 열성이 있는데, 두 혈액형이 만났을 때 나타나는 형을 우성이라 합니다. 예를 들면 A형은 우성, O형은 열성으로 A형과 O형이 만나면 그 사람의 혈액형은 우성인 A형이 됩니다. A형은 한쪽은 아버지, 한쪽은 어머니로부터 받아서 A형이 되는데, AA형도 있겠지만 AO형이 될 가능성도 있기 때문에, 의학적으로는 AA로 하지 않고 AO형으로 표기합니다.

예를 들어 Rh 유전 방식을 보면 +는 우성이고 -는 열성인데, 함께 있는 경우 Rh+가 우성이므로 Rh- 인자가 존재하는지는 알 수 없게 됩니다. 따라서 Rh+의 부모에게서도 Rh- 자녀가 태어날 수 있습니다.

기형아라도 조기에 발견하여 방지할 수 있다는 점에서 유용하다고 생각합니다.

## 기형아 검사 방법

### 염색체 검사

염색체 검사는 모든 임산부가 해야 하는 것은 아닙니다. 가족이나 친척 중에 유전병이 있거나 기형아가 있을 때, 임산부의 나이가 35세 이상일 때, 자연 유산이 2회 이상 되었을 때, 처음부터 월경이 매우 불순해서 1년에 3회 이상 하지 않을 때, 남편의 정자 수가 매우 적어 임신이 되지 않을 때, 초경을 아주 늦게 했을 때, 몸에 털이 많이 나 있거나 체격이 남성화된 경우에 염색체 검사를 해야 합니다.

염색체 검사 방법으로는 양수 검사와 융모 검사가 있습니다.

■ 양수 검사

과거에 가장 많이 시행했던 검사로 임신 4개월경에 합니다. 기다란 검사 바늘로 태아나 탯줄이 다치지 않게 임산부의 배를 찔러 자궁을 통과해서 자궁 속의 양수를 조금 채취합니다. 그런 다음 양수 속에 있는 태아의 세포를 배양하여 염색체 및 유전 인자를 검사합니다. 정상인은 46개의 염색체가 있는데, 이것은 44개의 체염색체와 X, Y라는 2개의 성염색체로 이루어져 있습니다. 아들은 44XY이고 딸은 44XX입니다. 그러나 요사이는 염색체 이상 유무를 확인하는 이 검사의 본래 목적은 희석되고, 마치 태아의 성 감별을 위해 검사하는 것으로 잘못 알려지고 있습니다.

또한 채취한 양수로 양수의 성분 검사를 할 수 있습니다. 양수 속에는 태아의 분비물이나 호르몬, 효소 및 대사 물질이 많이 있는데, 이것을 검사해서 태아에게 선천성 유전병이 있는지, 대사 작용은 잘되고 있는지, 혹은 태아의 장기 발육에 이상은 없는지를 검사할 수 있습니다.

앞으로는 DNA의 이상 유무, 효소의 이상 유무까지도 진

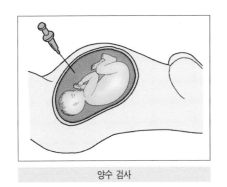

양수 검사

단해서 더 많은 기형아를 발견해 낼 수 있을 것입니다. 또한 새로운 검사 방법이 개발되어 기형아 출산을 줄일 수도 있을 것입니다.

• 양수 검사의 몇 가지 위험 요소

초음파를 사용해서 태아나 태반, 탯줄을 다치지 않게 검사하긴 하지만, 간혹 태아가 갑자기 움직여서 바늘에 찔리는 경우도 있고, 탯줄이나 태반이 바늘에 찔려 출혈을 하는 경우도 있습니다. 또한 배와 바늘을 소독하여 시술하지만, 간혹 검사 과정에서 균에 오염되어 양수나 태아에 염증이 생길 수도 있습니다. 그리고 유산이나 조산을 할 가능성도 있습니다.

■ 융모 검사

융모 검사는 임신 8~10주에 시행하는데, 양수 검사보다 임신 초기에 할 수 있다는 장점이 있어, 현재는 양수 검사보다 많이 시술하고 있습니다. 융모 검사는 임신 8~10주에 자궁 내막에 자리 잡고 있는 태아 융모막 조직의 일부를 채취한 다음에, 세포 배양을 통해 염색체에 이상이 있는지를 검사하는 방법입니다. 유전병이 있거나 염색체 이상이 의심될 경우에 이 검사를 실시합니다. 체염색체와 성염색체 모두 배양되어 결과가 나오므로, 이 검사 역시 아들인지 딸인지를 구별하는 데 오용되기도 합니다.

검사 방법은 초음파를 사용해서 정확한 위치를 파악하여 임신 조직의 극히 일부를 채취합니다. 질 속에 채취 기구를 넣어 검사하는 방법과, 긴 바늘로 자궁을 찔러 채취하는 방법이 있습니다. 요즈음은 후자 방법을 많이 시행하고 있습니다. 부작용으로는 채취할 때 태아 조직을 손상 또는 감염시켜 심한 출혈 및 염증이 발생할 수 있으며, 2% 정도의 유산 가능성까지 내포하고 있습니다.

**융모 검사**
자궁문을 통해 카테터(가느다란 관)를 넣어 태아 조직의 일부를 채취하여 검사합니다.

### 태아 단백질 검사 (기형아 검사)

흔히들 기형아 검사라고 부르는 것으로, 그만큼 현재 많이 실시되고 있는데, 모체의 핏속에 있는 태아 단백질을 검사하는 방법입니다.

알파 피토프로틴이라는 태아 단백질은, 처음에는 태아의 난황란에서 만들어지다가 나중에는 간에서 주로 만들어지는데, 임신 6주 때부터 수치가 상승하기 시작해서 임신 12~14주에 제일 높고 이후에 감소합니다.

알파 피토프로틴은 태아로부터 양수나 모체의 피로 이동하므로, 태아의 피를 직접 검사하지 않고 간단하게 모체의 피를 채취해서 검사합니다. 태아에서 모체의 피까지 이동하는 데(태아 → 양수 → 모체)

# 다운 증후군

다운 증후군은 기형아의 대표적인 질환으로, 1866년에 이것의 원인이 염색체 이상이라는 사실이 처음으로 발견되었습니다. 정상인 염색체는 두 개씩 쌍을 이룬 23개의 염색체, 즉 총 46개여야 하는데, 다운 증후군은 21번째 염색체가 3개로 이루어져 총 47개가 됨으로써 염색체에 이상이 있다고 알려지게 되었습니다.

그 후 학문의 발달로 위의 21번째 염색체가 3개인 경우 이외에도, 다른 염색체에 이상이 생겨도 다운 증후군이 나타난다는 사실을 알게 되었습니다. 예를 들면 염색체 일부분이 서로 바뀐 형태 등의 여러 가지 종류의 염색체 이상이 있다고 밝혀졌습니다.

따라서 어느 특정 염색체의 이상만으로 이 질환이 발생하는 것이 아니라, 여러 종류의 염색체 이상이 존재해서 확실한 원인을 알 수 없으므로, 다운병이 아닌 '다운 증후군'이라고 부르게 된 것입니다. 따라서 현재의 의학 수준으로는 이 병의 원인을 정확히 알 수 없습니다. 다만 일부 알려진 바와 같이 임산부가 임신 초기에 풍진에 감염되면, 풍진 바이러스가 태반을 통과해서 태아에 감염되어 태아의 염색체를 변형시켜 다운 증후군을 일으킨다는 사실을 알게 된 것이요. 그리고 임산부의 나이가 많을수록 염색체 이상이 많이 발생하고, 물론 다운 증후군에 걸린 아기를 낳을 확률이 훨씬 높아집니다. 40세 이상의 고령 임산부는 젊은 임산부보다 30배 이상으로 다운 증후군을 가진 아기를 낳을 확률이 높습니다.

다운 증후군의 아기는 여러 기형 증상과 함께 특이한 얼굴 형태를 보이

약 4주가 소요되므로, 임신 5개월 때 모체의 피를 채혈해서 검사하면
됩니다. 모체의 핏속에서 채취한 알파 피토프로틴이라는 태아 단백질
은, 태아가 기형일 때는 변화를 일으켜서 농도가 정상보다 많이 높아
져 있거나 낮아져 있습니다. 따라서 태아의 피를 검사하지 않아도 엄
마의 피만으로 태아 단백질 농도를 검사할 수 있습니다.

또 요즘 트리플 검사라는 것을 많이 시행하고 있는데, 이는 위의
방법 외에 두 가지 항목을 더 추가하는 검사입니다. 그렇지만 이것

는데, 머리가 작고 뒤통수가 납작하며 눈 사이가 넓으면서 눈꼬리가 위로
치켜져 올라가 있고 턱은 삼각형 형태로 좁습니다. 또 손가락이 짧고, 손
금과 발금이 정상 아이와 달리 별로 나타나지 않으며 선천성 심장병, 저능
아, 귀머거리, 시력 저하 등의 증상까지 나타납니다. 현재 의학 수준으로
는 다운 증후군은 치료할 수 있는 병이 아닙니다. 다운 증후군은 오로지
예방이 최선일 뿐입니다. 예방 방법은 다음과 같습니다.

첫째, 풍진은 신생아에게 다운 증후군을 발생케 하므로 임산부가 풍진
항체가 없으면 풍진에 감염되지 않도록 조심해야 합니다(풍진에 관해서는
75~6쪽 참조). 임신 초기(3개월)에 풍진 감염이 되면 거의 대부분 태아에
게까지 감염되어 다운 증후군이 발생하지만, 임신 5개월이 지나 감염되면
다운 증후군이 거의 발견되지 않는 것으로 알려져 있습니다. 따라서 모체
가 풍진 감염이 되더라도 태아에게 100% 감염되었다고 확신할 수 없으므
로, 탯줄에서 피를 채취하여 태아가 감염되었는지 확인해야 합니다. 만일
태아의 감염이 확인되면 임신 중절 수술을 하는 게 좋겠습니다.

둘째, 임신 5개월(17~19주)에 모체의 피를 채취해서 하는 기형아 검사
(트리플 검사)로 다운 증후군의 위험도를 예측할 수 있기 때문에 임신 17
~19주에 트리플 검사를 해야 합니다.

셋째, 고령 임산부 혹은 가족력에 유전 질환이나 기형아가 있는 경우에
는 반드시 염색체 검사를 해서 확인해야 합니다. 다운 증후군은 정밀 염색
체 검사 방법으로 약 95% 정도 진단할 수 있습니다. 앞으로 의학이 더욱
발달하면 좀더 정확한 검사 방법이 나오게 되어, 다운 증후군을 비롯한 기
형아 진단에 많은 발전이 있으리라 생각합니다.

역시 완벽하게 태아의 기형 유무를 판단할 수 있는 것은 아닙니다. 따라서 앞으로 더욱 더 많은 연구가 필요합니다.

■ 태아 단백질 검사에서 알 수 있는 기형

태아 단백질의 농도가 정상치보다 높은 경우에는 척추 기형, 쌍태아 임신, 사산, 태아의 위장 관계 이상, 무뇌아 등입니다. 태아 단백질 농도가 정상치보다 낮을 경우에는 지능 저하 및 염색체 이상이 있는 다운 증후군일 가능성이 높습니다.

그러나 태아 단백질 측정이 절대적인 것은 아닙니다. 즉 검사 수치가 높거나 낮다고 해서 모두 기형이라고 할 수는 없습니다. 검사의 오차가 있을 수도 있고, 수치가 정상이라고 해서 건강한 아이라고 단정할 수도 없습니다.

예를 들어 태아에 이상이 있는데 검사 결과는 정상으로 나올 수도 있습니다. 또한 태아는 양수를 마시고 신장 기능을 통해 소변을 본다고 했는데, 태아의 신장에 이상이 있을 때는 알파 피토프로틴을 제대로 배설하지 못해 태아의 체내에서는 알파 피토프로틴 수치가 높은데 반해 양수나 모체의 핏속에 있는 알파 피토프로틴 수치는 정상이거나, 오히려 낮을 수도 있습니다.

그러므로 이 방법 역시 기형의 유무를 판단하는 데 도움을 주는 정도로 생각해야지 절대적으로 믿어서는 안 됩니다. 그리고 태아 단백질 검사에서 이상이 발견되면, 초음파 검사 및 양수 검사를 통해서 태아의 이상 유무를 추가로 확인해야 합니다.

# PART 3

·
·
·

## 출 산

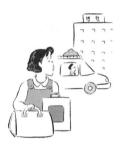

10개월 동안 엄마의 아늑한 뱃속에서 무사히 자란 태아는, 출산 예정일이 가까워지면서 마침내 바깥 세상으로 나올 준비를 합니다. 바로 이 순간은, 태아에게는 가장 축복받는 순간이겠지만 산모에게는 그 동안 겪어 보지 못했던 크나큰 고통을 경험해야 하는 순간이기도 합니다. 태아와 산모가 건강해서 순산을 하게 되면 다행이지만, 혹시라도 문제가 생겨 정상 분만이 어려워지면 오랜 시간 동안 산모는 출산 고통에 시달리거나, 혹은 제왕 절개 수술을 해야 합니다.

그러나 대부분의 건강한 여성은 분만 시기가 되면 진통이 오면서 자궁문이 열리고 무사히 아기를 낳게 됩니다. 여기 '출산' 편에서는 산모가 안심하고 분만할 수 있는 여러 가지 방법과, 분만시 준비해야 할 사항에 대해 알아보도록 하겠습니다.

# 출산 시기 및 신생아 체중

정상 분만의 기준
• 시기적으로는 임신 주수
38 ~ 42주
• 신생아 체중은 2.5~4kg

정상 분만의 기준은, 우선 시기적으로 말한다면 임신 주수 38주와 42주 사이에 태어나야 합니다. 그래야 태아가 뱃속에서 충분히 자랐다고 할 수 있습니다. 즉 출산 예정일보다 2주 빨리 낳거나, 2주 늦게 분만하는 것은 모두 정상 분만이라고 할 수 있습니다.

신생아 체중은 2.5kg에서 4kg까지가 정상이고, 평균은 3.4kg입니다. 2.5kg보다 적으면 저체중아입니다. 이러한 아기는 폐 기능이 떨어져 스스로 숨쉬기가 어렵기 때문에, 혼자 충분히 살 수 있을 때까지 인큐베이터 안에서 키워야 합니다.

대부분 체중 미달은 조산아인 경우에 생깁니다. 정상 분만일 경우에 요즘은 산모의 영양 상태가 좋은 편이므로 2.5kg 미만의 체중 미달인 아기는 매우 드뭅니다. 그러나 산모가 영양을 충분히 섭취하지 못해 체중이 아주 적게 증가하거나, 병이 있는 경우에는 체중 미달의 아기가 태어나기도 합니다. 따라서 건강한 아기를 낳기 위해서는 산모의 건강 및 영양 상태가 매우 중요합니다.

태아가 4kg 이상일 경우에는 거대아로 분류되며, 분만시에도 아기가 다칠 확률이 높으므로 조심해야 합니다. 임신 중 태아의 몸무게는 초음파로 측정하지만 반드시 정확하다고는 할 수 없습니다. 의사의 임상 경험과 초음파 결과를 모두 참조하여 몸무게를 측정해야 정확을 기할 수 있습니다.

# 분만 진통이 오는 신호

출산을 한 달 정도 앞두면 아기가 갑자기 아래로 처지고 배도 작아지는 듯합니다. 아기의 머리가 골반의 산도 속으로 진입해서 밑으로 내려가기 때문에, 배 전체가 작아지는 느낌이 드는 것입니다.

## 가진통이 온다

가진통은 분만 진통에 앞서서 오는 예비 진통이라고 할 수 있는데, 출산을 며칠 앞두고 주로 아랫배가 불규칙하게 가끔씩 아파 오는 것을 말합니다.

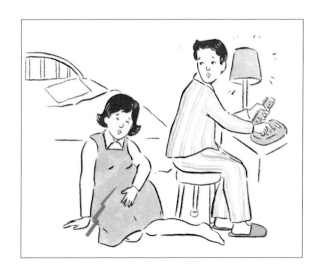

그런데 이 진통을 분만 진통으로 잘못 알고는 당장 병원으로 달려가려는 산모들이 꽤 있습니다. 그렇지만 증상을 잘 살펴보면 진통 간격이 10분 또는 30분으로 느려지며, 얼마 동안 불규칙하게 아프다가 통증이 사라집니다. 이러한 가진통은 이제 진짜 분만 진통이 올 때가 얼마 남지 않았다는 신호로 생각하면 됩니다. 주로 가진통이 오고 며칠 후에 자궁문이 조금 열리면서 자궁 속에 있던 분비물과 함께 이슬이 비칩니다.

산모들 자신이 직접 분만 진통과 구분할 수 있는 가진통의 특징은 다음과 같습니다.

첫째, 진통 간격은 보통 10분 안팎이나, 잘 살펴보면 그 간격이 5분 혹은 10분이 되기도 하는 등 진통 간격이 불규칙합니다.

둘째, 진통이 점차 심해지지 않고 정도가 같거나 점차 줄어듭니다.

셋째, 주로 아랫배가 아픕니다.

### 이슬이 비친다

출산 예정일이 가까워지면 끈적끈적한 점액 성분에 약간의 피가 섞여 나오는데, 이것을 '이슬이 비친다'고 합니다. 아기의 머리가 골반 속으로 많이 내려옴에 따라, 닫혀 있던 자궁문이 조금씩 열리면서 가느다란 실핏줄이 터져 약간의 피가 보이고, 이때 자궁 속에 있던 액체도 함께 나옵니다. 즉 이슬이 비친다는 것은 자궁문이 열렸음을 의미합니다. 따라서 며칠 내에 분만 진통이 온다는 징후로 생각하고 출산을 위한 만반의 준비를 해둬야 합니다.

여기서 주의할 점은 이슬이 비치는 것과 양수가 미리 터지는 조기 파수를 감별해 낼 수 있어야 한다는 것입니다. 조기 파수는 소변 같은 액체가 자꾸 나와 속옷을 적시므로, 혹시 자신도 모르게 소변을 배설한 것은 아닌가 하고 생각할 수도 있습니다. 이 경우는 조기 파수이므로 즉시 병원에 가서 진찰을 받아야 합니다.

이슬과 조기 파수 감별 방법

조기 파수는 이슬이 비치는 것과 달리, 양의 차이는 있으나 소변 같은 액체가 자꾸 나와 팬티를 적십니다.

'조기 파수'는 153~4쪽 참조

## 산도

아기가 골반을 통과해서 나오는 길인 산도는 골반 입구와 중간 골반, 그리고 외음부 및 주위 근육층 등 세 부분으로 구성되어 있습니다. 이 가운데서 제일 좁은 부분이 중간 골반입니다. 진찰받을 때 아기가 골반 내로 내려온 정도와 중간 골반의 넓이에 따라 정상 분만을 할 수 있느냐 없느냐가 결정됩니다. 과거에는 이 중간 골반의 넓이를 측정하기 위해 X-선을 찍어서 자로 재기도 했지만, 정확치 않아 요즘에는 거의 사용하지 않습니다.

우선 태아가 산도를 무사히 통과해야 정상 분만이 가능합니다. 태아는 골반 입구에 진입해서 골반의 중간, 즉 중간 골반을 통과하고 바깥 산도를 통해 밖으로 나옵니다. 바깥 산도란 주로 외음부의 살과 근육을 말하는데, 분만 당시에는 아기의 머리보다 훨씬 좁기 때문에 이 부위를 절개하여 넓히는 수술을 하는데, 이를 '회음 절개 수술'이라고 합니다.

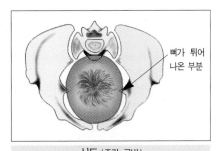

산도 (중간 골반)
중간 골반은 산도 안쪽으로 골반뼈가 나와 있어 이곳이 제일 좁습니다. 그래서 출산할 때 아기가 통과하기 가장 힘든 부분입니다.

(뼈가 튀어 나온 부분)

# 태아의 위치

## 정상 위치

산달이 되면 자궁 속에 있는 대부분의 태아는 머리는 아래로, 엉덩이는 위로 향한 자세를 취하고 있습니다. 자궁의 모양에 따라 태아는 위치와 형태가 달라지기는 하지만, 대부분 머리는 자궁의 좁은 쪽인 밑으로 향하고, 다리와 엉덩이는 크기 때문에 자궁의 넓은 쪽인 위를 향하는 것입니다.

그리고 등은 배의 옆쪽으로 굽어져 있어, 산모 배의 한쪽은 튀어나오고 또 다른 쪽은 들어가 있게 되기 때문에, 배 모양이 좌우가 같지 않습니다. 머리는 숙인 상태이고, 다리는 구부려 배에 닿을 정도이며, 팔은 가슴 위에 서로 엇갈리는 자세로 있습니다. 이런 자세를 태아의 정상 위치라 하며, 대부분의 태아는 이런 위치를 하고 있습니다.

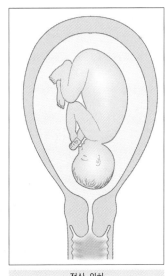

정상 위치

## 비정상 위치

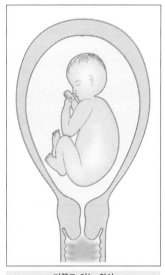

거꾸로 있는 위치

태아의 4%는 앞에서 설명한 바와 같은 정상 위치가 아닌 비정상 위치를 하고 있습니다. 비정상 위치 가운데 대부분은 둔위인데, 즉 태아가 거꾸로 있는 상태를 말합니다. 엉덩이나 다리가 밑으로 내려와 있고 머리가 위로 가 있는 모양입니다. 태아를 이같이 거꾸로 출산하게 되면 산모와 태아 모두 위험하기 때문에 정상 분만이 어렵습니다. 그래서 이런 경우에는 대부분 제왕 절개 수술을 합니다.

그 밖에도 매우 드물기는 하지만, 여러 가지 비정상 위치가 있습니다. 어깨, 얼굴, 턱, 이마 등이 먼저 나오는 경우로 난산이 되든가 수술을 해야 합니다.

그러나 다행스럽게도 태아가 정상 위치에 있게 될 확률이 높은 이유는, 자궁 모양이 시험관인 플라스크 병을 거꾸로 한 모양으로 밑은 좁고 위는 넓기 때문입니다. 임신 32주 전까지는 양수의 양이 비교적 많아 태아가 많이 움직이기 때문에 거꾸로 있을 수도 있습니다. 그러나 32주가 지나면 양수의 양이 줄어들고, 태아의 움직임이 둔화되면서 태아가 자궁 속에서 자리를 잡습니다. 즉 엉덩이와 다리가 모여 있으면 머리보다 크기 때문에 자

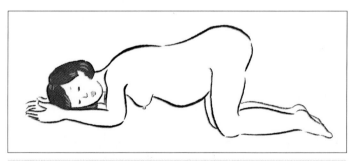

### 거꾸로 있는 태아를 정상 위치로 돌리는 자세
방에 이불을 깔고 그림과 같이 엉덩이를 들어올리는 자세로, 3분씩 하루 2~3회 정도 반복합니다. 이렇게 한다고 모두 정상 위치로 돌아오는 것은 아니지만 도움이 됩니다.

궁의 비교적 큰 쪽인 위를 향하고, 머리는 좁은 쪽인 밑을 향하게 됩니다. 따라서 임신 32주 이전에는 아기의 위치가 거꾸로 있어도 크게 걱정할 필요는 없습니다.

그러나 32주 이후에는 태아의 위치가 고정되기 시작하며, 34주 이후에는 양수가 적고 아기가 커서 잘 움직일 수 없으므로, 거꾸로 있는 아기가 정상 위치로 되돌아오기는 힘들어집니다. 특히 아기가 거꾸로 있으면 발로 양수막을 건드려 양수막이 미리 터지거나, 엉덩이가 머리보다 작아 산도 쪽으로 많이 내려와 자궁문을 쉽게 열리게 할 수도 있어 조기 진통이 올 가능성이 많습니다.

## 분만

만삭이 되면 태아는 산도 쪽으로 많이 내려오고 자궁문도 약간 열립니다. 임신 말기가 되면 자궁을 수축시키는 호르몬을 생성하기 시작하고, 자궁이 이 호르몬에 반응하여 수축함으로써 진통이 시작됩니다. 자궁을 수축시키는 호르몬으로는 옥시토신과 프로스타글랜딘 등이 있습니다. 이것은 자궁의 근육층에 작용하여 자궁을 수축시키지만, 작용 시간이 매우 짧으면서 자궁 이외의 다른 조직에는 큰 영향을 미치지 않도록 하는 아주 효과적인 역할을 합니다.

태아를 분만시키는 힘은 자궁 수축과 복압, 즉 산모가 배에 힘을 주는 것입니다. 자궁이 수축하면 배가 아프고, 자궁 속에 있는 양수에 힘을 미쳐 태아를 아래로 밀어내고, 또 산모 자신은 배에 힘을 주어 태아를 아래로 내려가도록 돕습니다.

### 산모의 걱정

산모는 대개 아기를 분만하기 전에 '팔과 다리, 그리고 눈 · 코 · 입은 제대로 붙어 있을까', '기형아는 아닐까' 등의 이런저런 걱정이 태산입니다. 또 '아기를 낳을 때 얼마나 아프고 힘들까'라며 분만을 두

어떻게 호흡해야 통증을 가볍게 하고 아이를 잘 낳을 수 있을까요?

태아에게 충분히 산소가 공급되도록 심호흡을 자주 해야 합니다. 배가 많이 아플 때 정신 없이 소리만 지르게 되는데, 심호흡을 3초에 한 번씩은 해서 태아에게 충분한 산소가 공급되도록 해야 합니다. 그리고 숨을 힘껏 들이마시고 참은 뒤에, 아랫배에 힘을 주고 대변을 보는 것과 같이 아래로 힘이 내려가게 해야 순산이 됩니다.

려워하는 산모들이 많습니다.

그러나 분만에 대한 걱정이 지나쳐 공포감에 휩싸이다 보면, 오히려 진통과 분만 과정에 지장을 줄 수 있습니다. 누구나 진통을 겪지 않고 아기를 낳을 수는 없습니다. 산모 또한 태어날 때 산모의 어머니가 똑같은 진통을 겪었다는 사실을 알아야 합니다. 그렇지만 옛날과는 달리 지금은 병원에서 안전한 분만을 도와주므로 쉽게 아기를 낳을 수 있습니다. 그러므로 분만 전에 마음의 평온을 되찾고, 의사와 간호사의 지시에 따라 분만하면 큰 고통은 없습니다. 그리고 아기를 낳은 후의 기쁨을 생각해 본다면 분만의 고통은 훨씬 줄어들 것입니다.

초산일 경우에 분만 시간은 10~12시간 정도 걸립니다. 집에서 진통을 겪는 시간을 빼면 병원에서는 대개 7시간 정도 진통을 겪게 되며, 마지막 2~3시간은 매우 아픕니다. 둘째 아기를 낳을 경우에 분만 시간은 병원에서 5시간 정도 진통을 하면 되고, 1시간 정도는 매우 아픕니다.

> **알아두세요**
>
> # 라마즈 분만법
>
> 분만의 고통으로부터 해방되고 싶어하는 마음은 아주 오래전부터 있어 왔습니다. 그 동안 이를 위해 많은 방법들이 응용되어 왔는데, 그 가운데 라마즈 분만법은 1951년 프랑스 의사인 페르낭 라마즈가 구소련에서 시행된 심리학적인 분만법을 체계화해서 연구 발표한 것입니다.
>
> 라마즈 분만법의 요점은 **심리학적인 연상법과 호흡법**으로, 이런 방법을 통해 출산의 고통을 줄이고, 분만이 즐거운 과정이 되도록 도와주고자 함입니다. 여기서 연상법이란 태어날 예쁜 아기를 연상하거나 과거에 즐겁고 행복했던 순간들을 떠올리다 보면, 자연히 분만에서 오는 고통이 줄어들게 된다는 심리적인 방법입니다. 그리고 호흡법은 분만 진통 중에 라마즈 호흡법을 해서 태아의 건강 상태를 좋게 하고, 아울러 산모의 고통도 적게 하려는 방법입니다.

두 번째 출산은 초산과는 달리 큰 고통 없이 훨씬 쉽게 분만할 수 있습니다. 경우에 따라서는 별로 진통을 느끼지 않다가 몇 번 힘을 주고는 분만하는 경우도 있습니다. 그러므로 둘째 아기 출산 때는 집에서 10분 간격으로 아플 때(초산은 5분 간격), 출산 준비를 하고 병원에 가야 합니다. 초산 때 오랫동안 고통을 겪었던 생각만 하고 여유를 부렸다가는 병원에 도착하자마자 분만하거나, 병원으로 가는 도중에 차 안에서 출산할 수도 있습니다.

## 분만을 잘하는 방법

진통을 처음 시작할 때 30분에서 10분 간격으로 진통을 겪다가, 다시 5분 간격으로 짧아지고 30초 동안씩 배가 아픕니다. 처음 얼마 동안은 아랫배와 허리가 많이 아프지만, 분만 진통이 제대로 오게 되면, 즉 3분 간격으로 40초 동안씩 아프게 되고 아랫배뿐만 아니라 배 전체가 아픕니다.

그러나 분만의 고통이 심하게 와서 정신이 없는데, 그 와중에 즐거웠던 과거의 일을 연상하기란 매우 어렵다고 봅니다. 그리고 라마즈 호흡법은 숨을 가능한 한 길게 참았다가 내쉬도록 하지만, 실제 분만 중의 호흡은 진통이 오면 자궁으로의 혈류 흐름이 적어져 태아에게 산소가 적게 가게 되므로, 자주 심호흡을 해서 산소가 태아에게 잘 전달되도록 하는 것이 더욱 중요합니다. 이런 까닭에 라마즈 분만법의 효용성 및 신빙성이 많이 떨어져 현재는 널리 사용되지 않고 있습니다.

요즘은 분만의 고통을 줄이기 위해 척추에 마취하는 무통 분만이 많이 이용되고 있는데, 이 방법은 진통을 거의 느끼지 않도록 하고 있습니다. 따라서 산모가 분만의 고통을 줄이고 싶다면 라마즈 분만법보다는 무통 분만을 이용하는 것이 좋을 듯합니다. 또 출산 전에 적당한 운동을 하고, 일단 진통이 본격화되면 의사나 간호사의 지시를 잘 따르는 것이 분만의 고통을 이겨내고, 예쁘고 건강한 아기를 빨리 볼 수 있는 방법입니다.

따라서 분만 때 아랫배만 아프면 아직은 본격적인 진통이 시작되지 않았다고 생각하고, 본격적인 분만 진통에 돌입할 것에 대비하여 의사나 간호사의 지시에 잘 따라야 순산을 할 수 있습니다. 마지막 2~3시간 동안은 배와 허리가 많이 아픕니다. 이때 산모의 노력이 중요한데, 분만대에 옮겨졌을 때 산모의 복압은 순산에 큰 도움이 됩니다. 요령은 숨을 힘껏 들이마신 다음 숨을 참고, 양손으로 손잡이를 잡아당기고 위에서 아래로 대변을 보는 것같이 아랫배에 힘을 주어야 합니다. 배에 힘을 주는 것은 분만에 중요한 역할을 하므로, 배가 많이 아프더라도 참고 힘을 잘 주어야 순산을 하게 됩니다. 평상시에 이러한 요령을 잘 기억해 두었다가 분만시에 시행하십시오.

## 입원 시기

일단 분만 진통이 시작되면 중간에 중단되지 않고 계속됩니다. 따라서 진통이 시작되어 5분 간격으로 규칙적으로 아프고, 진통이 멈추지 않고 허리까지 아파 오면 출산 준비물을 챙겨서 병원으로 가야 합니다. 초산의 경우에는 경험도 없는 데다가, 또 요즘은 대부분 어른과 함께 살지 않으므로 자문을 구할 데도 없어, 혹시 집에서 아이를 낳게 되는 것은 아닌지 불안해 합니다. 그렇지만 앞에서 말한 가진통과 분만 진통의 차이점을 잘 기억해 두면 훨씬 도움이 될 것입니다.

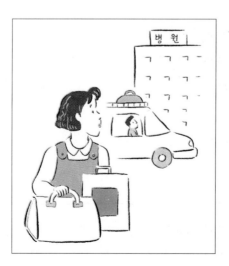

초산의 경우 아기를 낳을 때까지는 통증이 심해 도저히 집에 있을 수가 없으며, 분만 진통이 본격적으로 시작된 후에도 한참 있다가, 즉 5~7시간 후에나 아기를 낳게 되므로 '집에서 갑자기 아기를 낳으면 어쩌지' 하고 걱정할 필요는 없습니다.

병원에 입원할 때는 굶은 상태로 가야 합니다. 왜냐하면 분만 과정에서 촉진제나 수술이 갑자기 필요해서 마취를 할 경우에

토할 염려가 있기 때문입니다. 입원을 하면 의사가 진찰을 해서 분만
진행 정도, 난산의 정도, 아기의 건강 상태를 파악합니다.

## 분만 과정

1) 환자복으로 갈아입고 관장을 합니다. 분만 때 대변
이 나와 회음 절개 부위를 오염시킬 수 있으므로, 먼저
관장을 해서 대변을 제거합니다.

2) 털은 면도해서 나중에 회음 절개 부위를 꿰매기 쉽
게 합니다.

3) 산전 검사로 이미 산모의 건강 상태를 파악하고는
있지만, 몇 가지 검사가 더 필요하므로 피를 뽑습니다.

4) 분만 진통이 약하면 촉진제 주사를 맞을 수도 있습
니다.

5) 분만 대기실에서 분만 진통을 겪다가, 아기가 나오
기 직전에 분만실로 옮겨 아이를 낳게 됩니다.

6) 분만을 한 후에 회음 절개 부위를 꿰매고, 태반이
나온 후 출혈을 많이 하는지, 자궁 수축이 잘되는지를 확
인한 다음에, 별 이상이 없으면 분만 과정을 모두 끝내고
병실로 옮기게 됩니다.

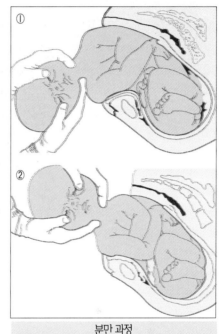

**분만 과정**
아기의 머리가 산도 밖으로 나오면 아기 머리를 그림과 같
이 위, 아래에서 잡아당기면서 한쪽 어깨를 빼고(①), 다
음에 아래쪽 어깨를 빼내면(②) 아기는 그대로 나옵니다.

분만 과정은 다음과 같이 3기에 걸쳐 진행됩니다.

제1기 : 분만 진통을 시작해서 자궁문이 완전히 열릴 때까지

제2기 : 자궁문이 완전히 열린 후부터 신생아가 태어날 때까지

제3기 : 태아가 태어난 후 태반이 나올 때까지

이 가운데 제2기가 가장 견디기 힘든 과정입니다.

## 무통 분만

분만 진통이 충분히 진행된 후에도 산모가 몹시 아픔을 호소해 올
때는, 진통을 약간 줄여 주기 위해 진통제를 사용할 수도 있습니다.

현재 많이 사용되는 방법으로는 진통제, 마취제, 척추 마취, 국소 마취, 무통 마취 등이 있습니다.

무통 분만 방법은 척추 신경막 사이에 가느다란 관을 넣고 진통제를 투여하는 방법으로, 가슴 부위는 마취하지 않고 배까지만 마취합니다. 그렇게 해서 분만 진통이 오더라도 통증을 느끼지 않게 해주어, 산모가 편하게 분만을 하게 하는 시술입니다.

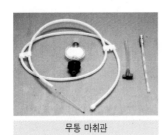
무통 마취관

이러한 방법은 산모의 상태에 따라 선별해서 사용하고 있습니다. 부작용이 걱정되어 사용을 주저하기도 하는데, 산모가 극도의 고통에 시달릴 때는 진통제를 사용해서 고통을 줄여 주는 방법을 택합니다.

통계에 의하면, 심한 출산의 고통을 경험하고 난 후에는 다음 출산율이 떨어진다고 합니다. 따라서 요즘에는 무통 마취에 의한 무통 분만 방법을 많이 이용하고 있습니다.

## 분만 방법

### 정상 분만

정상 분만일 경우에는 머리가 먼저 나옵니다. 아기의 얼굴이 바닥을 향한 채 목이 나오면, 의사가 아기의 머리를 잡고 서서히 잡아당기면서 아기의 어깨를 빼냅니다. 아기가 완전히 나온 다음에는 탯줄을 묶어서 자르고, 아기가 힘차게 울어 폐가 활짝 펴지도록 등이나 엉덩이를 살짝 때려 줍니다. 그 외의 방법으로 아기가 나오는 것은 비정상 분만으로, 산모나 태아가 모두 위험해집니다

### 회음 절개 수술

질의 처녀막 부위나 외음부는 아기 머리가 나올 만큼 넓지 못하므로, 그냥 내버려두면 분만 시간도 지연되고, 또한 제멋대로 찢어져 여러 가지 손상을 입힐 수 있습니다. 그래서 국소 마취를 한 후에 미리 외음부를 째서 넓힌 다음에 아기를 낳는 방법입니다. 이 방법은 회음부의 불규칙한 열상을 방지하고, 출혈을 줄이며, 방광과 직장 등

을 보호합니다. 분만이 끝난 다음에는 다시 원래
대로 꿰매 줍니다.

회음부를 절개해도 산도가 좁으면 주위 조직이
상하는 경우가 간혹 있어 항문이나 직장에 손상
을 입힐 수도 있습니다. 그러므로 안전하게 출산
하는 요령은, 태아의 머리가 나올 때까지 힘을
주다가, 머리가 나온 후에는 힘을 주지 않고 계
속 심호흡을 합니다. 즉 아기의 몸체가 나올 때
는 산모가 힘을 주지 않은 상태에서 의사가 천천
히 빼냅니다. 만약 이때 산모가 힘을 주면, 갑자

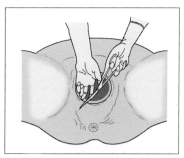

**회음 절개 방법**
외음부가 아기 머리보다 훨씬 좁아서 아기가
그냥 나올 수 없으므로, 외음부를 넓게 하기
위해서 수술 가위로 쨉니다.

기 태아의 몸체가 쑥 빠져 산모의 회음 부위에 손상을 입히고 몹시
아플 수 있습니다. 힘들더라도 의사가 힘을 주지 말라고 하면 최대한
참는 게 좋습니다.

절개 부위는 보통 오른쪽이나 가운데를 째는데, 각각 장단점이 있
습니다. 다만 오른쪽을 째는 경우가 더 아픕니다.

### 둔위 분만(거꾸로 나올 때)

아기의 엉덩이나 다리가 먼저 나오는 것을 둔위 분만이라 합니다.
아기가 나올 때는 특히 머리가 제일 크고 단단해서 나오기가 힘들기
때문에, 정상 분만 때보다 산도나 자궁문이 충분히 열리지 않은 상태
에서 엉덩이나 다리가 먼저 나오게 됩니다. 그러면 나중에 나오는 단
단하고 큰 머리가 자궁문에 걸리게 됩니다. 이렇게 되면 탯줄이 머리
와 자궁문 사이에 끼게 되므로 태아로 가는 혈류가 차단되어, 할 수
없이 강제로 빨리 아기를 빼내야 합니다. 따라서 이 경우에는 아기나
산모에게 심각한 위험을 초래할 수 있습니다. 현재는 이렇게 위험하
게 분만하지 않고 제왕 절개 수술을 합니다.

### 흡입 분만

아기가 크거나 산모의 골반이 좀 작아, 분만 마지막 단계에서 아기
가 더 이상 내려오지 못하는 경우가 종종 발생합니다. 이때 진공 흡

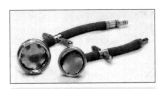
진공 흡입기

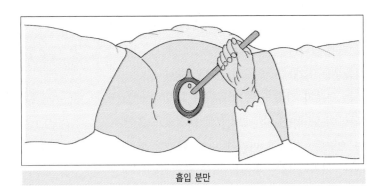
흡입 분만

입기를 아기 머리에 대고 잡아당기면서 분만을 시킵니다. 그러나 너무 무리하게 힘을 가하면 아기나 산모에게 모두 위험할 수도 있습니다. 요즘은 아기가 나오기 쉽게 살짝 도와주는 역할만으로 사용하기 때문에 크게 걱정할 필요는 없습니다.

### 제왕 절개 수술

제왕 절개 수술은 산모를 마취한 후, 배를 열고 자궁의 하단부를 째서 아기를 꺼낸 다음, 자궁을 다시 꿰매고 나서 배를 닫는 수술입

알아두세요

## 마취 방법

- 전신 마취 : 흡입 마취제와 보조 마취제를 사용해서 미리 의식을 잃게 한 다음, 마취 심도를 얕게 하고 아기가 나온 후 더 깊게 하는 방법입니다.
- 척추 마취 : 마취용 긴 바늘을 척추 속에 찌르고 마취약을 넣어 가슴 밑으로만 마취시키는 방법으로 배와 다리만 마취가 됩니다. 아기가 나올 때까지 정신 상태는 또렷하며, 아기가 나온 후에는 다시 마취제를 써서 산모를 재웁니다.
- 무통 마취 : 척추 마취와 같은 방법으로 하는데, 이 경우는 척추 속이 아닌 척추막 주위 신경을 마취하는 방법입니다. 수술 후에도 진통제를 넣어 주어 통증을 없애는 방법으로, 현재 많이 사용되고 있습니다.

니다. 제왕 절개 수술을 받아야 하는 산모는 정상
분만이 불가능하거나, 정상 분만을 하면 산모나 태
아가 위험한 경우입니다. 제왕 절개 수술을 할 때
는 다른 수술과 달리 처음부터 마취를 깊게 하지
않습니다. 왜냐하면 태아가 마취되면 태어난 뒤에
도 울지 못해 인공 호흡을 해야 하기 때문입니다.
따라서 아기가 나올 때까지는 깊게 충분히 마취하
지 않기 때문에, 간혹 산모가 수술할 때 소리를 듣
는 경우도 있습니다.

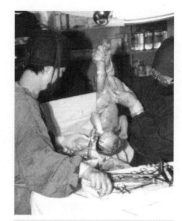

제왕 절개 수술로 태어난 아기

최근에는 제왕 절개 수술을 하는 산모가 점차 늘
어나고 있습니다. 의학의 발달로 산모나 태아의 위
험한 상태를 파악하기가 좀더 쉬워졌기 때문에, 정상 분만만 고집했
던 과거보다 제왕 절개 수술을 하는 산모들이 증가한 것입니다. 의학
이 발달할수록 그 숫자는 더욱 늘어날 것입니다.

첫 아기를 제왕 절개 수술로 낳았으면, 둘째 아기도 대부분 제왕
절개 수술을 해서 분만해야 합니다. 왜냐하면 자궁을 째고 다시 꿰맨
부위가 얇아져서 정상 분만을 시도할 경우에, 분만 진통의 압력을 이
겨내지 못하고 벌어질 수 있기 때문입니다.

반면에 제왕 절개 수술을 하고 꿰맨 뱃살은 절대 벌어지지 않습니
다. 그래서 초음파 검사를 하여 꿰맨 자궁 부위가 현저히 얇아져 있
지 않은 것을 확인하면 정상 분만을 시도해 볼 수도 있습니다. 이때
는 분만 중에 계속해서 초음파 검사를 하여, 제왕 절개 수술을 했던
자궁 부위가 벌어지거나 파열되지는 않았는지 주의 깊게 관찰하고,
유사시에 수술할 수 있도록 만반의 준비를 해놓은 상태에서 정상 분
만을 시도해야 합니다. 그러나 골반이 너무 좁아서 첫째 아기를 제왕
절개 수술로 낳았을 경우에는, 둘째 아기도 난산이 되므로 정상 분만
을 시도해서는 안 됩니다.

제왕 절개 수술은 2회 이상 하지 못한다고 알려져 있으나, 산모가
원한다면 2회 이상 수술할 수도 있습니다. 다만 2회 이상 수술하면
정상 분만한 경우보다 아무래도 출혈이 많기 때문에 산모의 몸이 쇠

제왕 절개 수술을
받아야 하는 산모

- 과거에 제왕 절개 수술을 받
  은 경험이 있는 산모
- 태아의 위치가 비정상일 때
  (대부분 거꾸로 있는 경우이
  며, 기타 여러 종류의 위치
  이상)
- 전치 태반 및 태반 조기 박리
- 양수가 너무 적을 때
- 양수가 태변에 오염되어 있거
  나, 태아의 상태가 위험할 때

**분만 후 입원 기간**

보통 특별한 합병증이 없으면 정상 분만은 3일, 제왕 절개 수술은 1주일입니다.

약해지고, 자궁 및 장의 유착이 많습니다. 따라서 자궁, 장, 방광이 다치지 않도록 수술해야 하므로 수술이 어렵고 시간도 많이 지연됩니다. 따라서 산모나 태아가 위험해질 수 있기 때문에 아이를 그만 낳도록 권하고 있습니다.

### 분만 도중 응급 제왕 절개 수술을 받아야 하는 경우

자궁 수축이 제대로 조화를 잘 이루어야 분만이 수월하게 진행됩니다. 그렇지만 자궁 수축력은 강해 산모가 심한 진통을 느끼더라도, 자궁 수축이 위에서 아래로 조화를 이루지 못하고 제멋대로 수축하면, 아무리 자궁 수축력이 강해도 분만이 잘 진행되지 않습니다.

따라서 자궁 수축이 제대로 조화를 이루지 못할 경우에도 제왕 절개 수술을 받아야 합니다. 또 한 가지는 산도 모양의 이상이나 태아의 머리 위치가 비정상적으로 위치해서, 제왕 절개 수술을 받는 경우가 종종 있습니다. 산전 진찰 때 산도가 넓어 순산할 것으로 진단을 받았어도, 이와 같이 분만 과정에서 문제가 생기면 응급 제왕 절개 수술을 받아야 합니다.

이 경우 산전 진찰을 잘못해서 그렇다고 생각하는데 그렇지 않습니다. 태아의 머리가 산도에서 잘 돌지 못해 위치에 이상이 생기면, 분만이 잘 진행되지 못하면서 자궁 수축력이 약해집니다. 즉 태아의 머리가 산도에 꽉 끼어 진행되지 않을 때, 분만이 계속 진행되도록 자궁 수축력이 증가하는 것이 아니고 오히려 떨어집니다. 따라서 분만 과정이 제대로 진행되지 못하고 정체합니다. 자궁 수축력이 계속 증가해서 자궁이 터지지 않는 것이 바로 조물주의 조화요, 인체의 신비입니다.

촉진제를 충분히 사용해도 분만이 잘 안 되면 무리하지 말고 제왕 절개 수술을 해야 하며, 무리해서 분만을 계속 시도하면 산모나 태아가 모두 위험해집니다.

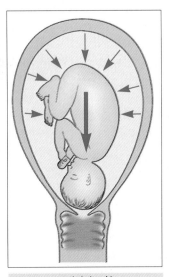

**분만시키는 힘**

자궁 수축이 일어나면 화살표와 같이 힘이 작용합니다. 이때 양수가 각 방향의 힘을 조절하여 밑으로 향하게 함으로써, 아기를 아래로 밀어내어 분만시킵니다.

우리 나라의 경우에는 정상 분만을 원하는 사람이 많으므로 되도록 정상 분만을 유도하고 있지만, 병원에서 제왕 절개 수술을 권할 때는 기꺼이 응해서 산모 자신이나 아기의 안전을 도모해야 합니다.

특히 시부모나 나이 많은 사람들은 제왕 절개 수술에 대해 거부감을 느껴 수술에 잘 응하지 않습니다. 옛날에 아기 낳던 것만 생각해서 병원의 지시에 응하지 않고 무리하게 분만한 후, '그냥 낳을 수도 있는데 괜히 수술을 하라고 했다.'거나, '봐라, 내 말 듣고 수술하지 않고 그냥 아이를 낳았으니 얼마나 잘됐느냐.' 하며 대견해 하는 장면을 간혹 봅니다. 그러나 이런 생각은 참으로 위험합니다. 마침 산모나 신생아가 건강해서 다행이지만, 경우에 따라서는 정말 산모가 위험해지거나 태아가 생명을 잃을 수도 있다는 사실을 알아야 합니다.

옛날에 당시 최고의 시설과 의료진에도 불구하고 왕비나 공주가 아이를 낳다가 잘못되거나, 또 태어난 왕자나 공주가 잘못된 경우가 있었다는 사실을 상기할 필요가 있습니다. 고루하고 낡은 사고 방식을 고집하다가 위험한 일을 당하지 않도록 항상 명심해야 합니다. 그리고 병원에서 의사가 지시하는 대로 따르는 것이 산모나 아기의 건강을 위한 지름길임을 명심해야 합니다.

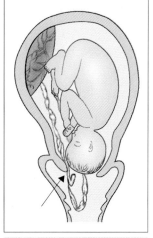

양수가 많이 흘러 나올 때 탯줄이 함께 나와서 태아 머리와 자궁문 사이에 눌려 있는 상태(화살표 부분). 이 경우에는 응급 제왕 절개 수술을 해야 합니다.

## 분만 후 주의할 점

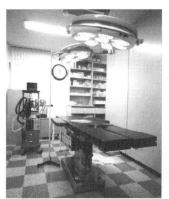
수술대

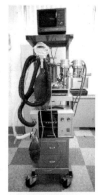
마취기

소변을 시원하게 보는 것이 제일 중요합니다.

분만 후 8시간 이내에는 소변을 꼭 보아야 합니다. 왜냐하면 분만 중에 방광이 태아의 머리와 골반 사이에서 오래 눌려 있게 됨으로써 방광 신경이 마비되어, 소변이 방광에 차도 소변이 마렵지 않은 경우가 있습니다. 따라서 8시간을 넘기지 말고 소변을 보도록 해야 합니다. 간혹 8시간을 넘겨 하루 종일 소변을 보지 못하는 경우도 있습니다. 이렇게 되면 마치 고무 풍선이 너무 부풀어지면 원래 모양으로

159쪽 참조

되돌아오지 못하는 것처럼, 방광에 소변이 너무 차서 팽창하게 되면 원래 상태로 곧바로 돌아오지 못합니다. 방광 신경이 마비되어 방광이 너무 팽창되면, 쉽게 방광 기능이 회복되지 못해 소변을 보지 못하므로 오랫동안 소변줄을 끼고 있어야 합니다. 이런 일이 생기지 않도록 8시간 이내에 꼭 소변을 보도록 하고, 만약 소변을 시원스레 볼 수 없으면 적절한 치료를 받아야 합니다. 그리고 좌욕이나 적외선 열치료를 받아 회음 절개 부위의 부기와 통증을 가라앉히고 빨리 낫게 합니다.

또 한 가지는 분만 후 출혈입니다. 출혈량이 월경의 3배 정도는 괜찮지만, 그 이상으로 나와 패드를 흠뻑 적실 정도면 위험한 신호이므로, 의사나 간호사에게 연락해서 조치를 받아야 합니다.

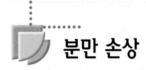

# 분만 손상

분만할 때 태아가 산도를 통과하면서 다치는 것으로, 주로 머리를 많이 다칩니다. 태아가 많이 다치는 경우는 다음과 같습니다.

- 아기가 너무 빨리 나왔을 때, 산도에 머리를 심하게 부딪치게 되므로 아기 머리를 다치거나, 산모의 질이나 자궁문이 찢어져 출혈이 많아집니다.
- 난산일 경우
- 촉진제를 사용하면 자궁 수축이 강하게 올 수 있어, 그렇게 되면 아기를 내보내는 힘이 강해지기 때문에 손상을 입을 수 있습니다.

## 태아 손상의 종류

### 두피 내 출혈

자궁문이 단단하고 잘 열리지 않으면, 위에서는 자궁 수축으로 밀어내고 아래에서는 자궁문이 잘 열리지 않아, 아기의 머리가 자궁문 사이에 꽉 끼게 됩니다.

그러면 아기의 두피가 부으면서 두피 혈관이 약해져서 터지고 피가 고이게 되어, 분만 후에 아기 머리가 약 3~5cm 가량 붓고 말랑말랑해집니다. 그러나 그로 인한 후유증은 별다르게 없으며, 한두 달 지나면 자연히 없어집니다.

### 뇌성마비

산소 결핍증이나 머리에 손상을 입으면 간혹 뇌성마비가 될 수 있지만, 대부분 선천성으로 원인을 잘 모릅니다.

### 뇌출혈

뇌 혈관이 터져 뇌 속에 피가 고이는 것을 말합니다. 아기가 산도를 통과해서 나올 때 머리가 산도에 꽉 끼게 되므로, 아주 소량의 출혈까지 합치면 정상 분만의 약 4%가 뇌출혈이 될 수 있다고 합니다.

### 두피 부종

산도에 머리가 꽉 끼어 있는 채로 시간을 끌게 되면 혈액 순환이 잘 안 되어 두피가 붓게 되는데, 머리의 정수리 부분이 부은 것처럼 말랑말랑하게 튀어나옵니다.

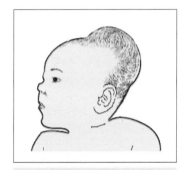
두피 부종으로 머리가 부은 상태

아기 머리가 산도를 통해 나올 때 원형대로 나오지 않고 산도 속에서 머리가 눌려 길어지면서 나오는데, 초산의 경우 정도의 차이는 있지만 발생률은 거의 100% 정도입니다. 난산의 경우 증세가 더욱 심합니다.

### 신경마비

얼굴이 오래 눌리면 안면 마비가 일어나는데, 발생률은 1% 정도입니다. 그리고 제일 많이 일어나는 것은 팔의 신경마비로 발생률은 2% 정도입니다. 아기의 머리가 밖으로 나온 뒤 어깨가 나올 때는 아기 머리를 잡고 빼는데, 이때 외음부에 의해 어깨가 눌려 팔과 연결

된 신경이 눌리거나, 또는 아기가 커서 세게 잡아당겨 빼낼 때 신경을 다쳐 한쪽 팔을 움직이지 못하는 현상입니다. 특히 아기가 4kg이 넘거나 거꾸로 나올 때는 무리하게 힘을 주어야 하므로 팔의 신경마비가 생길 수 있습니다. 대개는 일과성이므로 간단한 치료만 해주면 정상으로 회복됩니다.

### 골절

쇄골에 금이 가는 경우가 제일 많지만, 보통 특별히 치료하지 않고도 잘 낫습니다. 간혹 머리뼈에 금이 가는 경우도 있습니다.

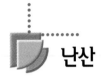

# 난산

난산이란 말 그대로 아기를 힘들게 낳는 것을 말합니다. 다시 말해서 분만 시간을 오래 끌어 산모를 탈진케 하는 것이지요. 난산이 될 위험성이 높은 경우는 다음과 같습니다.

## 산도가 좁을 경우

난산의 대부분은 산도가 좁은 경우에 생기며, 때때로 통뼈 등 산도의 모양도 원인이 됩니다. 또한 산도가 충분히 넓다 해도 질에 살이 많아 아주 두껍거나 단단하면, 결국 산도가 좁아지기 때문에 난산이 됩니다. 뚱뚱한 산모 가운데 난산이 많고, 주로 마른 산모가 순산을 하는 것도 바로 이런 이유에 기인합니다.

아기가 커서 난산을 한다고 생각하는 사람들이 많습니다. 그런데 아기가 4kg 이상의 거대아이면 모를까, 보통 아기는 머리가 제일 나오기 힘든 부분이기 때문에, 아기가 더 크고 작고 하는 것은, 몸에 살이 많은가 적은가에 의해 결정되므로 조금 큰 아기는 분만시에 큰 문제가 되지 않습니다.

## 아기 머리 위치가 나쁠 경우

위치상 아기는 머리 정수리 부분이 먼저 산도 속을 통과해야 합니다. 그리고 산도의 좁은 곳을 통과하기 위해 머리는 산도 속에서 조금씩 돌면서 통과한 후에 바닥을 보면서 나와야 합니다.

만약 얼굴이나 이마로 산도를 통과하거나 얼굴이 산모 옆이나 위를 보면서 나오면, 아기의 머리가 산도 속에서 쉽게 돌면서 빠지지 못해 산도 중간에서 걸려 진행이 되지 못합니다.

난산의 경우 산모나 아기의 건강 상태가 나빠지지 않도록 처치는 해주지만, 오랜 시간 난산이 되면 산모가 탈진하거나 아기의 상태가 위험해질 수 있으므로 제왕 절개 수술을 하게 됩니다.

산전 진찰 때 순산할 것이라고 진단받았다가도, 분만 진통이 길어져 고생을 할 만큼 다한 다음에, 결국 제왕 절개 수술로 분만하는 산모도 있습니다. 이 경우 의사를 원망하게 되는데, 대부분 아기의 머리가 분만 도중에 비정상으로 위치하기 때문에 이런 일이 생깁니다. 의사는 산전에 산도의 크기를 진단할 뿐 골반 모양은 진단할 수 없는 경우이니 이해해야 합니다.

### 고령 초산모

여성은 20~25세 때 임신이 가장 잘되고, 임신 중에도 부작용이 적은 나이입니다. 30세가 넘으면 임신율이 떨어지고, 35세가 넘으면 더욱 많이 떨어집니다. 또한 임신으로 인한 부작용도 많아진다고 하겠습니다. 따라서 나이 많은 여성은 임신이 되면 철저한 산전 진찰과 함께 영양식과 몸 관리에 주의를 기울여야 합니다. 그렇지만 출산 과정은 특별히 어렵지 않습니다.

## 아기가 클 경우

아기가 4kg이 넘으면 거대아라고 하는데, 이 경우에는 대부분 난산을 하게 됩니다. 산모가 당뇨병이 있거나 당뇨병이 잠재해 있으면 거대아가 많으므로, 산전 진찰 때 자신의 당뇨 여부를 반드시 알아두어야 합니다.

## 분만 진통이 제대로 오지 않는 경우

진통이 제대로 오고, 아울러 자궁 수축도 잘돼야만 아기를 아래로 밀어내면서 정상 분만을 할 수 있습니다. 그런데 분만 진통이 제대로 오지 않거나 불규칙하고, 자궁 수축이 잘 조화되지 못할 때는,

자궁의 위와 아래가 제각각 수축해서 아기를 아래로 밀어내지 못합니다. 따라서 분만 과정은 진행되지 않고 배만 아픈 경우가 있습니다. 특히 촉진제를 맞을 경우에 이런 일이 많이 생깁니다. 이러한 경우에는 난산이 되어, 결국 제왕 절개 수술로 이행하기 쉽습니다.

이상의 경우들 외에 외음부가 상당히 좁을 때나, 자궁문이 단단해서 잘 열리지 않을 때도 난산이 됩니다.

# 분만 후 출혈

정상 분만을 한다 해도 분만 후에 약 500cc 정도의 피를 흘리게 됩니다. 아기가 양수와 함께 빠져 나오면 자궁의 용량이 갑자기 4~5 $l$ 정도로 감소해서 저절로 자궁 수축이 일어납니다. 이때 자궁 내벽에 붙어 있던 태반은 수축하지 못해, 결국 자궁 내벽과 분리되면서 떨어집니다.

태반은 자궁과 태아 사이에서 탯줄을 통해 산소와 영양 물질을 공급하는 역할을 합니다. 즉 모체의 영양분과 산소를 태아에게, 태아의 이산화탄소와 노폐물을 모체에게 보내는 운반 역할을 담당하고, 또한 호르몬도 생성하여 임신에 많은 영향을 미치는 것으로 알려져 있습니다. 따라서 상당한 양의 피가 태반을 통과하는데, 약 7분 동안 산모 전체의 피가 이곳을 한 번 통과할 정도로, 태반과 자궁 사이에는 많은 혈관들이 연결되어 있습니다.

이러한 태반이 떨어지면 혈관이 끊기고, 끊긴 많은 혈관에서 피가 나오므로 정상적인 상태에서도 어

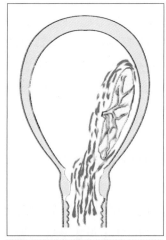

태반이 떨어지면서 피가 많이 흘러 나옵니다.

느 정도 출혈을 하는데, 이를 막아 주는 것이 자궁 수축입니다. 자궁이 강하게 수축하면 끊긴 혈관이 꽉 눌려지면서 피가 나오지 않고, 곧이어 혈관이 막혀 저절로 지혈이 됩니다. 이 과정이 잘못되면, 즉 자궁 수축이 잘 안 되어 자궁 수축 무력증에 빠지면 피가 걷잡을 수 없이 나옵니다.

또 한 가지 원인은 태반이 자궁벽에서 완전히 떨어지지 못하고 부분적으로 남아 있을 때, 그곳 자궁 내벽 혈관의 수축력이 나빠져 출혈이 많아지기도 합니다. 따라서 분만 후 출혈량은 대체로 자궁의 수축력과 태반과 자궁벽의 유착 정도에 따라 좌우됩니다.

출혈량이 500ml 이상일 경우 출혈이 많다고 하는데, 산모는 임신 중에 피가 많이 늘어나 있으므로 웬만한 출혈로는 위험한 상태까지 이르지 않습니다. 따라서 과거에 병원이 없고 수혈도 못하던 시절, 제대로 먹지도 못해 빈혈이 많던 시절에도 대부분의 산모가 출혈을 이겨내고 회복되었던 것입니다.

그러나 의료 장비나 의학 지식의 발달에도 불구하고, 산후 출혈은 산모 사망의 중요한 요인이 되고 있습니다. 요즈음에는 에이즈 감염을 우려해서 수혈받기를 거부하곤 해서 수혈도 쉽지 않습니다. 따라서 분만 후 태반이 나옴과 동시에, 강력하게 자궁을 수축시켜 출혈을 하지 않도록 만반의 준비를 하고 있습니다. 그러나 꼭 처치한 대로 출혈을 막을 수 있는 것은 아니고, 위에서 설명한 바와 같이 출혈이 많이 있을 수 있습니다. 물론 대부분은 출혈을 많이 할 것을 예측해서 미리 조치를 취하지만, 예측하지 못할 때도 가끔 있어 대량의 출혈 때문에 수혈하는 경우도 있습니다. 따라서 분만 과정에서는 아기를 건강하게 순산시키는 것 이외에, 출혈이 많지 않도록 하는 것이 중요합니다.

사람들은 대개 아기만 순산하면 일이 다 끝난다고 생각하지만, 의사는 이에 못지않게 태반이 나오고 출혈이 많지 않도록 자궁을 수축시키고 지혈시키는 일을 중요하게 생각합니다.

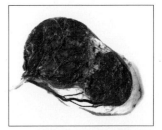

정상적으로 나온 태반 모습

### 분만 후에 피를 많이 흘리는 경우

• 분만 후에 자궁 수축이 제대로 되지 않는 경우입니다. 난산을 하여 자궁이 상당히 지쳐 있으면, 힘이 없어 수축하지 못하고 자궁 수축 무력증에 빠집니다. 또한 쌍태아 임신을 포함하여 아기가 너무 큰 경우에는, 자궁 또한 너무 커져 있어 자궁이 빨리 수축하지 못합니다.

• 태반이 자궁 내벽에 붙어 있지 않고, 일부가 자궁 내벽 속으로 파고들어가 있는 경우입니다. 이때는 태반이 떨어지고 자궁 수축이 강해도, 자궁 속으로 파고들어가 있는 태반이 남아 있으므로 출혈이 많아집니다.

• 자궁의 아래쪽 부분은 수축력이 약한데, 이곳에 태반이 있다가 떨어지는 경우입니다. 전치 태반이 이에 해당됩니다.

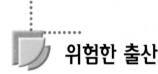

# 위험한 출산

## 촉진제 사용

유도 분만이란, 분만을 해야 하는데 진통이 없는 경우에 행하는 것으로 외부에서 자궁 수축제를 투여하는 방법입니다. 이러한 자궁 수축제를 촉진제라 하며, 대표적인 것이 옥시토신 혈관 주사로 분만시 5%의 포도당과 함께 서서히 주사합니다. 분만 촉진제 주사를 맞는다고 하면 바로 이 옥시토신을 말하는 것입니다. 그 외에 간혹 다른 주사나 질정을 사용하기도 합니다.

흔히들 촉진제를 사용하면 분만 진통이 원활히 이루어져서 순산할 수 있다고 생각하는데, 생각보다 쉬운 일은 아닙니다. 촉진제를 사용하면 진통 시간이 길어지기 때문에 배가 많이 아픈 것으로 알고 있는 것도 그 이유입니다.

모든 것은 자연의 순리를 따르는 것이 좋듯이, 진통도 저절로 와야 좋은 것입니다. 촉진제가 비교적 잘 반응하는 시기는, 일단 가진통이 와서 자궁문이 조금 열려 있는 때입니다.

그러나 촉진제는 안전한 것이 아니므로 사용에 주의를 기하고 있습니다. 그리고 밤에 사용하지 않고 낮에 사용하기 때문에, 촉진제를 맞을 산모는 아침 일찍 병원에 와야 합니다.

## 양수가 산모 체내로 들어갈 때

분만 도중에 터진 양수막을 통해 양수가 자궁의 혈관 속으로 역류해 들어가 산모의 핏속에 섞이는 경우가 있습니다. 이렇게 되면 심장·폐·혈관이 막히고, 폐 기능이 정지되며, 혈액 응고 장애로 피를 많이 흘려 급격히 사망할 수가 있습니다.

이러한 이상은 태반이 미리 떨어져 있어서 자궁의 혈관이나 상처

### 출산 예정일이 지났을 경우

모든 산모가 정확히 예정일에 출산하는 것은 아닙니다. 대부분 예정일 전후 2주 사이에 출산하게 되는데, 모두 정상입니다. 그런데 출산 예정일에서 2주가 지나도 진통이 오지 않는 경우는, 무작정 기다리지 말고 의사와 상의해서 유도 분만을 해야 합니다. 예정일보다 2주 이상 경과되면 태아가 약해지거나 염증이 생길 수 있으며, 사망할 가능성도 있습니다.

### 촉진제를 사용하지 않는 경우

• 양수가 태변으로 심하게 오염되어 있는 경우
• 아기가 매우 크거나 양수가 많을 때
• 나이가 많고 여러 번 아기를 낳은 산모

150

틈으로 양수가 들어가 일어납니다. 아주 드문 일이긴 하지만 어쨌든 이런 병도 있다는 것은 알아 두는 게 좋을 듯합니다. 그러고 보면 분만이 얼마나 힘들고 위험한 일인가를 새삼 느끼게 됩니다.

## 양수가 태변으로 오염되었을 때

태아가 건강이 좋지 않을 때는 모체의 자궁 속에서 태변을 보게 됩니다. 예를 들어 저산소증이거나 염증이 있을 때 태아가 태변을 보는 것으로 알려져 있습니다. 정상적인 태아는 자궁 속에서 호흡 운동을 해서, 태아의 폐 속으로 양수가 들어가 허파 꽈리와 폐의 성장을 돕습니다. 따라서 양수가 태변으로 오염되어 있으면 태아의 폐 속으로 태변이 들어가게 됩니다. 태아는 분만 전에도 태변을 양수와 함께 흡입하지만, 분만 직후 호흡시에도 태변이 폐로 흡입될 수 있습니다. 태변은 되고 끈적끈적하므로, 흡입하면 폐가 막히거나 폐렴을 일으킬 수 있습니다.

114~5쪽 참조

알려진 바로는 양수가 태변으로 오염되어 있을 때, 태어난 신생아의 20%가 자궁 속에서 이미 태변을 흡입한 것으로 나타나 있습니다. 태아의 상태가 좋지 않거나 질병에 감염되었을 때 태변을 보는 빈도가 높아지므로 임산부는 건강에 유의해야 합니다. 그래서 질병에 감염되지 않도록 사람이 많이 모인 곳이나 병이 있는 사람은 되도록 피해야 합니다. 특히 예정일이 많이 지나거나 태아가 체중 미달일 때, 그리고 양수가 적을 때는 태변에 의해 오염이 많이 되었기 때문에 더욱 위험해집니다.

양수가 태변에 의해 심하게 오염되어 있을 경우 제왕 절개 수술을 하게 됩니다. 그러나 수술을 한다 해도 어느 정도 위험이 줄어들기는 하지만, 이미 자궁 속에서 태아가 태변을 흡입했을 수도 있기 때문에 위험은 여전히 남아 있습니다. 그러므로 태아가 태변을 보는 상황을 미리 피하는 것이 최선의 방법이라고 할 수 있습니다.

양수가 태변으로 오염되어 있으면 아기의 머리가 나온 후에 빨리 태변을 제거해야 합니다. 머리만 나온 상태에서 그대로 목과 기관지에 있는 태변을 빨리 빼냄으로써, 더 이상 태변이 폐 속으로 들어가지 못하게 막아 줍니다.

## 신생아 호흡 곤란증

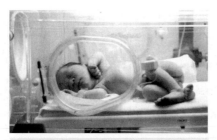

미숙아는 인큐베이터 안에서 세심한 보살핌을 받아야 합니다.

태아의 폐 성숙이 완전하지 못해 생기는 가장 대표적인 병으로, 미숙아의 대부분이 이 질환으로 인해 치료를 받고 있습니다. 허파 꽈리의 탄력성이 부족하여 스스로 늘어났다 줄어들었다 하는 힘이 없어 혼자 숨을 쉴 능력이 모자라는 경우로, 호흡기를 부착한 채 인큐베이터에서 폐가 성숙될 때까지 치료합니다.

신생아 사망률이 가장 높은 질환입니다.

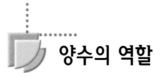

# 양수의 역할

## 양수의 중요성

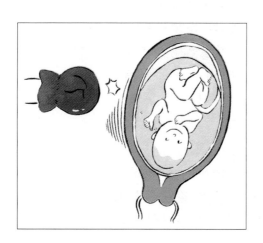

태아가 쉽게 움직일 수 있는 환경을 유지하고, 일정 온도를 유지하며, 배를 다쳤을 때 쿠션 효과로 태아에 미치는 충격을 방지합니다. 그리고 양수의 성분 검사로 태아의 건강과 성숙 상태를 파악할 수 있으며, 분만 시 분만 진통을 효과적으로 아래쪽으로 내려가게 해서, 태아를 밑으로 내보내는 역할을 합니다.

## 양수의 양

난자와 정자가 수정된 후 생기기 시작해서 임신 36주에 이르면 1,000ml(큰 우유팩과 같은 양)로 가장 많았다가, 이후로는 감소해서 분만할 때는 약 700ml 정도가 됩니다. 그러나 예정일이 많이 지나면 양수의 양이 많이 감소합니다.

태아는 자궁 속에서 자유로이 움직이며 양수를 먹고, 소변을 봅니다. 잘못된 태아의 경우, 예를 들면 태아가 신장이 없다든가, 그 기능이 나쁘거나, 혹은 소변 나오는 곳이 막혀 소변을 보지 못하는 경우에는 양수의 양이 기형적으로 적어집니다. 식도가 막혀 양수를 먹지 못하는 경우에는, 태아가 양수를 전혀 흡수해 내지 못하므로 양수의 양이 많아지게 됩니다.

그러나 양수의 양의 많고 적음은 이것만으로 결정되는 것이 아니고, 얼마나 많이 만드는지 혹은 못 만드는지에 따라서도 결정됩니다. 양수의 생산 능력, 그리고 태아가 양수를 먹고 소변을 보는 것 모두 양수의 양의 많고 적음에 관계가 있습니다.

**알아두세요**

양수 부족 → 호흡 기전이 불충분 → 폐 성숙 불충분 → 태어난 후 호흡 곤란증

113~4쪽 참조

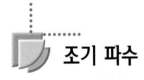

## 조기 파수

아기는 자궁 속의 양수막 내에서 양수와 함께 있는데, 양수막은 계란 껍질 속에 있는 얇은 막보다는 두껍지만, 그다지 두껍지는 않아 쉽게 찢어질 수 있습니다. 분만 진통이 오기 전에 양수막이 찢어져, 속에 있던 양수가 흘러 나오는 것을 조기 파수라 합니다. 양수막이 많이 찢어지면 양수가 많이 흘러 나오고, 아기의 머리가 산도에 내려와 있으면 양수가 흐르는 것을 막아 주기 때문에 조금 나옵니다.

조기 파수가 되는 이유는, 큰 충격이나 무리한 행동으로 양수막이 찢어지는 경우도 있으나, 대부분의 경우에는 염증이 생겨서 발생합니다. 즉 염증으로 인해 양수막에 세균 증식이 많아져 양수막을 점차로 녹여 약하게 함으로써, 자기도 모르는 사이에 저절로 터지는 경우가

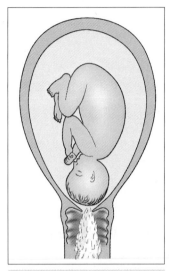

양수막이 미리 터져 양수가 질 바깥으로
쏟아져 나옴.

142쪽 그림 '분만시키는 힘' 참조

대부분입니다.

양수의 역할은 분만 진통으로 오는 힘을 모아 수압으로 변화시켜 밑으로 향하게 합니다. 또한 양수가 완충 역할을 해서 자궁이 아기와 직접 닿지 않고 아기를 밑으로 내보내게 합니다. 따라서 조기 파수가 되어 양수가 적은 경우에는 보통 마른 아기라고 하는데, 자궁이 아기와 직접 닿게 되어 분만 진행이 원활히 이루어지지 못해 난산으로 이어집니다. 또한 아기와 탯줄이 눌려 산소 공급이 떨어져 아기 상태가 나쁘게 됩니다.

조기 파수가 되면 양수가 흘러 나와 양이 적어져 분만 진행이 잘되지 못하는 것 이외에, 찢어진 양수막 사이로 균이 침범해서 양수 속에서 급격히 번식하여 태아나 자궁에 염증을 일으켜 위험합니다.

그러므로 일단 조기 파수가 되면 24시간 이내에 촉진제를 사용하여 분만을 시키거나, 양수가 너무 없으면 제왕 절개 수술로 분만해야 합니다.

# PART 4

# 출산 후 몸조리

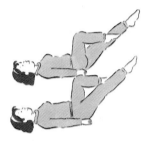

# 출산 후 나타나는 증상

## 산후 출혈

태반은 출산 후에 떨어져 나오지만, 임신 때 생성된 자궁 내막에 있는 조직은 출산과 함께 한꺼번에 떨어져 나오지 않습니다. 즉 시간을 두고 자궁 내막에서 서서히 떨어져 나오는데, 이때 출혈도 같이 병행됩니다. 이것을 오로라고 합니다.

처음 며칠 동안은 출혈이 많다가, 이후 점점 감소하고 색도 엷어져서 대개 2주가 지나면 거의 멈춥니다. 그러나 출혈이 계속되고 냄새가 많이 나는 오로는 정상이 아닙니다. 이는 염증이 생겼다거나 태반이 완전히 나오지 않은 것을 의미하므로 치료를 받아야 합니다.

**오로의 변화**

분만 후 며칠 동안 오로는 양도 많고 붉은 색을 띱니다. 그러다가 일주일이 지나면 출혈량도 줄어들고 색도 좀더 엷어집니다. 분만한 지 2주일 후에는 거의 나오지 않습니다.

## 훗배

출산하고 나면 커진 자궁은 수축 과정을 되풀이하면서 원래의 자궁 크기로 회복됩니다. 초산일 경우에는 자궁이 수축하면서 회복될 때 별로 아프지 않습니다. 그러나 두 번째 출산 때부터는 자궁이 수축할 때 배가 몹시 아픕니다. 이를 훗배라고 하는데, 그 원인은 아직 밝혀지지 않고 있습니다.

치료는 대증 요법으로 진통제를 사용합니다. 예를 들면 첫 번째 제왕 절개 수술 때는 배가 별로 아프지 않았는데, 두 번째 제왕 절개 수술 때는 배가 몹시 아픈 경우입니다. 이때 산모는 수술이 잘못되었을까봐 걱정하거나, 불임 수술까지 해서 더 아픈 게 아닌가 하고 생각합니다. 그러나 모두 잘못된 생각이며, 훗배 때문에 생기는 정상적인 자궁 회복 과정입니다.

## 회음 절개 부위 통증

회음 절개 부위는 출산 후에 통증이 제법 심하여 앉기가 매우 불편할 정도입니다. 따라서 치료를 받게 되는데, 적외선 치료를 하거나 뜨거운 물로 좌욕하면 통증이 줄어듭니다. 3일 정도 지나면 통증이 많이 가라앉고, 일주일이 지나면 미미한 통증을 느끼며, 2주쯤 지나면 거의 느끼지 않습니다.

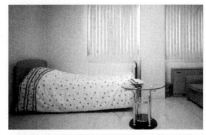

산모는 힘든 출산의 고통을 견뎌내고 나면, 이곳 입원실에서 몸조리를 하게 됩니다.

퇴원한 후 집에서 하는 회음 절개 부위 소독은 어려울 뿐더러, 그다지 의미도 없습니다. 따라서 샤워하고 비누로 회음 절개 부위를 깨끗이 닦아서 대변이 묻지 않도록 하는 것이 더 위생적입니다. 대변을 본 후 비누로 항문을 세척하고, 다음에 회음 절개 부위를 3번 정도 비누로 씻어 주면 됩니다.

가끔 회음 절개 부위가 아물지 않고 벌어지는 경우가 있습니다. 꿰맨 부분이 약간 벌어지는 정도는 재수술을 하지 않아도 되는데, 염증이 생기지 않도록 비누로 깨끗이 닦아 주면 1주일 이내에 말끔하게 치유됩니다.

## 우울증이 온다

아이를 낳은 후에 산모가 가끔 우울증에 빠지는 수가 있습니다. 이를 산후 우울증이라고 하는데, 그 원인은 출산이라는 '큰 일이 끝났구나' 하는 허탈감과 분만 후에도 계속되는 온몸의 통증, 분만 전의 걱정으로 인한 극도의 피로감과 분만 진통으로 인한 수면 부족, 그리고 남편이나 다른 사람에게 매력을 잃지 않을까 하는 두려움이 복합적으로 작용해서 발생합니다.

대부분 특별한 조치는 필요 없고, 가족들이 애정을 가지고 따뜻하게 보살펴 주면 치료됩니다.

### 열이 난다

아기를 낳은 지 2일째부터 열이 38도 이상 올라가면, 일단 출산 후에 염증이 생긴 것으로 봅니다. 즉 산욕기 감염이라고 볼 수 있으므로 정확한 원인을 찾아내 치료해 주어야 합니다.

산후 염증 가운데 제일 많은 것은 젖이 돌면서 관리를 제대로 잘 못해 생기는 유방염입니다. 대개 출산 후 3일째부터 젖이 돌기 시작하는데, 이때 잘 풀어 주어야 합니다. 아프다고 그냥 내버려두면 젖이 뭉쳐 단단해지고 겨드랑이에 밤알만한 혹이 생기는데, 임파선이 부은 것입니다. 이때는 유방을 찜질한 후 단단하게 뭉쳐 있는 곳을 손으로 잘 비벼서 풀어 주고, 고여 있는 젖을 짜내야 합니다. 아기에게 빨리는 것도 좋은 방법입니다. 유방이 잘 풀려 젖이 나오면 열이 곧 떨어지고 겨드랑이에 생긴 혹도 저절로 없어집니다.

유방이 아프다고 제대로 풀지 않고 그대로 방치하면 심한 열과 함께 유방의 염증이 심해져서, 수술로 고름을 제거하고 치료해야 하는 경우까지 생깁니다. 또한 나중에는 젖을 풀더라도 없어지지 않고 굳은 상태로 혹처럼 남아 있어 암으로 오진받을 수도 있습니다.

**열이 나는 원인**

- 유방염
- 비뇨기계 염증 : 방광염, 급성 신우신염, 요도염
- 자궁 부위 염증 : 자궁 내막염
- 회음 절개 부위 및 수술 부위 염증
- 심한 탈진 및 탈수
- 혈전증 : 피가 혈관에 붙어 피떡이 형성되어 있는 경우

# 산모의 회복 과정

### 체중 감소

산모의 체중은 출산 후에 약 9kg이 빠지게 되어 있습니다. 이는 태아의 몸무게, 양수, 출산시 출혈, 자궁 수축, 부종이 빠짐으로 인해 몸무게가 줄어드는 것입니다. 갑자기 9kg이 빠지는 것은 아니고, 출산 다음날 일시적으로 부종이 더 심해져 대개 3~4kg 정도 줄어들며, 이후 자궁이 작아지고 몸의 부종이 서서히 빠지면서 전체적으로 산모의 체중이 9kg 빠지게 되는 것입니다.

아기에게 젖을 먹이면 모체로부터 영양분이 빠져나가므로 2개월 안

에 추가로 3~4kg 빠지게 되어 있습니다. 따라서 산후 몸매 관리를
위해서도 아기에게 엄마 젖을 먹이는 것이 좋습니다.

## 축 처진 배의 회복 요령

출산으로 늘어난 배는 복대를
한다고 해도 특별한 효과가 없습
니다. 오히려 적당한 운동을 하
는 것이 늘어난 배를 원상 복구
시키는 데 좋습니다. 둘째 아이
를 출산한 뒤부터는 배가 축 처
지게 되는데, 이때는 복대를 하
는 것보다는 거들을 입는 것이
더 효과적입니다. 거들 착용과
적당한 운동을 병행하십시오.

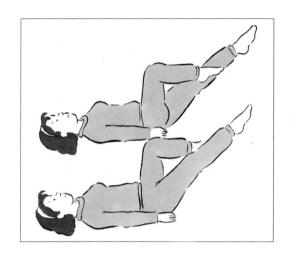

## 소변 기능

임신 때의 부종으로 늘어난 1~2 *l* 가량의 수분이, 출산한 지 2~5
일 내에 집중적으로 소변으로 빠져 나옵니다. 그러므로 물을 많이 먹지
않아도 소변의 양이 증가하는 것을 느낍니다.

분만 후에는 소변을 보기가 쉽지 않습니다. 왜냐하면 방광이 아기 머
리에 의해 장시간 눌려 있어 감각이 둔해져 있는 데다, 회음 절개 부위
의 통증과 산후 통증으로 방광에 소변이 차는 것을 느끼지 못하기 때문
입니다.

따라서 분만 후 8시간 이내에 소변을 보아야 합니다. 이때 소변이
마렵지 않더라도 아랫배를 살며시 누르면서 동시에 힘을 살짝 주어
소변을 보도록 합니다. 이때 힘을 너무 많이 주면 오히려 방광이 닫
힐 수가 있습니다. 그러므로 초조해 하지 말고 살며시 힘을 주어 소
변을 보도록 합시다. 적당한 운동은 소변을 보는 데 도움이 됩니다.

143쪽 참조

## 대변 기능

분만 전에 관장을 한 데다가, 분만 과정이 진행되는 동안 장시간 음식을 먹지 못해 별로 변을 볼 것이 없기 때문에, 분만 후 곧바로 변을 보지는 않습니다. 출산하고 3일 안에 변을 보면 되고, 만약 보지 못하면 변비약을 복용해서라도 변을 보아야 합니다. 출산 후에는 일과 운동량이 현저히 줄어드므로, 적당히 움직이고 미역이나 야채를 많이 먹어서 변비가 생기지 않도록 해야 합니다.

## 젖꼭지

젖을 먹이기 전에 젖꼭지를 물이나 순한 비누로 깨끗이 닦아 주어야 합니다. 아기가 너무 세게 빨아서 젖꼭지가 찢어져 피가 나는 경우가 있는데, 이때는 다른 젖꼭지를 물리고 찢어진 젖꼭지를 소독해 줍니다. 피가 많이 나면 아기가 피를 먹게 되므로 좋지 않습니다. 심하게 찢어져 피가 많이 나면 대신 우유를 먹이고, 상처를 치료한 후에 젖을 물려야 합니다.

# 몸조리 방법

### 허리가 많이 아플 때

임신하면 특히 골반 관절이 늘어나며 약해지는데, 아마도 임신 중 증가한 호르몬의 영향 때문이라고 생각합니다. 이러한 증상은 임신 중기에 시작되어 임신 후기에 이르면 더욱 심해집니다. 보통은 양쪽 엉덩이 부위 및 허리가 아픈데, 일어나거나 허리를 옆으로 돌릴 때, 그리고 누워서 다리를 옆으로 움직일 때 통증을 느낍니다.

임신 중에도 몸의 관절이 약해지고 늘어나지만, 분만 과정에서도 늘어나 움직일 때마다 매우 아픕니다. 이것이 원래 상태로 회복되려면 3개월이 걸립니다.

　보통 관절을 삐면 움직이지 못하도록 깁스를 합니다. 분만 후에도 이와 비슷한 현상이 나타나지만, 깁스를 할 수는 없는 노릇입니다. 움직일 때 아픈 것은 관절이 어긋나기 때문이니, 돌아누울 때나 일어날 때 아프지 않도록 조심해야 하며, 무거운 것을 들지 않도록 해야 합니다. 아기를 안고 젖을 먹일 때도 팔, 특히 어깨와 손목에 무리가 가지 않도록 주의해야 합니다. 잘못해서 손목을 무리하게 많이 쓰면, 나중에 손목을 움직일 때나 조금 무거운 것을 들 때 손목이 떨어져 나갈 것처럼 아픕니다.

　늘어나고 약해진 관절은 출산 후부터 회복되기 시작해서, 약 3개월이 지나면 거의 정상 상태로 회복됩니다. 그러나 출산 후 관절을 보호하지 못하고 무리하게 힘을 가하면, 관절이 원래 상태로 붙지 못하고 늘어난 상태로 그대로 굳어 버립니다. 그러면 계속 허리가 아프고, 심하면 움직일 때 관절에서 소리가 납니다. 산모들은 산후 몸조리 때 관절 보호에 특히 주의해야 합니다.

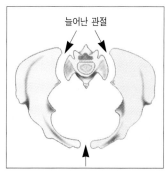

늘어난 관절

**늘어난 관절 회복 방법**
늘어난 관절이 완전히 붙을 때까지는 움직이는 것을 조심해야 합니다. 특히 팔과 어깨, 허리 관절이 빠지 않도록 무거운 짐 등을 들지 맙시다.

　골반 관절을 보호하기 위해서는 일할 때나 움직일 때, 앉았다 일어날 때나 돌아누울 때 허리가 아프지 않도록 주의해야 합니다. 또한 아기에게 젖이나 우유를 먹일 때 아기를 안고 먹이는데, 산모는 팔과 손목의 관절이 약해져 있기 때문에 되도록 무리하지 않는 것이 좋습니다.

　옛날부터 전해져 오는 방법으로는, 불을 땐 더운 방에서 추운 겨울에도 땀띠가 날 정도로 이불을 푹 뒤집어쓰고 땀을 냅니다. 이 방법의 긍정적인 면은, 과거에는 할 일도 많고 시어머니 눈치를 봐야 하는 며느리 처지에 일하지 않고 누워 있음으로써 허리 및 골반 관절을 보호할 수 있다는 점입니다. 추운 겨울에야 관절을 따뜻하게 하여 보호해 준다고 하지만, 한여름에 불을 때고 바람이 들지 못하도록 이불을 뒤집어쓰고 있는 것 자체는 얼마나 고역일까요. 관절은 뜨겁게 해

주지 않아도 정상으로 회복되는 데 아무런 문제가 없습니다. 즉 정상적인 실내 온도를 유지하고 관절 보호 및 산후 몸조리를 하는 것이 위생상, 또 건강상 좋습니다.

몸조리는 처음 한 달이 매우 중요하고, 이후 두 달 동안 조심해야 만전을 기할 수 있습니다. 태어난 아기가 사랑스러운 나머지 어떻게 젖을 먹여야 할지 몰라 아기를 안느라 손목을 무리하게 사용하면, 나중에 관절염이 심해져서 숟가락도 잡지 못할 정도가 됩니다. 아기에게 젖을 먹일 때 팔이 아프면 일단 아기를 안는 방법이 잘못되었다고 생각하십시오. 아기를 안을 때 손목에 힘이 많이 가서는 절대로 안 됩니다.

편하게 앉아서 허벅지에 아기를 앉히고 머리를 살짝 올려 젖을 빨리고, 팔로 아기 머리를 받치도록 해야 합니다. 팔이 아프면 앉아 먹이는 방법에서 옆으로 누워 먹이는 방법으로 바꾸어 팔에 무리가 가지 않도록 해야 합니다. 관절은 일단 회복될 때 잘해야지, 잘못 회복되면 엉치 관절뼈가 뚝뚝거리는 등 평생을 두고 고생합니다. 많은 주부들이 손목·어깨·허리가 아프다고 호소하는 것은, 찬바람이나 찬물에 닿아 관절에 바람이 들어 아픈 것이 아니고, 산후 몸조리 때 관절 보호를 잘못했기 때문입니다.

출산 후 꼬리뼈가 아파 앉아 있을 수조차 없는 경우도 있습니다. 이것은 출산 때 태아의 머리가 산도를 통과하면서 산도가 좁아 산모의 척추 꼬리뼈 일부가 부러진 경우인데, 이 뼈는 부러져도 별 문제가 되지 않으며 또한 잘 낫습니다.

종합하면 출산 후 몸조리 방법은 다음과 같습니다.

- 과거 먹을 것이 부족하던 시대와는 달리, 현재는 평소에 충분한 식사를 하여 산모의 영양 및 건강 상태가 좋은 편입니다. 따라서 과식은 비만을 가져오니 피하십시오.
- 몸의 관절(특히 허리)이 약해져 있는 상태이니, 관절에 무리가 가지 않도록 잘 보호해 주어야 합니다. 그렇게 해야 나중에 허리, 무릎 등 관절 부위가 아프지 않습니다.
- 더운 데 누워 지속적으로 땀을 내는 방법은 좋지 않습니다.

- 퇴원 후에 샤워를 해도 좋습니다.
- 임신 중에 방광이 계속 눌려 있었기 때문에 방광이 마비되어 소변이 차 있는 것을 느끼지 못하는 경우가 많으니, 분만 후 8시간 이내에 소변을 꼭 보도록 합니다.
- 분만 직후는 산모가 많이 탈진되어 있는 상태이니, 충분한 영양 공급과 함께 가족의 따뜻한 보살핌이 필요합니다.
- 젖은 분만 후 3일째부터 나오며, 젖이 뭉치고 딱딱해지면 열이 나고 곪게 되므로 뭉치지 않도록 아프더라도 미리 잘 풀어 줍니다.

## 출산 후 활동 및 운동

출산 후에 몸조리를 한다고 꼼짝도 하지 않고 계속 누워만 있는 것은 좋지 않습니다. 서양에서도 1940년대 전까지는 출산 후 산모로 하여금 움직이지 못하게 하고 가만히 누워 요양하도록 했습니다. 그러나 출산 당일에는 산모가 극도로 지쳐 있으므로 쉬어야 하지만, 그 다음날부터는 적당한 운동을 해야 합니다. 그러면 방광 기능이 좋아져 소변도 잘 보고, 변비에도 좋으며, 특히 혈관 속에 피가 엉겨 붙는 혈전증을 예방하는 데도 매우 좋습니다.

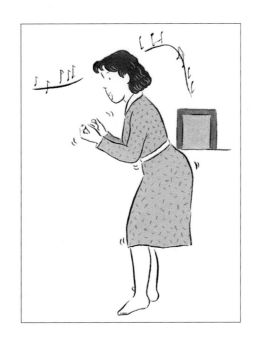

따라서 출산 다음날부터는 무리하지 않을 정도로 움직이는 것이 좋습니다. 누워 있다 갑자기 일어나면 현기증이 나서 쓰러질 수도 있고 크게 다칠 수도 있으니, 일어나기 전에 조금 앉아 있다가 어지럽지 않으면 서서히 일어나 움직여야 합니다.

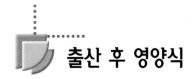

# 출산 후 영양식

특별한 문제가 없는 한, 출산 후 2시간이 지나면 식사가 허용됩니다. 젖을 먹이는 산모는 신생아가 쑥쑥 자랄 수 있도록 단백질이 많은 음식을 평소보다 조금 더 섭취해야 합니다.

분만할 때 피를 많이 흘린 산모는 빈혈약을 한두 달 정도 복용하면 됩니다. 몸이 허약해져 어지러운 것이라고 여겨 음식을 많이 섭취해야 한다고 보통 생각하지만, 이렇게 되면 빈혈 자체에도 별로 도움이 되지 못하고 비만해지므로 주의해야 합니다.

왜냐하면 임신 중에 과도하게 늘어난 체중 3~5kg 정도가 빠져야 하기 때문입니다. 또한 분만 후 몸의 움직임이 불편하고, 우리 나라의 경우 전통적으로 몸조리의 관념이 철저하여 활동을 최대한으로 억제하는 편이므로, 평소의 음식 섭취량보다 조금만 늘리면 됩니다.

'몸조리를 잘못해서 임신 때 부은 살이 빠지지 않고 그대로 살이 되어 체중이 많이 늘었다.'고들 말하는데, 부종은 다시 빠지지 그대로 살이 되지는 않습니다. 과다하게 많이 먹었기 때문에 살이 쪘다는 것을 잘 알아야 합니다.

옛날 산모들은 분만 후 영양식은 고사하고, 배불리 먹을 음식이 부족해서 대부분 빈혈 및 영양 실조에 걸렸습니다. 따라서 몸을 빨리 회복하기 위해 출산 후에는 특별히 음식을 더 많이 섭취해야 했습니다. 게다가 심한 경우에는 두 살 터울로 아이를 낳아 젖먹이가 둘일 경우도 있었습니다. 그러나 오늘날에는 영양 상태가 아주 많이 향상되어 빈혈이나 영양 실조가 적은 편입니다.

젖을 먹이지 않는 엄마는, 아기에게 영양분을 줄 수 없으므로 식사 관리를 철저히 해야 비만해지지 않습니다. 아기가 이유식을 하게 되면 산모는 음식의 양을 줄여야 합니다. 그리고 매운 것, 짠 것, 자극성 많은 음식은 피해야 합니다.

**알아두세요**

분만할 때 피를 많이 흘린 경우나 제왕 절개 수술을 했을 경우에는, 음식을 많이 먹는 것보다는 빈혈약이나 철분이 많이 함유된 음식을 먹는 것이 좋습니다.

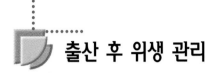

## 출산 후 위생 관리

분만 후 몸조리를 하면서 두꺼운 이불을 덮어쓰고 누워만 있거나 샤워, 세수, 칫솔질 등을 안하면 위생상 좋지 않습니다. 먹을 게 없던 시절에야 못 먹어서 영양 실조가 많았고, 또한 철분과 비타민을 충분히 섭취하지 못해서 임신하면 이가 상하거나 잇몸이 부풀고 염증이 많이 생겼습니다. 즉 산모의 영양 상태도 나쁜 데다가, 치아의 위생 상태가 좋지 않아 이빨이 들떠 임신 중에나 분만 후에 이빨이 잘 빠졌던 것입니다.

과거에 아이를 낳은 시어머니나 친정 어머니는 양치질을 하면 이가 아프고 피가 나는 등의 경험을 했습니다. 따라서 과거의 경험 때문에 지금도 그럴 것이라고 생각하고 이를 금지하는 경우가 많은데, 위생상 좋지 않으니 칫솔질과 샤워, 세수는 꼭 하십시오.

출산 다음날에는 세수와 양치질을 해도 되고, 3일이 지나면 머리를 감거나 샤워를 해도 됩니다. 회음 절개 수술 부위는 원래 혈액 순환이 잘되는 부위이므로 특별한 치료를 하지 않아도 잘 낫습니다. 집에서 혼자 소독약으로 치료하기는 어려우므로 샤워 때 비누로 깨끗이 씻는 것이 더 위생적입니다. 탕 속에 들어가는 것은 한 달 후에나 가능합니다. 성 생활도 한 달 후부터는 가능합니다.

157쪽 참조

## 출산 후 월경

젖을 먹이지 않는 산모는 분만 후 빠르면 두 달 안에 배란이 시작됩니다. 따라서 출산 후 3개월이 지나면 월경이 나올 수 있습니다. 그런데 출산 후 월경을 시작할 때는 임신으로 인해 1년 이상 월경이 없는 상태였기 때문에, 월경 시작 후 한두 번은 보통 때와는 달리 월경이 불규칙한 것이 정상입니다.

### 옛날에는 두 살 터울의 형제가 많았다는데

분만 후 젖을 먹이면 배란 장애가 일어나 월경이 없고, 대개 9개월까지는 저절로 피임이 됩니다. 과거에는 피임 기구나 피임약이 제대로 없었기 때문에 자연히 출산 이후 다시 임신될 수밖에 없었고, 임신 기간이 10개월이므로 자연스럽게 두 살 터울이 많았던 것입니다.

꼭 한 가지 알아두어야 할 점은, 대개 출산하고 한 달 전후로 출혈을 한다는 것입니다. 그러나 이는 월경이 아니라, 자궁 내막 속으로 파고들어가 있던 태반 조직이 마지막으로 떨어져 나오면서 피가 함께 나오는 것으로, 분만 후에 있는 정상적인 하혈입니다. 이 출혈은 월경과 다르게 양이 2~3배 정도 많고, 기간도 긴 것이 보통입니다. 따라서 월경이 아니므로 젖을 먹이는 산모는 이후 월경이 없게 됩니다.

젖을 먹이는 산모는 월경이 없는 상태가 지속됩니다. 이는 젖 분비 호르몬이 증가하여 호르몬의 작용을 방해하기 때문에 월경이 나오지 않는 것입니다. 그렇지만 약 9개월이 지나면 젖을 먹이더라도 월경을 할 수 있으며, 이때부터는 월경 없이 임신이 될 수 있으므로 임신 가능성에 대비해야 합니다.

#  신생아 건강

1) 아기는 출생하면 4~6시간 후 처음에는 5% 포도당을 먹기 시작해서, 2시간마다 10~20cc 정도의 우유를 먹습니다.

2) 울음 소리가 큰 아기가 건강한 아기이니 우는 것을 걱정할 필요는 없습니다.

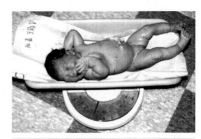

아기가 태어나면 곧바로 몸무게를 잽니다.

3) 대소변은 보통 24시간 이내에 봅니다.

4) 잘 자고, 잘 먹고, 대소변을 잘 보면 건강한 아기입니다.

5) 낮에 많이 자면 밤에 잘 자지 않고 우는 경우가 많습니다.

6) 목욕시킬 때 배꼽이 물에 닿아도 괜찮으며, 목욕 후 배꼽은 베타딘 소독약으로 소독해 줍니다. 배꼽이 떨어진 후 새살이 다 돋아날 때까지 약 2주 동안 진물이 나오고, 냄새도 나며, 가끔 피가 나기도 합니다.

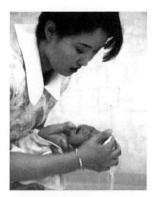

수건으로 아기의 몸을 감싸 안고, 얼굴 (눈, 코, 입, 귀 순서로)과 머리를 씻겨 줍니다. 비누는 사용하지 마세요.

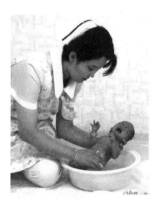

다리부터 천천히 담그면서 아기의 엉덩이가 대야에 닿도록 넣고, 1~2분 정도 몸을 데워 줍니다.

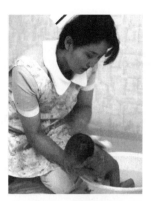

다리, 배, 가슴, 팔을 씻긴 다음 아기의 등과 엉덩이, 목, 겨드랑이, 가랑이를 씻겨 줍니다.

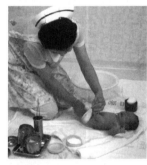

마른 수건으로 물기를 고루 닦아 준 다음 목과 겨드랑이, 가랑이 등에 파우더를 고루 발라 줍니다. 그리고 배꼽에는 연고나 소독약을 골고루 발라 줍니다.

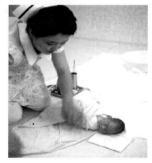

기저귀를 채우고 옷을 입힌 다음 포대기로 감싸 줍니다. 부드러운 빗으로 머리를 빗겨 주고, 귀에 물이 들어갔는지 확인해서 닦아 줍니다.

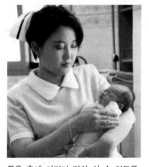

목욕 후에 아기가 편히 쉴 수 있도록 안아 줍니다.

---

**신생아 목욕시키는 방법**

따뜻한 물을 담아 놓은 대야에 아기 엉덩이가 닿도록 넣고, 아기 목과 어깨를 엄마 왼손으로 받쳐 주어 아기가 물을 먹지 않도록, 즉 대야에 앉힌 자세로 목욕시키세요. 배꼽은 물에 닿아도 괜찮습니다.
대야에 직접 물을 끓인 다음, 아기를 목욕시키기에 알맞은 온도로 식혀서 목욕시키면 소독 상태가 완벽해집니다.
아기 목욕은 매일 시키고, 젖 먹인 직후는 피하고 먹이기 전이 가장 좋습니다.

---

7) 보통 생후 2일째부터 황달이 생기는데, 얼굴부터 노랗게 변하기 시작하며 생후 5일째가 가장 심하다가 이후 없어집니다. 심하면 뇌성마비에 걸릴 수 있으므로 주의해야 합니다.

8) 신생아는 토하기도 잘하고, 사레가 걸려 재채기도 자주 하며, 목에 가래가 차서 숨을 쉴 때 '그렁그렁'하는 소리를 내는 경우가 많습니다.

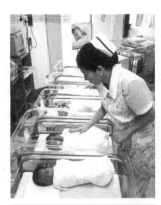

**신생아 재우는 방법**
옆으로 눕혀 재웁니다. 왜냐하면 신생아는 잘 토하는데, 똑바로 재우면 토한 우유가 입 밖으로 나오지 못하고 기도를 막아 질식할 위험성이 있기 때문입니다.

9) 포경 수술은 태어난 지 24시간 이내에 합니다.

10) 아기가 땀이 날 정도로 이불이나 옷으로 싸주는 것은 피하고, 어른보다 조금 더 덮어 주는 정도로 충분합니다.

## 신생아 황달

### 생리 황달

엄마 혈액형이 O형이고, 아버지 혈액형이 A형 혹은 B형일 때 황달이 많이 생깁니다. 생리 황달은 거의 모든 정상적인 신생아에게서 나타나는 황달 현상을 말합니다. 생후 2~3일째부터 얼굴, 눈꺼풀이 약간 노래지기 시작해서 5일째에 가장 심하고, 며칠 안에 황달기가 빠르게 빠져 없어집니다.

대부분 황달 수치는 10mg%를 넘지는 않습니다. 엄마는 아기의 황달 수치를 잘 모르므로, 다음의 증상을 알아두고 위험의 정도를 파악하십시오.

일단 황달 현상이 아기의 배꼽 아래로 내려가서 허벅지와 다리가 노랗게 변하면 위험합니다. 황달이 심하면 뇌성마비처럼 치료해도 바보가 될 가능성이 높으니 주의해야 합니다.

저체중아나 미숙아는 황달이 더욱 심한 편입니다. 그러므로 인큐베이터에서 기르지 않고 엄마와 같이 퇴원할 때는, 생후 7일까지 엄마 젖을 먹이지 말고 우유를 먹여 보고, 그런 다음에 황달이 심하지 않으면 젖을 먹이도록 합니다. 엄마 젖이 아기의 황달을 더 심하게 할 수도 있기 때문입니다.

생리 황달은 동양인에게는 적으며 유전적 경향이 약간 있다고 합니다. 그리고 산모의 나이가 많거나 아이를 많이 낳았을 경우에 아기의 황달이 더 심합니다.

### 젖 황달

모유를 먹는 신생아에게서 많이 발생합니다. 생후 4일째부터 노랗게 변하기 시작하여 생후 15일째 가장 심해져서 얼굴과 눈, 몸이 노랗게 됩니다.

계속해서 젖을 먹이면 황달이 빨리 없어지지 않고 한 달 동안 지속됩니다. 원인은 모유에 황달을 유발시키는 스테로이드 호르몬이 있는 경우, 지방산이 많아 황달 색소가 많아지는 경우, 특이하게 신생아의 장에서 황달 색소를 많이 흡수하는 경우입니다. 젖 황달의 경우에는 뇌성마비를 일으키지도 않고, 또한 별다른 부작용이 없으므로 크게 걱정할 필요는 없습니다.

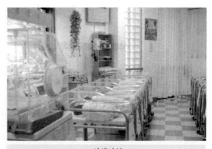
신생아실

그러나 신생아가 황달이 심할 때는 생리 황달과, 감염이나 다른 원인에 의한 황달을 감별 진단하기 어렵습니다. 따라서 신생아의 황달이 심해지면 일단 진찰을 받은 후, 모유를 2~3일 정도 끊고 우유를 먹여 봅니다. 그러면 젖 황달의 경우 황달이 거의 빠져 정상 상태로 되돌아옵니다. 만약 정상으로 되돌아오지 않으면 젖 황달이 아니라고 판단하고 진찰을 받아야 합니다. 따라서 신생아에게 황달이 생기면, 일단 의사의 진찰을 받고 그 증세의 정도와 원인을 규명해야 합니다.

## 배꼽이 튀어나온 경우

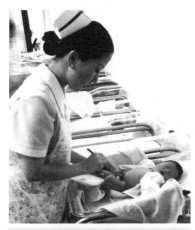
배꼽에 약을 발라 줍니다
베타딘 소독약을 발라 주세요. 바르는 방법은 한 번 바르고 약이 마른 후에 다시 한 번 더 발라 주세요. 마데카솔 연고 등을 발라 줘도 좋습니다.

배꼽 밑과 주위는 비교적 튼튼하지 못한 조직으로 되어 있습니다. 신생아도 이곳이 제일 약하므로, 복압 때문에 배꼽이 튀어나와 있는 경우가 있습니다. 출산 후 배꼽 처치를 잘못해서 그렇다고 걱정하는 엄마들이 많은데, 배꼽 처치와는 전혀 무관합니다. 심하지 않은 경우 대부분 배꼽 밑부분이 저절로 막히고, 튀어나온 배꼽도 저절로 들어가게 됩니다. 만약 튀어나온 정도가 너무 심하면 배꼽 밑 구멍을 막아주는 수술을 합니다.

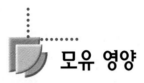

## 모유 영양

### 아기에게 주는 최고의 선물, 모유!

**모유를 먹이면
엄마에게도 좋다!**

모유를 먹이면, 엄마의 체내에 저장되어 있던 영양분이 젖을 통해 아기에게로 가게 됩니다.
그러다 보면 임신 중에 늘어난 체중이 저절로 빠지는 효과를 볼 수 있습니다. 따라서 엄마는 특별히 다이어트를 하지 않고도 살을 뺄 수 있으니, 산후 다이어트는 아기에게 젖을 물리는 것부터 시작하는 게 어떨까요.

세상을 이제 막 구경한 아기는 무엇을 먹어야 할까요. 태어나자마자 힘차게 울어댔으니 배도 어지간히 고플 때가 됐겠지요. 바로 이 순간을 위해 엄마는 갓 태어난 아기에게 이 세상에서 최고의 선물인 모유를 준비해 두고 있습니다. 이제 우리는 '신비'라고밖에 표현할 수 없을 정도로 아기에게 완벽한 먹거리를 제공하는 모유가 어떤 것인지, 또 그 장점은 무엇인지에 대해 알아보도록 하겠습니다.

우선 모유에는 아기가 필요로 하는 모든 영양분을 충분히 포함하고 있습니다. 그래서 아기는 세상에 태어나 엄마 젖만 먹고도 잘 자랄 수 있는 것입니다. 그리고 특히 모유에는 아기의 뇌 발달에 중요한 역할을 하는 DHA가 풍부하게 들어 있어, 머리 좋은 아기로 키우려면 우선 모유부터 먹여야 되겠지요. 게다가 성장에 필요한 비타민이나 칼슘 등의 영양소가 아기의 위장 내에서 잘 흡수되도록 도와주는 장내 세균까지도 증진시킵니다. 양으로 따지자면 우유가 무기질량을

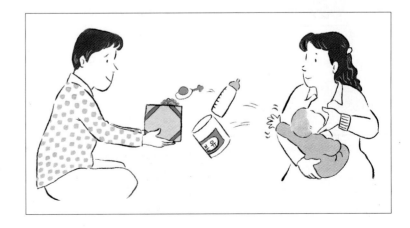

더 많이 함유하고는 있지만, 모유로 인해 조성된 장내 세균이 무기질 흡수율을 높여 주기 때문에, 생후 9개월까지는 모유를 먹고 자란 아기에게서 빈혈이 훨씬 적게 발생합니다.

이렇듯 풍부한 영양을 함유하고 있다는 점 외에 모유만이 갖고 있는 특성으로는 면역 기능이 있습니다. 특히 초유에는 감염에 대해 면역 작용을 하는 면역 글로불린, 라이소자임 등의 면역체가 들어 있어 설사나 감기의 병균들로부터 아기를 보호해 주는 역할을 합니다.

엄마의 몸에 고여 있는 젖은 나쁜 균이 침범하지 않은 무균질의 가장 신선한 상태를 유지하고 있습니다. 따라서 엄마는 아기에게 세상에서 가장 깨끗한 것을 먹게 해주고 있습니다. 또 이러한 모유는 소화도 잘되어 우유를 먹고 자라는 아기가 겪는 우유 알레르기 같은 수유 장애는 겪지 않습니다.

요즘 젊은 엄마들은 펄쩍 뛸지 모르지만, 필자의 기억에는 길거리나 사람들이 많이 모인 장소 어느 한쪽 구석에서 아기에게 젖을 물리던 옛날 어머니들의 모습이 떠오르곤 합니다. 그렇습니다. 모유는 언제 어디서나 쉽고 빠르게 먹일 수 있다는 장점이 있습니다. 그리고 무엇보다도 경제적입니다. 우유에 비해서 돈도 적게 들 뿐 아니라 빨리 먹일 수 있어 아기가 배고프다고 보채며 우는 일은 훨씬 적겠지요.

엄마의 숨소리를 들으며, 엄마의 체취를 맡으며, 엄마의 애정을 느끼며 젖을 빨 때 아기는 이 세상에서 가장 편안한 곳에 와 있음을 느낄 것입니다. 그러다 보면 자연히 엄마와 아기 사이에는 무엇으로도 끊을 수 없는 영원한 사랑이 생겨나고, 그로 인해 아기는 정서적으로 안정되고 건강하게 자라날 수 있는 것입니다.

## 아기에게 젖을 물리는 방법

산후 4시간 내지 6시간 후부터 아기에게 젖을 물릴 수는 있습니다. 그러나 대개는 그때까지 젖이 돌지 않기 때문에 실제로는 생후 3일째부터 가능합니다. 젖을 물리기에 앞서 엄마는 아기에게 세균이 침투

할 수 없도록 비누로 깨끗이 손을 씻습니다. 그런 다음에는 깨끗하고 따뜻한 거즈로 엄마의 유두와 그 주변을 닦아 줍니다. 그리고 마찬가지로 깨끗하고 따뜻한 거즈로 아기의 입 가장자리도 닦아 주어야 합니다. 단, 이때는 되도록 비누나 소독약은 사용하지 않는 게 좋겠습니다.

이렇게 엄마와 아기가 몸을 깨끗이 준비한 다음에 엄마는 아기의 머리를 팔로 받쳐 주면서 아기가 편안한 자세가 될 수 있도록 안아 줍니다. 이제 아기에게 젖을 물리면 되는데, 유두 끝만 아니라 유두 주위의 검은 부분까지 물려 깊게 빨 수 있도록 합니다. 이때 주의할 점은 엄마의 유방이 아기의 코를 막지 않도록 손가락으로 유방을 살짝 누르고, 빨기 쉽도록 해줘야 한다는 것입니다. 이제 아기는 편안한 마음으로 엄마의 젖을 힘껏 빨기 시작할 것입니다.

처음에는 먹고 싶어할 때 원하는 만큼 빨 수 있도록 해줍니다. 그리고 모유의 분비가 충분히 되면 한 번

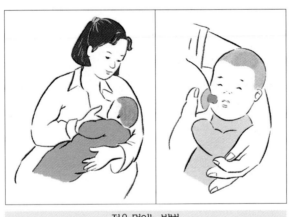

**젖을 먹이는 방법**
아기를 안고 먹일 때는 무릎에 잘 놓아 엄마의 팔이나 어깨에 힘이 많이 가지 않도록 합니다. 그리고 누워서 먹여도 되는데, 아기를 안지 않아도 되므로 엄마의 팔이나 어깨에 무리가 가지 않아 좋습니다.

젖 먹이는 시간을 10분 정도로 하는 것이 적당합니다. 그리고 양쪽 젖을 번갈아 먹이는 게 좋습니다. 그래야 아기가 젖을 배불리 먹을 수 있을 뿐만 아니라, 엄마의 유방 크기도 짝짝이가 되지 않습니다.

이렇게 젖을 다 먹인 후에는 아기를 안아서 엄마 어깨에 기대도록 하고 등을 가볍게 두들겨 주면서 트림을 시킵니다. 이렇게 해줘야 아기는 먹은 젖을 토하지 않고 잘 소화시킬 수 있습니다.

## 젖을 잘 나오게 하는 방법

첫째, 보통 산후 일주일 동안은 젖이 잘 나오지 않습니다. 그렇다고 초조해 하지는 말고 그럴수록 아기에게 젖을 자꾸 빨려야 합니다. 이것이 젖의 분비를 자극하는 데 가장 좋은 방법입니다.

둘째, 근심 걱정을 해결해서 불안한 마음이나 공포감이 없는 정신적으로 평온한 상태를 유지하는 것이 대단히 중요합니다. 심리 상태가 모유 분비에 뭐 그리 대단한 영향을 미치겠느냐고 반문하실 분들이 있을 것입니다. 그러나 그 영향은 대단합니다. 모유 분비에는 여러 가지 호르몬이 관여하고 있습니다. 그런데 이런저런 일로 신경이 날카로워지면 호르몬 분비에 영향을 끼쳐, 결과적으로 젖이 잘 나오지 않는 사태가 벌어지기까지 합니다. 그래서 젖을 먹이는 엄마는 편안한 마음으로 자주 휴식을 취하는 것이 좋습니다. 주위의 가족들은 아기를 위해서라도 엄마가 걱정하지 않도록 세심하게 보살펴야 한다는 것은 두말할 필요가 없겠지요.

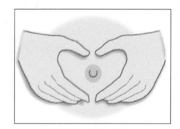

유방 마사지
양손바닥으로 한쪽 유방을 감싸듯이 잡고 천천히 문지르면서 짜내줍니다.

셋째, 젖을 빨릴 때는 한 번에 한쪽씩 교대로 먹임으로써 젖을 완전히 비워야 합니다. 빨리는 시간은 한 번에 10분이면 충분합니다. 만약 아기가 배불리 먹은 다음에도 젖이 남았으면, 반드시 짜내서 완전히 비워야 다음 번 젖이 잘 돌게 됩니다.

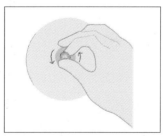

유두 마사지
손가락으로 조금씩 돌리면서 유두를 빼내줍니다.

넷째, 모유를 빨린 후에는 우유를 되도록 먹이지 않는 게 좋습니다. 왜냐하면 아기가 우유병의 젖꼭지를 빠는 것이 엄마의 젖을 빠는 것보다 훨씬 쉽기 때문에, 나중에 모유 먹이는 것이 힘들어지거나 실패할 수도 있습니다.

다섯째, 젖을 먹이는 간격은 생후 1주일까지는 2시간마다 먹입니다. 그 후부터는 3시간 간격으로 먹이는 것이 이상적입니다.

여섯째, 엄마는 아기에게 양질의 젖을 먹이기 위해서 영양가 높고

신생아 때 전문의의
진찰을 요하는 경우

• 호흡이 불규칙하고 청색증이
  있는 경우
• 피부색이 노란 경우(신생아 황
  달)
• 열이 날 때 (37.8°C 이상)
• 우유를 잘 먹지 않고 늘어질
  때
• 우유나 젖을 분수처럼 토한다
  든지, 토하는 색깔이 초록색인
  경우
• 기침을 하는 경우
• 설사를 하루 3회 이상 할 때

수분이나 비타민, 무기질 등이 많이 함유된 식사를 해야 합니다. 특히 젖이 대부분 수분으로 이루어져 있기 때문에 수분이 많은 음식을 섭취하는 게 중요합니다. 수분이 엄마의 몸에 충분히 공급되지 않으면 젖의 분비가 나빠질 수 있습니다. 그리고 커피 등의 자극성 있는 음식은 되도록 피해야 합니다. 그리고 임신 중에 늘어난 체중을 줄인다고 해서 다이어트를 하시면 안 됩니다. 앞서도 말했듯이 젖을 먹이면 저절로 살이 빠집니다.

## 젖을 빨리는 고충

### 젖멍울이 생겨서 아프다

유방에 딴딴한 멍울이 생겨 몹시 아파 고생하거나, 그로 인해 수유에까지 지장을 주는 경우가 많습니다.

이럴 때는 되도록 빨리 손으로 마사지하여 젖이 잘 흘러 나오도록 해야 합니다. 마사지하는 방법은, 우선 두 손의 엄지손가락과 나머지 손가락들 사이에 유방을 감싸듯이 잡습니다. 아래쪽 손은 흉벽 쪽으로 압박하여 유방을 고정시키고, 다른 쪽 손으로는 젖꼭지 쪽으로 마사지하여 젖을 짭니다. 그리고 더운 물수건을 유방에 대면서 마사지를 하면 더욱 좋습니다. 유방을 너무 문질러 피부가 아플 정도로 마사지하지 않도록 주의합니다.

173쪽 그림 참조

### 젖꼭지가 들어가서 아기가 젖을 빨지 못한다

출산 전에 미리 발견할 경우, 임신 중 유두 마사지를 해주면 젖꼭지가 나올 수도 있습니다. 분만 후에 발견하더라도 매일 유두 마사지를 해주는 게 좋습니다.

### 젖꼭지가 갈라져 아프다

이런 경우에는 젖꼭지를 공기에 노출시켜 말려 줍니다. 젖꼭지를 닦을 때는 비누나 소독약은 되도록 사용하지 않는 게 좋습니다. 대신에 라놀린 기름, 예를 들어 베이비 오일 등을 쓰면 도움이 됩니

다. 유방에 농양이 생겼으면 외과 병원을 찾아가서 고름을 제거해야
합니다.

### 수유를 금해야 하는 경우

　모유가 아기에게는 무엇보다 좋은 것이지만, 안타깝게도 엄마에게
질병이 생겨 젖을 먹이지 못하는 경우가 종종 있습니다. 그뿐 아니라
아기에게도 문제가 발생하여 젖을 먹을 수 없는 일도 있습니다. 예를
들어 아래와 같은 경우입니다.

- 엄마의 유방에 염증이 생겼을 때
- 전염성 간염에 걸린 엄마
- 폐결핵이나 정신 질환을 앓고 있는 엄마
- 저체중아
- 모유 알레르기를 일으키는 아기

　젖꼭지가 처음에는 들어가 있는 것처럼 보이고 아프게 느껴지곤 합
니다. 게다가 아기가 만족해 하지 않는 듯해서 걱정하기 쉽습니다.
그러나 젖을 계속 빨리면 젖의 분비량도 차차 늘어나고, 아기도 차츰
빠는 데 익숙해져 만족해 할 것입니다. 그러나 젖을 먹여도 아기의
체중이 잘 늘지 않고 만족해 하지 않는 경우가 있습니다. 이때는 모
유가 부족한 것이므로 우유를 보충해 먹일 수밖에 없습니다. 모유를
먹인 후, 그 아기의 나이와 체중에 해당하는 우유량의 절반 가량을
먹여 보고, 필요에 따라 증량해 가도록 합니다.

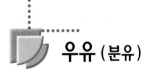

## 우유 (분유)

　모유 분비가 충분치 않거나 이런저런 사정으로 모유를 먹이기가
여의치 않을 때는, 아기에게 우유를 먹일 수밖에 없습니다. 요즘에
는 분유업계에서 모유에 최대한 가깝도록 우유를 지속적으로 개발하
고 있어, 모유를 먹이지 못해 안타까워하는 엄마들에게 그나마 다행
입니다.

| 예방 접종표 ||
| --- | --- |
| 연령 | 백신 종류 |
| 0~1주 | 간염 |
| 0~4주 | 비씨지(BCG) |
| 2개월 | 간염, 경구용 소아마비, 디피티(DPT : 디프테리아, 파상풍, 백일해) |
| 4개월 | 간염, 경구용 소아마비, 디피티(DPT) |
| 6개월 | 간염, 경구용 소아마비, 디피티(DPT) |
| 12~15개월 | 홍역, 볼거리, 풍진 |
| 18개월 | 디피티(DPT) |
| 3세 | 일본 뇌염 |
| 4~6세 | 경구용 소아마비, 디피티(DPT), 홍역, 볼거리, 풍진 |
| 5~7세 | 간염 |
| 14~16세 | 성인용 파상풍, 디프테리아 |

# 우유를 올바로 먹이는 방법

우유를 먹이는 데 필요한 도구

큰 우유병 약 10개, 작은 우유병 5개 정도, 그리고 여분의 젖꼭지

첫째, 엄마가 자기 젖을 물리는 듯한 마음으로 품에 꼭 안아서 먹입니다.

둘째, 젖병을 물릴 때 젖꼭지는 입 속에 깊숙이 넣어 주어야 아기가 힘을 들이지 않고 빨 수 있습니다. 젖병은 기울기 각도를 조절하여 공기가 들어가지 않도록 조심해야 합니다.

셋째, 우유량은 월령에 따라 표준량을 먹이도록 하고, 아기마다 차이가 있으므로 혀로 젖꼭지를 밀어내면 그만 먹여도 됩니다. 아래의 표를 참조해서 우유량을 조절하세요.

### 우유 먹이는 양(생후 1개월까지)

| 생후 | 1회양(cc) | 1일 수유량(cc) |
|---|---|---|
| 1~2일 | 10~20 | 100~200 |
| 3일 | 30 | 250 |
| 4일 | 45 | 270 |
| 5일 | 60 | 360 |
| 6일 | 70 | 400 |
| 7일 | 80 | 480 |
| 14일 | 90 | 540 |
| 3~4주일 | 100 | 600 |

우유병과 젖꼭지 소독 방법

솔로 잘 씻은 후 100℃에서 5분 이상 끓여 철저히 소독해야 합니다.

넷째, 엄마의 젖보다 젖병을 빨기가 더 쉽다 보니 1회 먹는 양도 모유보다 더 많습니다. 갓난 아기라고 해도 대체로 3~4시간 간격으로 먹이되, 먹고 싶어할 때는 언제든지 먹여도 됩니다.

다섯째, 우유를 다 먹인 후에는, 앞에서 설명한 모유를 먹였을 때와 같은 방법으로 트림시켜 줍니다. 그리고 먹다 남은 우유는 아깝다고 해서 두었다가 다시 먹여서는 안 됩니다.

172쪽 참조

PART **5**

:

# 피임과 불임

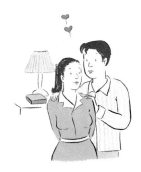

한 생명을 낳아 기르는 데는 아주 많은 시간이 필요합니다. 그러다 보니 특히 여성들이 사회 생활을 많이 하는 요즘에는 아이를 낳을 것인가 말 것인가로 심각하게들 고민하곤 합니다. 그래서 결혼한 부부들에게는 항상 아이 문제가 따라다니기 마련이죠. 원하지 않는 아이가 생겨서 당황하는 부부들도 꽤 많습니다. 현실적으로 여건이 제대로 갖춰지지 않은 상태에서 아이를 낳는다는 것은 아무래도 큰 부담이 되는 일이겠지요. 이런 고민들 때문에 아주 오래전부터 여러 가지 피임 방법이 개발되어 왔습니다.

# 알맞는 피임 방법

흔히들 이용하는 피임 방법으로는 피임약을 복용하거나 루프나 콘돔 등을 사용하고, 체외 사정, 주기법, 수유 등의 방법도 있습니다. 그리고 불임 수술이 있는데, 그 종류로는 복강경 수술과 미니 랩, 난관 불임술과 제왕 절개 수술을 할 때 난관을 묶는 방법, 정관 수술 등이 있습니다. 그러면 이런 방법들에 대해 자세히 알아보도록 하겠습니다.

피임 방법

피임약
루프나 콘돔
체외 사정
주기법
수유
불임 수술

### 피임약

외부에서 호르몬을 투여하여, 인체의 정상적인 월경 호르몬의 작용을 방해해서 배란이 일어나지 못하게 하는 방법으로 실패율은 2%입니다.

그렇지만 1~2년, 혹은 그 이상으로 오랫동안 복용하면 심장이나 혈관에 부작용을 낳을 수 있고, 내분비 계통에도 영향을 미칠 수 있습니다. 그 밖의 문제점으로는 정상적이던 월경 호르몬이 이상을 초래하여, 피임약을 끊은 후에 월경이 불순해지고 아예 임신이 안 될 수도 있습니다. 또 얼굴이나 이마에 기미가 많이 끼는가 하면, 질 분비물의 변화로 질에 곰팡이균(칸디다증)이 생기기도 하고, 살이 찌는 경우도 많습니다.

　피임약을 장기간 복용하면 위와 같은 부작용들이 염려되니, 피임약
은 6개월 이내로 단기간 복용하는 것이 적절한 방법입니다. 그리고
배란시 피임에 실패했을 경우, 호르몬제를 사용하여 자궁의 수정란
착상을 방해함으로써 임신을 막을 수도 있습니다. 그렇지만 이 방법
은 많은 양의 호르몬제를 복용해야 하므로 쉽지 않습니다.

## 루프

　자궁 속에 삽입하여 정자를 통과하지 못하게 하거나, 수정란이 자
궁 내막에 착상하지 못하게 하는 방법입니다. 옆의 그림처럼 루프를
자궁 속에 넣고 실은 자궁 밖의 질 속에 두었다가,
루프를 제거할 때는 실을 잡아당겨 빼면 됩니다.

　성관계를 가질 때 귀두에 실이 닿아 남편이 따가워
할 수도 있습니다. 뒷물을 할 때 손에 실이 만져질
수 있는데, 이때 실을 잡아당기면 루프가 빠지므로
질 뒤쪽으로 깊숙이 밀어넣습니다.

　금속성 루프의 유효 기간은 5년으로, 특별한 이상
이 없는 한 6개월마다 암 검사를 받을 때 루프도 함
께 검사하면 됩니다.

　루프의 부작용으로는 배가 아프고 월경의 양이 많
아진다는 것입니다. 자궁 속에 들어 있는 루프라는
이물질 때문에 자궁 수축이 일어나 배가 아플 수 있
으나 심하지는 않습니다. 또한 루프 때문에 자궁 수
축이 잘 안 될 수도 있습니다. 그러면 양을 조절하는

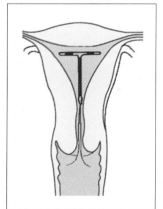

**루프 삽입 방법**
루프는 자궁 안에 삽입되어 있고, 실은
나중에 빼기 쉽게 하기 위해 질에 2cm
정도 나와 있도록 합니다.

능력이 떨어져 월경의 양이 많아집니다. 월경의 양이 두 배 이상 많
아지면 빈혈을 초래하게 되므로, 루프를 제거하고 다른 피임 방법을
강구해 보십시오. 아주 적지만 간혹 염증이 생길 수도 있고, 실패율
은 약 1% 정도이며, 루프는 저절로 빠질 수도 있습니다.

　루프를 했는데도 임신이 되면 즉시 루프를 제거해야 합니다. 루프

를 제거하는 과정에서 임신낭이나 양수막을 다치지 않았으면 그대로 임신을 유지해도 됩니다. 그러나 임신이 많이 진전되면 자궁이 커져 루프가 자궁 속으로 들어가 실이 보이지 않으므로 쉽게 뺄 수 없습니다. 이때는 루프의 정확한 위치를 파악해야 합니다.

　루프가 있는 상태로 임신이 되면 루프가 양수막을 눌러 양수막이 터질 가능성이 높고, 태아가 루프에 눌려 다칠 수도 있으며, 자궁외임신이 발생하는 빈도가 두 배 높습니다. 제일 무서운 것은 염증이 심해져 패혈증에까지 이르러 임산부가 상당히 위험해질 수 있습니다. 그러므로 루프가 있는 상태에서 임신이 되면 일단 루프를 제거해 보고, 제거할 수 없을 때는 루프의 위치를 확인한 다음 임신 중절 수술을 받는 것이 좋습니다.

　루프를 삽입하는 시기는 월경 시작해서 4~5일째, 즉 월경이 끝날 때가 좋습니다. 이때는 월경이 나온 직후여서 자궁문이 넓어진 상태인 데다가 부드러워져 있어서 통증 없이 쉽게 시술할 수 있습니다. 또한 월경이 나왔으므로 임신이 안 되었다는 것을 확인할 수 있기 때문이기도 합니다.

## 콘돔

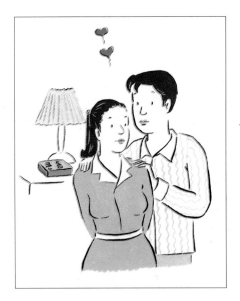

　콘돔은 탄력 좋고 투명한 얇은 고무로 만들어진 것으로, 성관계를 가질 때 남자 성기에 씌워 사용합니다. 남자가 사정하면 정액이 콘돔의 맨 끝부분에 모여 밖으로 나가지 못하므로 수정할 수가 없습니다. 아주 간편한 방법이긴 하지만 남편이 귀찮아하거나 거북해 하고, 성감이 좋지 않다고 기피하기도 합니다.

　실패율은 3% 정도입니다. 불량품의 경우에는 끝이 이미 찢어져 있거나, 성관계 도중에 찢어지기도 합니다.

## 질 삽입제

성관계 바로 전에 미리 질 깊숙이 삽입해서 사정되어 나온 정자를 죽이는 약물입니다. 삽입 후 1시간 동안이 가장 효과가 좋은 시기입니다. 그러니 너무 오래전에 미리 삽입해 두어서는 안 되며, 성관계를 갖기 바로 전에 질 깊숙이 삽입해서 사용해야 합니다. 성관계 후 6시간 동안은 뒷물을 해서는 안 되며, 그 이후에 씻어 내야 피임이 가능합니다.

피임법 중의 하나이긴 하지만 다른 방법이 여의치 못할 경우에 실시하는 보조 요법으로 실패율은 5% 정도입니다.

이 방법의 심각한 문제점은, 실패해서 임신이 되었다면 기형아가 생길 가능성이 높다는 점입니다. 왜냐하면 약물 속에서 살아 남은 정자가 수정하여 임신을 했기 때문입니다. 반드시 기형아가 된다고는 말할 수 없지만, 위험성이 높은 만큼 피임에 실패했을 경우 의사와 상의해서 중절 수술을 받는 것이 안전합니다.

## 수유

산모가 젖을 먹이면 아기가 젖을 빨면서 생기는 자극으로 인해 젖 분비 호르몬인 프로락틴이 증가하는데, 이 호르몬이 월경 호르몬에 영향을 미쳐 배란을 막습니다. 그러나 젖을 먹인다고 해서 언제까지나 임신이 안 되는 것은 아닙니다. 3개월까지는 거의 100% 안 되지만 6개월이 지나면 임신할 수도 있습니다. 그리고 9개월이 지나면 임신 가능성이 더욱 높아집니다.

따라서 이때부터는 월경이 없더라도 피임 방법을 생각해야 합니다. 대부분의 여성이 월경이 나오면 이때부터 임신이 가능하다고 생각합니다. 그런데 월경이 계속 없다가 어느 순간에는 젖 분비 호르몬의 영향이 사라져 배란이 일어나게 되는데, 이때 피임하지 않은 상태에서 성관계를 가지면 임신이 되는 것입니다.

따라서 이런 경우에는 월경 없이 임신을 할 수 있으므로, 아기에게

165~6쪽 참조

젖을 먹이더라도 6개월 후부터는 한 달에 한 번씩 임신 반응 검사를 받아야 합니다. 특별한 증상을 느끼지 못해 임신한 것도 모르고 지내다가, 임신 3~4개월 또는 5개월에 이르러서야 임신한 사실을 알고 당황하는 사람들도 있습니다.

## 주기법

여성의 자궁은 폐경하기 전까지는 끊임없이 임신을 위한 준비를 합니다. 그런데 배란된 후 임신이 되지 못하면 자라난 자궁 내막이 떨어지면서 출혈을 하는데, 이 현상이 한 달에 한 번 일어난다고 해서 월경이라고 부르지요. 임신은 배란된 난자가 정자와 결합하여 이루어지는데, 이 난자와 정자가 시기적으로 만나지 못하게 하는 방법이 바로 피임 주기법입니다.

주기법을 이용하기 위해서는 먼저 난자와 정자의 생존 기간을 알아야 하는데, 난자는 12~24시간, 정자는 24~48시간입니다. 즉 배란된 후 하루가 지나면 난자는 더 이상 생존할 수 없고, 성관계 후 사정된 정자 또한 2일이 지나면 생존하지 못합니다. 그러나 정자가 7일까지 생존해서 임신을 한 경우도 있습니다. 그러나 이는 매우 드문 예이므로 이런 경우까지 생각해서 피임할 필요는 없습니다.

따라서 정확한 배란기를 알아야 합니다. 보통 월경을 시작해서 14일째 되는 날 배란이 된다고 알고 있는데, 이 경우는 28일형에 해당됩니다. 즉 월경이 2~3일 당겨지는 여성의 경우에 해당됩니다.

그런데 제 날짜에 월경을 하는 경우나 2~3일 늦어지는 경우에는, 배란일이 월경을 시작해서 14일째 되는 날이 아니고 월경 예정일 15일 전이 됩니다. 배란된 후 임신이 안 되면 정확하게 15일째 되는 날 월경을 하기 때문에, 배란일은 월경 예정일 15일 전이라고 알고 있으면 됩니다.

그런데 정자의 생존 기간은 2일, 난자는 1일이므로 이 시기를 피하면 됩니다. 즉 배란 예정일 2일 전부터 배란 후 1일까지 피임하면 임신될 가능성이 희박합니다. 그러나 배란 예정일을 정확하게 알 수 없

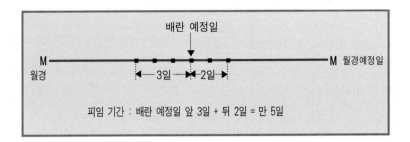

배란 예정일

M ─────────────────── M 월경예정일
월경
◄─3일─►◄─2일─►

피임 기간 : 배란 예정일 앞 3일 + 뒤 2일 = 만 5일

으므로 날짜를 넉넉하게 잡아 배란 예정일 앞 3일, 배란 후 2일까지 피임하면 됩니다.

예를 들어 마지막 월경일이 3월 1일이고 다음 월경 예정일이 4월 1일인 여성은, 배란되는 시기가 3월 14일이 아니고 4월 1일로부터 15일 전인 3월 18일입니다. 그러므로 앞 3일부터 뒤 2일까지 임신이 가능한 시기이므로 3월 15일부터 3월 20일까지 피임해야 합니다.

그런데 월경 후 14일째 배란이 된다고 잘못 알고 피임 기간을 계산하면 3월 11일부터 3월 16일까지가 임신 가능 시기로 나타나므로, 실제 임신 가능 시기인 3월 15~20일은 피임하지 못해 임신이 됩니다. 따라서 배란 예정일은 반드시 월경 예정일 15일 전으로 계산해야 합니다. 주기법은 월경이 정확한 여성이 사용할 수 있습니다.

이와 아울러 주기법에서 한 가지 알아 두어야 할 것은, 배란 예정일 5일 전부터 코같이 끈끈한 맑은 점액이 나오기 시작해서 2~3일 전에 가장 많아진다는 사실입니다. 점액은 질 속에서는 맑은 코처럼 투명하나, 일단 질 밖으로 나오면 어느 정도 노랗게 변합니다. 따라서 점액이 많이 나오면 배란일이 가까워졌다고 생각하고, 이 기간을 위 방법과 연관해서 생각하면 좀더 완벽한 피임을 할 수 있을 것입니다.

또 한 가지 방법은 기초 체온을 재는 방법입니다. 즉 아침에 눈을 뜨자마자 움직이지 않은 상태에서 혀 밑에 5분 동안 온도계를 넣어 체온을 측정하여 도표에 그리는 방법입니다. 배란 바로 직전에 기초 체온이 조금 떨어졌다가 배란이 되면 체온이 올라갑니다. 이 방법을 사용하면 배란이 되었는지를 알 수 있지만, 매일 기초 체온을 잰다는 것이 쉬운 일은 아닙니다. 또한 배란이 된 후에나 배란 여부를 알 수 있지 배란을 예측할 수는 없다는 단점이 있습니다.

이런 증상이 나타나면 배란일입니다

• 배란 예정일 5일 전부터 코처럼 끈끈한 점액이 나오기 시작해서 2~3일 전에 가장 많아집니다.
• 또 배란 직전에 기초 체온이 조금 떨어졌다가 바로 0.2~0.3도 정도 올라갑니다.

37쪽 참조

## 기초 체온표

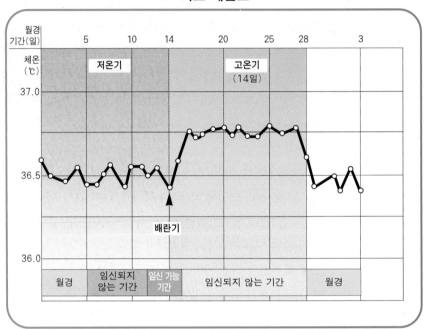

## 복강경 불임 수술

배꼽을 1cm 가량 절개한 후 복강경 기계를 뱃속에 넣어 난관을 찾아 난관의 통로를 막는 수술로, 전기 소작술로 지지거나 링을 끼워 난관을 막는 두 가지 방법이 있습니다. 전기 소작술은 통증이 적은 반면에 주위 조직을 상하게 할 수 있고, 링은 주위 조직을 상하게 하지는 않으나 수술 후에 통증이 많으며 염증이 생길 수도 있습니다.

전기 소작술이나 링 사용법은 모두 난관을 끊어 놓는 방법으로, 이렇게 해서 끊긴 부분은 저절로 막힙니다. 그런데 저절로 막히지 않고 그대로 난관이 뚫리는 수도 있는데, 이런 경우 원래 상태로 되돌아가 임신이 되거나 자궁외 임신이 되기도 합니다. 이것은 수술 방법이 미숙하거나 잘못해서 생기는 현상이 아니고, 개인의 특수한 체질 때문에 생기는 것입니다.

## 난관 결찰술

제왕 절개 수술을 할 때 더 이상 아기를 원하지 않을 경우, 수술과 동시에 난관을 묶는 방법입니다. 수술은 간단합니다. 수술 시간이 짧고 아무런 통증도 없으며, 부작용도 거의 없습니다. 그러므로 더 이상 아기를 원하지 않는다면 마지막 제왕 절개 수술을 할 때 난관 결찰술을 시행하는 것이 가장 좋은 불임 시술 방법입니다.

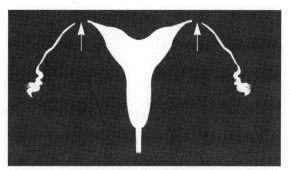

**전기 소작술에 의한 복강경 불임 수술**
난관이 끊겨 있고 난관의 통로가 막힘(화살표 부분).

그런데 많은 여성들이 복강경 수술이나 난관 결찰술 등 불임 수술을 받으면, 허리와 배 등 몸이 많이 아프며 살이 찐다고 잘못 알고 있는데, 이는 사실과 다릅니다. 불임 수술은 단지 난관의 통로를 막아 정자가 들어가지 못하게 함으로써 난자와 수정하는 것을 막아 주는 방법입니다. 오로지 난관의 통로만 막아 주기 때문에, 호르몬이나 여성의 기능과는 상관이 없을 뿐더러 아무런 영향도 미치지 않습니다.

허리나 배가 아프고 살이 찌는 것은 산후 몸조리를 잘못했거나, 정상적인 생리 현상 때문입니다. 즉 살이 찌는 것은 임신 중에나 분만 후 너무 많이 먹은 탓입니다. 또 여성들이 체중이 많이 느는 시기인 30대 전후에 대부분 이 수술을 시행하기 때문에 이같은 오해가 생겨난 것입니다.

복강경 수술은 수술한 다음에 며칠 아프기 때문에 남편이 대신 정관 수술을 하는 경우도 있습니다. 그러나 남편이 정관 수술을 받으려면 일단 살을 째고 수술을 해야 하고 며칠 동안 거동하기도 힘듭니다. 그러므로 여성이 제왕 절개 수술을 할 때는 이왕 개복된 상태이므로, 아주 간단하고 통증이 없는 난관 결찰술을 받는 것이 좋습니다.

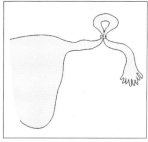

**링을 사용한 복강경 수술**

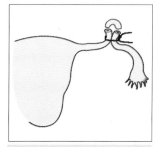

**난관 결찰술**

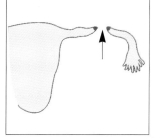

**수술 후 난관 모양 : 떨어져서 끝이 저절로 막힙니다(화살표 부분).**

**복원 수술**

여성이 불임 수술을 받았을 경우에는 난관의 통로가 막혀 있습니다. 복원 수술은 이 막힌 부분을 제거하고, 미세 현미경 수술로 난관을 다시 연결해 주는 방법입니다. 남성의 복원 수술도 이런 식으로 정관을 이어주는 것으로 원리는 같습니다.

복원 수술의 성공률은 다음과 같습니다.

• 복강경 수술을 링으로 했을 때 : 75%
• 복강경 수술을 전기 소작술로 했을 때 : 50%
• 난관 결찰술 : 50% 이하
• 정관 수술 : 여성과는 달리 수술 후의 기간이 문제되며 대략 50%

## 정관 수술

정자가 나오는 통로인 정관을 묶는 방법으로 수술이 쉽고 간편합니다. 통증도 여성의 복강경 수술보다는 적어 요즘 남편들이 많이 하는 불임 수술입니다.

수술 후 남아 있는 정자가 없어질 때까지 3~6개월 정도는 피임을 해야 합니다. 정관 수술의 단점은 남편이 이 수술로 인해 남성의 기능을 상실했다고 생각하여 우울증에 빠질 수도 있고, 그로 인해 실제 남성의 기능이 떨어질 수도 있습니다. 또한 수술 후 많은 시간이 경과하면 복원 수술을 해도 정자의 생산 기능이 떨어져서 임신이 안 되는 경우도 있습니다.

 # 불임

### 불임증이란?

인간은 본능적으로 종족을 번식하려는 욕구를 지니고 있습니다. 결혼은 바로 이러한 인간의 욕구를 충족시키기 위한 가장 합리적이고 정상적인 제도라고 할 수 있지요.

통계상으로 보면 결혼해서 6개월 이내에 50%는 임신을 하고, 결혼한 부부의 약 15%가 아이를 갖지 못한다고 합니다. 그만큼 우리 주변에는 불임으로 고통스러워하는 부부들이 많이 있습니다. 그들이 아이를 낳기 위해 애를 쓰는 것을 보면, 결혼하여 정상적으로 아이를 출산하는 것도 큰 행운이라는 생각이 듭니다.

불임은 부부에게 심각한 갈등과 죄책감을 야기시킵니다. 특히 여성들의 고통은 이루 말할 수 없을 정도입니다. 결국 불임으로 인해 결혼 생활이 파국에까지 이르는 부부들도 있습니다. 그러므로 불임증은 생명을 위협하거나 신체적인 문제를 일으키지는 않지만, 한 가정의 행복을 깨뜨릴 수도 있다는 점에서 가장 중요하게 다루어야 할 질병

아닌 질병인 것입니다.

불임증이란 1년 동안 정상적인 성관계를 가졌는데도 임신이 되지 않는 경우를 말합니다. 특히 한 번도 임신을 해본 적이 없는 경우는 원발성 불임증(1차 불임)이라 하고, 임신을 한 경험은 있으나 그 후로 임신이 되지 않는 경우는 속발성 불임증(2차 불임)이라고 합니다.

## 불임증의 원인

부부간에 어느 한쪽에라도 문제가 있으면 아기를 갖지 못하게 됩니다. 크게 남성에게 문제가 있을 때와 여성에게 문제가 있을 때로 나누어 원인을 살펴보겠습니다.

왜 불임증에 걸리는 겁니까?

남성 : 정자 형성 장애, 정자 수송로 폐쇄, 성 기능 장애, 정액 성분 이상
여성 : 배란 장애, 나팔관 폐쇄, 골반강 내 이상 등

### 남성에게 문제가 있을 때

전체 불임 부부의 약 40%는 남성에게 문제가 있어서 아기를 갖지 못합니다. 정액 검사를 해보면 정자가 전혀 없는 무정자증, 정자가 있기는 하지만 그 수가 극히 적은 정자 희소증, 정자 운동성 감소증, 정자 기형증 등이 있습니다. 이러한 남성 불임증의 근본 원인으로는 정자 형성 장애, 정자 수송로의 폐쇄, 성 기능 장애, 정액 성분의 이상 등이 있고, 그 밖에 원인 불명인 경우도 많습니다.

### 여성에게 문제가 있을 때

전체 불임 부부의 약 50%는 여성에게 문제가 있습니다. 그 원인으로는 배란 장애, 나팔관 폐쇄, 골반강 내 이상, 자궁 경관 점액 이상, 자궁강 내 이상, 그리고 면역학적 요인 등을 들 수 있습니다.

성관계를 하면 정자가 질에서 자궁 경관을 통해 복강 내로 나와 배란된 난자와 수정해서, 다시 반대 방향으로 움직여 나팔관과 난관을 통과해 3일 만에 자궁 내벽에 착상하게 되어 있습니다. 그런데 이 경로 중에서 한 군데라도 막혀 있으면 정자가 통과할 수 없어 불임이 됩니다. 예를 들어 복강경 수술을 받았거나, 결핵을 앓은 경험이 있거나 현재 앓고 있는 경우, 그리고 염증이 있는 경우에 난관이

'착상' 과정은 35쪽 참조

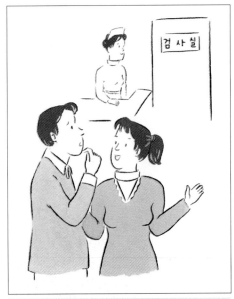
불임증 검사는 부부가 함께 받아야 합니다.

막힐 염려가 있습니다. 난관이 막히는 경우는 주로 골반 결핵 때문인데, 골반 결핵은 증상이 별로 없고 폐결핵처럼 X-선 촬영으로 쉽게 진단할 수도 없습니다. 이러한 경우는 불임 검사나 불임 치료 도중에 우연히 발견하게 되는데, 결핵 치료만 하면 임신이 가능합니다.

여성의 질내에는 정자가 활동하지 못하도록 하는 특이한 면역학적 반응을 나타내는 것이 있습니다. 이것이 불임의 요인이 되기도 합니다. 물론 이 경우에는 임신할 수 있는 방법이 있습니다. 즉 질을 통하지 않고 정자를 직접 자궁 속으로 넣어 주는 방법입니다.

### 양쪽에 다 문제가 있을 때

전체 불임 부부의 약 10%는 남성과 여성 모두에게 문제가 있어서 아이를 갖지 못한다고 합니다.

## 불임증 검사

불임증 검사는 불임증의 원인을 정확히 파악하여 치료하고, 앞으로 임신할 수 있는지 알아보기 위한 것입니다.

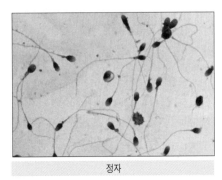
정자

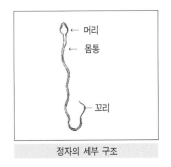
← 머리
← 몸통
← 꼬리
정자의 세부 구조

### 정액 검사

불임증인 부부는 제일 먼저 정액 검사를 받아야 합니다. 불임증의 원인이 남성에게 있다고 확인되면, 굳이 복잡하고 부담스러운 여성의 불임증 검사를 하지 않아도 되기 때문에 간편하고 좋습니다.

정액 검사에서 정상으로 판정되는 기준은 정액의 양 2~5ml, 정자 숫자 30×106ml 이상, 정자의 운동성 50% 이상, 정상 형태의 정자가 50% 이상이어야 합니다. 비정상으로 판정되는 경우는 비뇨기과 진찰, 호르몬 검사, 정관 X-선 조영술, 고환 조직 검사 및 면역학적인 검사

등을 실시하여 근본적인 남성 불임증의 원인을 규명해야 합니다

## 배란 검사

배란 검사는 여성의 여러 불임증 검사들 가운데 가장 기본적인 것입니다. 이것은 기초 체온표, 자궁 경관 점액 검사, 호르몬 검사, 초음파 검사 및 자궁 내막 검사를 하여 배란의 유무를 알아봅니다.

184쪽 기초 체온표 참조

기초 체온표는 매일 아침 잠에서 깨어난 직후에 기초 체온을 재어 기록함으로써, 월경 주기 동안에 고온기가 있는지의 여부를 확인하여 배란의 유무를 알아 보는 것입니다. 또 배란시에 자궁 경관 점액의 분비량이 증가하는 것을 관찰하거나, 월경 주기에 따라 변화하는 여성 호르몬 또는 황체 호르몬 등을 측정하여 배란 유무를 확인할 수도 있습니다.

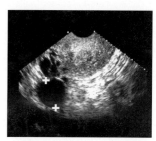

**배란하기 직전인 난소의 난포**
난포는 크기가 20㎜ 정도 되면 배란합니다. ('+' 표시한 부분이 배란 직전의 난포)

최근에는 질 초음파를 이용하여 난포를 관찰함으로써, 배란 과정을 육안으로 직접 확인할 수 있게 되었습니다. 또한 월경 주기에 따라 난소에서 분비되는 호르몬에 의해 변화하는 자궁 내막을 조직 검사하여 배란을 간접 확인할 수도 있습니다.

## 성교 후 점액 검사

성교를 한 후 약 8시간이 지난 뒤에 자궁 경관의 점액을 채취하여 현미경으로 정자의 활동성을 관찰하는 검사입니다. 이 검사로 정자의 이상이나 자궁 경관 점액 이상, 면역학적인 요인에 의한 불임증 등을 확인할 수가 있습니다.

## 자궁 · 나팔관 X-선 조영술

자궁 경부를 통해 조영제를 주입하고 X-선으로 자궁과 나팔관을 투시하는 검사입니다. 이는 자궁 유착, 자궁 기형, 자궁강 내 종양 및 나팔관이 막혔는지를 확인하는 검사입니다.

## 복강경 검사

내시경을 통해 복강 안을 직접 관찰하는 검사입니다. 나팔관 폐쇄

및 유착의 경우는 나팔관 재생 수술시 임신 성공률의 예후를 판정할 수 있습니다. 또한 일반 불임증 검사에서 불임증의 원인을 알 수 없을 경우, 복강경 검사를 통하여 자궁 내막증이나 골반강 내 유착 등을 발견함으로써 불임증의 원인을 규명할 수가 있습니다.

이러한 복강경 검사는 자궁 나팔관 X-선 조영술상 나팔관 폐쇄나 나팔관 부위 유착 등이 의심되거나, 초음파 검사상 복강 내에 이상이 발견될 때, 또는 병력상 자궁 내막증이 의심되거나 원인 불명으로 임신이 안 되는 경우 등에 실시합니다. 시술 방법은 전신 마취하여 배꼽을 1cm 정도 피부를 절개하고 탄산가스를 주입하여 배를 부풀린 다음, 복강경을 삽입하여 복강 내의 모든 장기를 관찰하고 이상 유무를 확인하여 수술을 결정하는 내시경 검사입니다.

### 자궁경 검사

직경 3mm 정도의 가느다란 내시경, 즉 자궁경을 자궁 경부를 통

---

**알아두세요**

## 배란 초음파 검사란?

배란 초음파 검사는 난소에서 난자가 들어 있는 난포의 성장을 월경 초기부터 배란되기까지의 과정을 초음파로 검사하는 것입니다. 정확한 배란일을 결정하여 부부 관계를 갖거나, 혹은 자궁 내 인공 수정을 시행함으로써 임신율을 높이는 데 도움이 됩니다. 또한 시험관 아기 시술시에는 호르몬 검사와 함께 난자의 성숙 정도를 판정할 수 있어 난자 채취일을 결정하는 데 도움을 줍니다.

최근 검사 방법은 질 초음파를 이용해서 검사하므로, 방광을 채우지 않아도 되기에 소변을 참아야 하는 불편이 없습니다. 검사 시기는 보통 월경 11~12일째부터 시작하여 배란될 때까지 검사합니다. 월경 주기가 짧거나 긴 사람은 검사 시작 시기를 앞당기거나 늦출 수 있습니다. 이러한 배란 초음파 검사는 배란뿐 아니라 자궁 근종, 자궁 기형(자궁증격이나 쌍자궁), 자궁 내막 증식증, 난소 종양 등의 산부인과 질환도 동시에 관찰할 수 있습니다.

해 자궁 내에 삽입한 후 자궁 속을 눈으로 직접 관찰하는 내시경 검사입니다. 검사 결과 이상이 발견되었을 경우에는 자궁경을 통해 직접 수술이 가능한 새로운 검사법으로, 이를 통해 치료할 수 있는 질환은 자궁 기형, 자궁 내 유착, 자궁강 내 종양, 자궁 내막의 이상, 또는 원인 불명으로 임신이 안 되는 경우 등을 들 수가 있습니다.

### 호르몬 검사

젖 분비 호르몬이나 갑상선 호르몬의 이상은 불임증의 원인이 될 수 있으므로, 이들 호르몬 검사들이 필요합니다.

## 불임증 치료

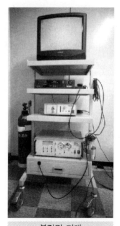

복강경 기계

불임증의 치료는 불임증 검사에 의하여 밝혀진 원인에 따라 적합한 치료를 해야 합니다. 대부분 반복 치료가 필요하므로 의사와 환자는 끈기를 갖고 치료에 임해야 좋은 결과가 나옵니다.

### 약물 요법

배란 호르몬의 이상으로 배란이 되지 않아 임신을 못할 경우, 가장 기본적으로 치료하는 방법은, 클로미펜이란 약물을 사용하여 배란 유도를 하는 것입니다. 그런데 클로미펜에 반응을 하지 않거나 배란이 되어도 임신이 되지 않는 경우는, 성선 자극 호르몬제를 직접 주사하여 배란 유도를 하게 됩니다. 또한 젖 분비 호르몬이 많아 배란이 되지 않는 경우는, 젖 분비 호르몬 억제제인 팔로델을 투약하여 배란 유도를 하기도 합니다.

### 수술 요법

나팔관이 막혀 있거나 나팔관 주위에 유착이 되어 있어 임신이 되지 않는 경우, 개복을 하여 현미경으로 보면서 하는 미세 수술인 나팔관 재생 수술을 하게 됩니다. 이때 나팔관이 막혀 있는 부위 및 유착 정도에 따라 임신 성공률이 달라집니다. 최근에는 레이저 내시경 수술의 발달로, 개복을 하지 않고도 복강경을 이용하여 나팔관 재생 수술을 할 수 있게 되었습니다.

자궁강 내 유착이나 기형 또는 자궁 종양 등이 있어 임신이 되지 않는 경우, 수술로 유착 박리나 기형의 교정 또는 종양 제거 등을 하여 임신을 시도합니다. 이 경우에도 최근 레이저 내시경 수술의 발달로 자궁경을 이용하여 개복하지 않고도 자궁강 내 여러 질환들을 용이하게 수술할 수가 있습니다.

## 보조 생식술

### 배우자 인공 수정

정액을 특수하게 처리하여 운동성이 좋은 정자를 선택하여 직접 자궁 속으로 투입하므로, 자궁문을 통과하면서 정자가 소실되는 것을 막을 수 있으며, 정자의 운동성을 보존할 수 있도록 도와주어 임신을 가능케 하는 방법입니다. 이러한 배우자 인공 수정은 자궁 경부 점액이 부족하거나 정자를 받아들이기에 부적합한 경우, 혹은 정자의 숫자가 다소 부족한 경우, 또는 원인 불명으로 임신이 안 되는 경우에 실시할 수가 있습니다.

시술 방법은 배란 초음파와 뇨 황체 자극 호르몬 검사를 하여 정확한 배란 시간을 추정하고, 자위 행위를 하여 채취한 정액을 특수하게 처리한 뒤, 운동성이 좋은 정자만을 농축하여 가느다란 카테터를 통해서 자궁 속으로 정자를 넣어 주는 시술 방법입니다.

### 시험관 아기 (체외 수정 및 이식)

과거 임신이 전혀 불가능했던 환자라도 임신을 할 수 있게 해주는 경이적이고도 적극적인 불임 치료 방법입니다. 그 방법은 여성의 난소에서 난자를 채취하고 남성에게서는 정자를 채취하여 체외에서, 즉 배양기란 시험관에서 수정을 시켜 수정란이 자라면 자궁 속에 넣어 착상시켜 임신을 시도하는 것입니다. 즉 시험관에서 수정시켜 자라게 한 후에 자궁 속에 넣어 크게 하는 것으로, 이후에는 정상 임신 과정과 같습니다. 시험관 아기 시술은 나팔관 이상에 의한 불임(나팔관이 심하게 막혀 있거나, 골반 유착이 심해 나팔관 재생 수술에 실패했을 때나 난관 절제로 난관이 없는 경우), 남성 불임, 자궁 내막증, 원인 불명의 불임, 인공 수정에 여러 번 실패한 경우에 실시합니다. 시험관 아기 시술 과정은 다음과 같은 단계를 거칩니다.

• 1단계 : 배란 유도

여러 가지 배란 유도제를 단독 혹은 병용하여 사용하는데, 정상적으로 배란되는 사람도 이 약을 투여하면 여러 개의 난포가 발달되어 여러 개의 성숙된 난자를 채취할 수 있으므로, 그 결과 임신율을 증가시킬 수 있습니다. 배란 유도제는 보통 생리 3일째부터 투약하기 시작하여, 난자 성숙도에 따라 7일 내지 10일 동안 사용합니다. 난자 성숙도를 판정하기 위해서는 호르몬 검사 및 배란 초음파 검사를 하게 됩니다.

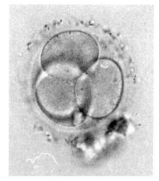

체외 수정된 수정란

• 2단계 : 난자 채취 및 정자 채취

배란 유도를 한 후에 난자가 성숙되었다고 판단되면 초음파를 이용해서 주사침으로 질벽을 통해 난소로부터 난자 채취를 하는데, 간단한 정맥 마취를 한 후에 간편하게 시행할 수 있습니다. 정자 채취는 2~3일 동안 금욕한 후 자위 행위에 의해 채취해야 합니다.

• 3단계 : 시험관 내 수정과 배양

채취한 난자는 배양액 속에서 6~8시간 배양한 후, 정자 세척법을 거친 좋은 정자와 수정시킵니다. 그런 다음 18시간 후에 수정 여부를 관찰하고, 2일 후에는 8세포기에 이른 배아를 관찰하게 됩니다.

• 4단계 : 배아 이식

배아가 정상적인 상태로 잘 발육되었으면, 난자를 채취한 지 약 48시간 후에 자궁 경관을 통해 가느다란 카테터를 자궁 속에 삽입하여 배아 이식을 합니다.

• 5단계 : 임신 확인

배아 이식을 한 지 10~14일 후에 배아가 잘 착상되었는지 임신 호르몬 검사를 하여 임신 여부를 확인하게 됩니다.

### 생식자 나팔관 내 이식

시험관 아기와 마찬가지로 과배란을 유도한 후에 복강경을 통해 채취한 난자와, 미리 시험관에서 처리한 남편의 정자를 다시 복강경을 통해 정상적인 수정 장소인 나팔관에 이식하여 임신시키는 방법입니다. 그런데 이 방법은 적어도 한쪽 난관이 정상적이어야 시행할 수 있습니다. 약한 전신 마취가 필요하지만, 시험관 아기에 비해 임신율이 약간 높은 장점이 있습니다.

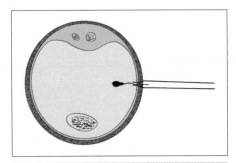

**미세 수정 방법**
난소에서 채취한 난자에다 아주 가느다란 관을 이용해서 남성의 정자를 주입합니다.

### 접합자 나팔관 내 이식

시험관 아기 시술을 하여 정자와 난자가 정상적으로 수정되면, 복강경을 통해 나팔관 팽대부에 수정란을 넣어 주는 방법입니다. 나팔관 인공 수정 시술 대상자 가운데 남성 불임이나 면역학적 불임 환자에게서 정자와 난자의 수정 가능성을 확인할 필요가 있을 때 시술합니다. 역시 약한 전신 마취를 해야 하지만·난자와 정자의 수정 능력을 알아볼 수 있고, 시험관 아기에 비해 임신율도 다소 높은 장점이 있습니다.

### 미세 수정

일반적인 체외 수정 방법에 의해 수정이 되지 않는 경우, 미세 현미경 조작술을 이용하여 난자의 세포질 내에 정자를 직접 주입하여 수정시키는 방법입니다. 증세가 심한 남성 불임이나 면역학적인 요인으로 수정에 실패한 경우 임신을 시도할 수 있는 최신 보조 생식술의 하나입니다.

### 비배우자 인공 수정

어떠한 불임증 치료 방법으로도 임신이 불가능한 무정자증이나 유전학적 문제 때문에, 정자 은행으로부터 정자를 기증받아 인공 수정으로 임신을 시도하는 방법입니다. 그렇지만 윤리적·법적·종교적인 문제가 제기될 수 있습니다.

# PART 6

# 산부인과 상식

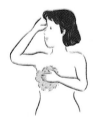

## 월경

### 월경이란?

매달 자궁 내막은 호르몬의 영향을 받아 수정란이 잘 착상할 수 있도록 임신 준비를 합니다. 그런데 수정이 안 되어 임신이 되지 않으면, 즉 수정란이 생기지 않으면 호르몬이 더 이상 생산되지 않아 황체 호르몬 부족 현상이 일어납니다. 그러면 자궁 내막은 보호받지 못하고 자궁 내벽으로부터 떨어져 나갑니다. 이렇게 자궁 내막이 떨어져 나가면서 혈관이 끊어져 피가 함께 나오는 것을 월경이라고 합니다.

다시 말하면 월경은 임신이 되지 않아 일어나는 생리적 현상입니다. 자궁 내막의 3분의 2가 떨어져 나가고, 나머지 3분의 1은 그대로 남는데, 이곳에서부터 내막이 다시 자라 원래의 상태로 복원되어 수정란이 착상할 수 있게 준비합니다.

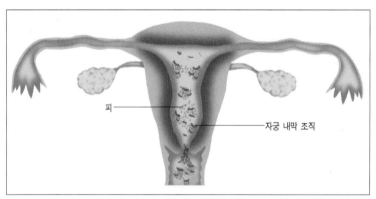

월경 : 월경에는 피와 얇은 자궁 내막 조직이 들어 있습니다.

월경을 하면 피와 자궁 내막 조직이 질 밖으로 나오는데, 양이 많을 때는 핏덩어리가 나오는 수도 있습니다. 그리고 피 색깔이 새까만 것은 월경의 양이 적어 질 속에 머물러 있다가 산화되어 자줏빛이 된 것이므로 걱정할 필요는 없습니다. 또한 피 색깔이 빨간 것은 월경의 양이 많아 질 속에 머무르지 않고 즉시 나왔기 때문이므로, 역시 걱정할 필요는 없습니다.

무배란의 경우는 배란이 되지 않아 수정란이 생길 수 없으므로 월경을 하지 않고 계속 자궁 내막만 자랍니다. 이렇게 자궁 내막만 계속 자라서 자궁 내막이 두꺼워지면 힘에 못 이겨 저절로 떨어집니다. 이때도 피가 나오므로 월경으로 잘못 아는 수가 있는데, 이것은 월경이 아닌 출혈입니다.

## 월경 주기와 기간

### 월경 주기

정확한 월경 주기란 없으며 28~32일 형이 보통입니다. 이 주기보다 더 길다 해도 문제가 되는 것은 아니며, 개인의 체질에 따라 다를 뿐입니다. 단, 월경 주기를 변화시키는 질환이 있을 때는 주기가 바뀔 수도 있습니다. 그러므로 갑자기 월경 주기가 길어진다거나 불규칙해지면 진찰을 받아 보는 것이 좋습니다.

### 월경 기간

월경은 보통 4~6일 동안 하며 짧게는 2일, 길게는 8일 동안 한다 해도 정상입니다. 대개 첫날은 양이 적고, 둘째날과 셋째날은 양이 많으며, 넷째날부터 양이 줄어들어 4~6일째에 끝납니다. 그런데 월경을 시작할 때 며칠 동안 피가 조금씩 계속 비치다가 시작하는 경우가 있고, 끝날 때도 계속 며칠 동안 비치다가 끝나는 경우가 있습니다. 대부분 특별히 문제가 되는 것은 아니지만 병과 관련되는 경우도 있습니다. 특히 염증 때문에 이런 현상이 생길 수도 있으니 진찰을 받아 보는 것이 좋습니다.

## 월경의 양

월경을 한 번 하는 데는 평균 25~60ml의 피를, 즉 자그마한 요구르트 병의 반 정도에 달하는 피를 잃습니다. 따라서 여성은 일생 동안 약 400회에 달하는 월경을 하게 되며, 월경으로 소실되는 피의 전체 양은 10~20ℓ 정도입니다.

**출혈이 곧 월경은 아니예요 임신일 수도 있어요**

임신 초기에 월경 예정일 전후로 착상한 곳에서 약간의 출혈이 있을 수 있습니다. 대부분 월경 때 나오는 피의 양보다 적으며, 월경 예정일과 며칠 차이가 나는 경우가 많습니다. 월경 예정일 전후로 평소의 월경과 다른 양상으로 약간의 피가 비치면 임신일 수 있습니다. 월경을 했다고 함부로 약을 복용하거나 하는 행동을 삼가하고 임신 진단을 받아야 합니다. ←84쪽 참조

그리고 일생 동안 소실되는 철분의 양은 성인이 갖고 있는 전체 양의 세 배에 달합니다. 철분의 인체 흡수율은 매우 낮기 때문에, 매달 이 정도의 철분을 소실하는 것도 여성들에게 상당한 영향을 끼칩니다. 따라서 여성은 철분 비축량이 남성보다 적고 빈혈이 많습니다. 철분의 비축은 단기간에 이루어지는 것이 아니므로, 예비 임산부는 평소에 철분이 많이 함유된 음식을 먹도록 합시다. 그리고 빈혈이 있는 경우에는 빈혈약을 복용하여 철분 비축량을 높임으로써 임신 중의 철분 소모에 대비해야 합니다.

또한 월경의 양이 너무 많아 음식에서 섭취하는 양보다 소실되는 철분의 양이 많든지, 소식이나 편식으로 철분 섭취가 적으면 빈혈이 생깁니다. 특히 사춘기에는 월경 호르몬 기전이 미숙하므로 월경이 불순하고, 양도 많아 빈혈이 자주 일어납니다. 특히 사춘기는 공부할 나이인데 빈혈이 있으면 두통과 현기증이 나고, 정신 집중이 되지 않아 공부에 지장을 줄 수도 있습니다. 따라서 빈혈이 있는지 자주 점검해 보고, 만일 빈혈기가 있으면 빈혈약을 복용하도록 합니다.

월경은 앞서 설명한 바와 같이 자궁 내막과 혈관이 떨어지면서 피가 나오는 것입니다. 그러므로 자궁 내막이 떨어지고 혈관이 얼마나 빨리 막히는지에 따라 그 양이 다를 수 있습니다. 즉 사람마다 모두 다르고, 같은 사람이라도 매월 똑같지 않으며 주기에 따라 다를 수 있습니다.

피가 조금씩 나오는 경우와, 제법 큰 혈관이 터져서 혈관이 빨리 막히지 않아 핏덩어리와 함께 피가 많이 나오는 경우가 있습니다. 그러나 핏덩어리와 함께 월경이 많이 나올 때는 무배란성 출혈인지, 혹은 임신이 됐다가 유산된 건 아닌지 의심해 보아야 합니다.

## 월경 전 증후군

월경을 하기 전에 배가 아프고 신경이 날카로워지는 등 여러 가지 증상이 나타나는 것을 월경 전 증후군이라고 합니다.

월경을 하기 보름 전이나 며칠 전부터 불안, 두통, 불면증, 복부 팽만 및 하복부가 아프고, 가슴이 딴딴해지고 아프며, 신경이 매우 예민해져 자기도 모르게 신경질을 부리게 됩니다. 또 부종 현상이 나타나 몸도 붓는데, 심하면 1kg까지 몸무게가 증가할 수도 있습니다.

그러나 이에 대한 원인은 아직 정확하게 밝혀지지 않고 있습니다. 따라서 이러한 증후군을 치료할 특효약은 없고 보조 치료 방법으로 호르몬제나 이뇨제 및 진통제를 써서 효과를 보기도 합니다. 그러나 제일 좋은 치료법은 안정과 충분한 휴식, 그리고 식이 요법입니다. 단것, 짠 음식, 육류 등은 피하고 대신 생선이나 과일, 채소류 섭취를 늘려 자연 치료법을 시도해 보십시오.

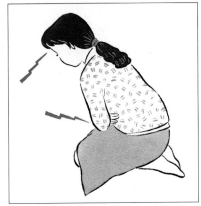
월경 전 증후군은 많은 여성들에게서 나타납니다.

## 초경

어릴 때는 호르몬이 충분하지 못해 자궁 내막이 자라지 못합니다. 그렇지만 13세쯤 되면 뇌하수체 호르몬이 증가하고, 이어 난소에서 호르몬 분비를 시작하면서 자궁 내막이 성장하여 월경을 하게 됩니다. 이와 함께 유방이 커지고, 사타구니나 겨드랑이에 털이 나는 2차 성징이 나타나는데, 이것은 월경보다 1~2년쯤 먼저 나타납니다. 따라서 유방이 커지기 시작하면 초경에 대해 마음의 준비를 하고 있어야 합니다.

초경은 대개 13~14세쯤에 합니다. 과거보다 꽤 빨라진 편이지요. 1900년대에는 초경을 15~16세 때에 주로 시작했습니다. 그러나 10세 때나 16세 이후에 초경을 하는 경우도 가끔 있습니다. 초경은 사춘기에 접어드는 한 과정으로 이해해야 하며, 정서적으로 불안한 때이니 마음의 준비를 할 수 있도록 부모가 잘 보살펴야 합니다.

유방이 딱딱해지고 아프면서 월경이 나오는 경우가 많으므로, 유방이 딱딱해지고 아프면 월경에 대비해야 합니다. 초경의 경우는 대부분 갑자기 하게 됩니다. 게다가 피를 보고 큰 충격을 받는 일이 많습니다. 현재는 초경 연령이 빨라져 국민학교 4~5학년 때부터 하는 어린이도 있으므로, 이런 변화가 있을 때 어머니는 알아들을 수 있도록 차근차근 설명을 잘해 주어야 합니다. 또한 학교에서도 이에 대처할 수 있는 상담 교사와 시설이 필요합니다.

임신은 여성만이 수행할 수 있는 인류의 신성한 의무입니다. 그런데 이러한 임신이 안 되었을 때 여성은 월경을 하는 것이므로 이는 여성만의 특권이라고 할 수 있습니다. 따라서 초경을 했을 때 그것은 여성의 특권이며, 이제 어른이 된다는 증거임을 강조하며 안심시켜 주어야 합니다. 어머니나 선생님이 조용한 곳에서 차근차근 설명해 주는 것도 좋고, 또 껴안고 뽀뽀해 주며 '우리 아기도 이젠 어른이 되었구나' 하고 기뻐해 주는 것도 좋습니다. 물론 당사자 입장에서는 상당히 당황스럽겠지만, 충격이 오래가지 않도록 도와주어야 합니다.

## 월경통

월경을 하면 자궁 속에서 질 쪽으로 피를 밀어내게 되는데, 그러자면 자궁이 수축해야 하기 때문에 월경통이 생깁니다. 특히 처녀 혹은 아기를 낳은 경험이 없는 여성의 경우에는 자궁이 심하게 앞쪽으로 휘어져 있어 월경이 쉽게 나오지 못합니다. 그래서 자궁이 강하게 수축하여 밀어내야 하므로 월경통이 심한 것입니다. 월경통은 월경 둘째날에 더 심하게 아픈 경우가 많습니다.

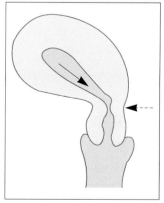

자궁 전굴이 심할 때 : 자궁이 앞으로 많이 휘어지면서 점선 화살표 부분이 매우 좁아지게 되어 월경통이 심해집니다.

### 월경통의 원인

1) 자궁 전굴이 심할 때

처녀들은 대개 자궁이 앞으로 급격히 구부러져 있어, 자궁 몸체와 자궁문의 통로 부위가 좁아 월경을 내보내는 수축력이 더욱 강해야 하는 점과, 또한 월경 불순 등으로 월경의 양이 많기 때문에 월경통이 심합니다. 이런 경우에 결혼해서 아기를 낳으면 월경이 나오는 통로가 조금 넓어지고, 급격히 구부러져 있던 자궁도 어느 정도 펴지게 되어 저절로 월경통이 없어집니다.

2) 자궁에 혹이 있을 때

자궁 근종일 때는 월경통이 없지만, 자궁 선근종일 때는 월경통이 많습니다. 자궁 선근종은 자궁 몸체 속에 자궁 내막이 있어서 이곳에서 월경을 하는 것으로, 피가 나오지 못하고 그곳에 쌓여 부풀기 때문에 통증을 느낍니다.

자궁 근종은 자궁의 근육이 비정상적으로 비대해지는 것으로 월경통이 거의 없습니다. 따라서 자궁에 혹이 있으면서 월경통이 심하면 자궁 선근종, 월경통이 별로 없으면 자궁 근종일 가능성이 높습니다.

211쪽 참조

3) 자궁문이 막혔을 때

소파 수술이나 자궁 내강 검사 후, 또는 염증으로 인해 자궁문이 상해서 막히는 경우가 가끔 있습니다. 이렇게 자궁문이 막히면 월경이 나올 수가 없어 매우 심한 하복부 통증을 느끼는 경우가 있습니다. 보통 소파 수술을 한 지 대략 한 달 전후에 월경이 나올 때쯤 심하게 월경통이 발생하는 것으로, 막힌 통로를 뚫어 주는 수술을 하면 쉽게 치료할 수 있습니다.

4) 루프를 넣었을 때

자궁 속에 루프라는 이물질이 존재해서 월경의 양이 많아지고, 자궁 수축이 심해지면서 통증을 느낄 수 있습니다.

179쪽 참조

5) 자궁 내막증

자궁 내막증이란 자궁 속 이외의 곳에서 월경을 하는 병으로, 즉 자궁 몸체나 난소, 또는 골반 속에서 월경을 하는 것입니다. 이때는 피가 나오지 못하고 계속 쌓이므로 통증을 느낍니다.

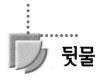

# 뒷물

기록에 따르면 뒷물은 오래전부터 시작되었는데, 여성들은 뒷물로 청결 상태를 유지했다고 합니다. 예컨대 고대 그리스에서는 우유로 뒷물을 하고 질의 염증까지 치료했다고 합니다.

적절한 용액으로 뒷물을 잘하면 몸에도 좋습니다. 그러나 물 같은 저농도 용액으로 자주 뒷물을 하면 정상적인 질의 세균 농도를 감소시켜 오히려 질염을 유발합니다.

보통 뒷물은 온수 1 $l$ (큰 우유팩 크기)에 식초와 소금을 한 숟가락씩 넣어서 사용하면 됩니다. 외음부는 샤워시 비누로 깨끗이 씻으면 되고, 질 속은 2일에 한 번 정도 위의 용액을 사용해서 손으로 몇 번 씻어 내면 충분합니다. 다만 냉이 많거나 냄새가 많이 나면 질염을 의심하여 병원에서 진찰과 함께 치료를 받아야 합니다. 원래 질 속에는 정상 세균이 있어서 항상 pH4의 강한 산성 산도를 유지하여, 나쁜 균이 번식하지 못하게 하므로 질염을 방지합니다. 그러나 정상 세균이 줄어들거나 산도가 약산성 쪽으로 변하면 질염이 생깁니다.

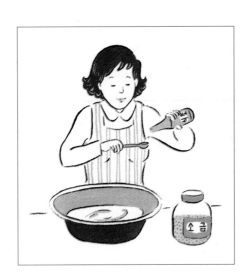

질염이 저절로 생기는 원인으로는 첫째, 정상 세균이 줄어드는 경우입니다. 즉 너무 자주 질 속을 세척하여 정상 세균이 줄어들거나, 몸속에 있는 나쁜 균을 죽이기 위해 항생제 치료를 하면 나쁜 균뿐만 아니라 질내 정상 세균도 죽게 되어 감소함으로써 질 방어 기전이 약화됩니다.

둘째, 임신·당뇨병·피임약은 질내 산도를 약산성으로 변화시켜 나쁜 균이 쉽게 번식해서 질염이 생기도록 합니다. 제일 많이 생기는 질염은 곰팡이병인 칸디다 질염으로, 임신 중에는 대부분 여성들이 이 칸디다증 때문에 외음부가 가렵습니다.

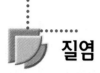

# 질염

질염이란 질 속에 나쁜 균이 증식해서 염증이 생긴 것을 말하며, 그 원인은 두 가지로 볼 수 있습니다. 한 가지는 외부에서 균이 침입해서 염증이 생기는 경우로 대부분 성병이라고 할 수 있습니다. 나머지 한 가지 원인은 질 내부의 정상 세균의 저하 및 면역성 저하로 인해 자체에서 저절로 염증이 생기는 것입니다.

흔히 질염이라고 하면 성병 가운데서 대표적인 임질과 매독을 먼저 떠올릴 것입니다. 그러나 실제적으로 많은 것은 질염의 약 80%를 차지하는 헤모필루스 질염과 클라미디아 질염입니다.

## 성병

### 임질

성행위에 의해 전염되며 증세가 빨리 나타납니다. 남성은 요도 끝이 가려우면서 화끈거리고, 고름 같은 약간 푸른색을 띠는 노란색의 분비물이 나와 속옷에 묻게 됩니다. 여성은 증세가 비교적 늦게 나타나며, 분비물이 매우 노랗고 진한 편입니다. 증세가 진행되면 자궁을 통해 나팔관에까지 염증을 일으켜 화농하게 되고, 심하면 복막염까지 일으키는데, 과거에는 상당히 무서운 병으로 여겨졌습니다. 그러나 오늘날에는 진단이 쉽고 치료도 잘되지만, 최근에는 항생제에 내성이 있는 임질균이 있어 조심해야 합니다.

**성병 치료 방법**

임질이나 매독 등의 성병은 대부분 페니실린을 투여해서 치료합니다.

### 매독

나선형의 매독균이 성행위 때 상처 난 질 점막을 파고들어 핏속으로 들어가 증식해서 생기는 병으로 아무런 증세가 없습니다. 매독이 무서운 것은 처음에는 아무런 증세가 없다가, 말기가 되어 몸의 장기에 침범하고 나서야 위험을 깨닫게 된다는 것입니다.

매독균이 뇌에 침범하여 증식하게 되면 갑자기 정신 이상을 보일 수도 있습니다. 그래서 과거에는 나이가 중년인 사람이 정신 이상 증세를 보이면 반드시 매독 반응 검사를 했습니다. 또한 당시에는 매독 환자도 상당히 많았구요. 그러나 오늘날에는 매독 환자를 거의 볼 수 없습니다. 왜냐하면 보통 신체 검사를 할 때 매독 반응 검사를 반드시 하고, 임신 초기에 실시하는 산전 검사에도 매독 반응 검사가 포함되어 있기 때문에 조기 발견이 가능하고, 또 치료도 쉽기 때문입니다.

80쪽 참조

임산부가 매독 환자일 경우, 임신 3개월까지는 태아에게 감염되지 않지만, 임신 4개월부터는 태반을 통과해서 태아에게 감염되어 선천성 매독이 되므로 태아의 성장에 영향을 끼칩니다. 그러므로 산전 진찰에서 반드시 매독 검사를 실시하고 있습니다.

## 헤모필루스 질염

헤모필루스 질염은 질염 환자의 약 40%를 차지하며, 원인균은 헤모필루스듀크레이라는 균입니다. 평소에는 증세가 별로 심하지 않은데, 약간 냉이 증가한 느낌이 들고 비릿한 냄새가 나며 외음부가 가렵습니다. 월경 전후로 냉이 심해지고, 월경이 끝난 후에도 계속 피가 비칩니다.

이 균은 핏속에서 아주 잘 자라기 때문에 월경 전후에 냉이 심해지는 것이며, 평소에는 잠복하고 있다가 소파 수술이나 대수술을 받았을 때 급속히 번져 자궁 내막염 및 골반염, 심하면 패혈증까지 유발하는 무서운 병입니다. 따라서 요즘 의학계에서 주목받고 있는 질염입니다. 냉 검사로 간단히 진단할 수 있고, 치료도 일주일 정도면 끝납니다.

## 클라미디아 질염

원인균은 클라미디아로, 이 또한 질염 환자의 40% 정도를 차지합니다. 즉 헤모필루스 질염과 함께 많은 여성이 감염되는 질염입니다. 이 질염도 성행위에 의해 전염되며, 평소에는 냉이 조금 많을 뿐 별 증상이 없습니다. 그러나 균이 자궁을 거쳐 나팔관이나 복강 속으로 침범하면 복막염을 일으킵니다. 그리고 치료해도 빨리 잘 낫지 않는 균입니다.

진단은 자궁문이 헐어 있는 정도나 분비물 상태 및 증상을 보고 압니다. 정밀 진단은 균 배양 검사나 혈액 검사로 하며, 2주 동안 치료해야 합니다.

보통 잡균이라 부르기도 하는데, 남편이 비임균성 요도염이나 전립선염이 있으면 잘 낫지도 않으며, 여성에게 계속 균을 옮겨 여성이 치료해도 재발이 아주 잘되는 병입니다.

## 트리코모나스 질염

트리코모나스라는 원충류에 의해 감염되는데, 공중 변소나 남이 쓰던 타월에서 옮을 수도 있지만 이것은 드문 경우입니다. 대부분 성행위에 의해 전염됩니다.

트리코모나스 질염은 남성에게서는 증세가 별로 나타나지 않습니다. 그러다보니 부부가 함께 치료해야 하는데도, 남편에게는 별 증세가 없어 남편을 설득해서 약을 복용시키기가 어렵습니다.

증세는 약간 가려우면서 분비물이 갑자기 많아져 외음부가 축축해지고 냉에서 고약한 냄새가 납니다. 치료는 간단해서 부부가 며칠 함께 치료하고 속옷을 삶아 입으면 됩니다.

## 칸디다 질염

질 속에 칸디다란 곰팡이균이 많이 증식해서 생기는 병입니다. 원래 질 속에는 아주 적은 수의 곰팡이균이 있는데, 정상 세균의 방어기전에 의해 평소에는 자라지 못합니다. 그러다가 항생제를 오래 사용해서 정상 세균이 많이 죽으면, 이때 곰팡이균은 죽지 않고 갑자기 늘어나서 칸디다 질염이 되고 맙니다.

임신을 하거나 당뇨병에 걸리면 질 속이 곰팡이균이 자라기 좋은 환경으로 바뀌기 때문에, 임산부의 대부분은 칸디다 질염에 걸리기 쉽습니다.

증상은 매우 가려운 것이 특징인데, 가렵다고 심하게 긁으면 외음부가 헐어 따갑기도 하고 화끈거리기도 합니다. 감염이 되어도 심한 소양증 이외에는 특별한 부작용을 일으키지 않습니다. 치료는 비교적 쉬우며, 보통 1주일 정도면 됩니다.

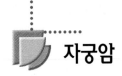

# 자궁암

## 자궁암의 여러 종류

자궁암은 생기는 부위에 따라 세 가지로 구분합니다.

우선 자궁 입구에 생기는 자궁 경부암인데, 우리가 일반적으로 자궁암이라고 부르는 것입니다. 흔히 하는 자궁암 검사도 엄밀히 따지면 자궁 경부암 검사라 할 수 있습니다.

자궁 경부암의 증상은 질 출혈인데, 처음에는 성관계 후나 심한 운동 후, 그리고 대변을 보느라 힘을 주고 난 후에 약간의 출혈이 생길

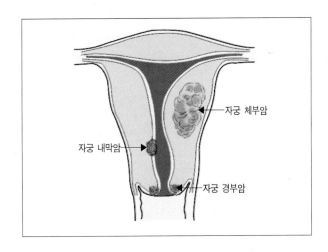

수 있습니다. 그러나 처음부터 갑자기 많은 출혈을 할 수도 있습니다. 그리고 변비가 생기거나 소변이 자주 마려운 증상이 생기기도 합니다. 그러나 이러한 증상은 허리가 아프거나 골반이 아픈 증상과 마찬가지로, 병이 상당히 많이 진행된 경우에 나타납니다.

출산 경험이 없는 여성의 자궁문

자궁문

자궁문 입구가 넓어져 있습니다.

출산이나 소파 수술을 해본 여성의 자궁문

그 다음으로 자궁 체부에 생기는 자궁 체부암입니다. 자궁 체부암은 최근 들어 발병률이 점차 증가하여 많은 관심을 끌고 있습니다. 또한 체부암은 여성의 호르몬 투여와 관계가 있다고 알려져, 호르몬 투여의 기회가 증가하고 있는 현재 관심이 집중되고 있습니다. 자궁 체부암은 자궁 경부암보다 10년 정도 늦게 발병함으로써, 과거보다 평균 수명이 길어진 현대에 더욱 증가한 것이라고 생각됩니다. 대부분 폐경기 이후에 생깁니다.

마지막으로 자궁 내막에 생기는 자궁 내막암이 있는데, 보통 젊었을 때는 잘 생기지 않고 폐경 이후에 많이 발생합니다. 폐경 이후 월경 호르몬의 부족으로 월경을 하지 못하는 상태에서, 자궁 내막이 계속 호르몬의 영향을 받아 증식되었다가 암으로 발전하는 것입니다. 이 자궁 내막암의 증상으로 특히 알아 두어야 할 것은 비정상적인 출혈이고, 그 외에 비정상적인 분비물과 통증 등이 있습니다.

진단은 자궁 내막 검사를 통하여 할 수 있는데, 자궁 내막 검사는 자궁을 소파하여 그 내용물을 조직 검사하는 것입니다. 그러므로 비정상적인 출혈, 특히 폐경기 후 비정상적인 출혈이 있으면 반드시 자궁 내막 검사를 하여 자궁 내막암 여부를 확인해야 합니다.

그 밖에 우리가 자주 쓰는 용어로 자궁 조기암이 있는데, 이는 암으로 이행 중이거나 암의 변화가 표피에만 국한되어 나타난 것입니다. 그래서 이때는 아무런 증상이 없고 치료도 그 부위의 절제로만 가능합니다.

자궁문=자궁경부=자궁경관

흔히들 자궁문이라고 하지만, 의학 용어로는 자궁 경부 또는 자궁 경관이라고 합니다. 이 책에서는 경우에 따라서 이해하기 쉽도록 이들 용어를 함께 사용하고 있습니다.

## 자궁암 발생률이 높은 여성

자궁 경부암은 조기 진단하려는 많은 노력에도 불구하고, 최근 10년간의 통계에 따르면 우리 나라 여성에게 생기는 악성 종양 중 25~30%로 계속 1위를 차지하고 있습니다. 따라서 자궁암에 대한 관심은 점점 더 늘어나고 있습니다.

일반적으로 암의 원인은 아직 밝혀지지 않고 있습니다. 그러나 자궁암의 경우 다른 암과 달리 상당히 많은 연구가 진행되어, 그 원인에 대한 보고도 아주 많습니다.

우선 다른 암처럼 인종에 따라 차이를 나타내고 있습니다. 아메리카 인디언이나 동양 사람에게는 자궁암이 상당히 많은 데 비해 유태인에게는 아주 적습니다. 그리고 항상 거론되듯이 담배를 피운 사람이 자궁암에 걸릴 확률은 안 피운 사람보다 3배나 더 높습니다. 또 사회 경제적 환경이 좋지 않은 사람이 자궁암에 더 잘 걸립니다. 그러나 무엇보다도 특이한 것은 자궁 경부암이 마치 성병 같은 성질을 지녔다는 것입니다. 그 예를 들어 보면 다음과 같습니다.

- 성 상대자가 많은 여성은 자궁암에 걸릴 확률이 훨씬 높습니다. 성 상대자가 6명 이상이면 그 확률은 다른 사람보다 15배나 높습니다.
- 남편에게 성 상대자가 많았을 경우에도 아내가 자궁암에 걸릴 확률이 훨씬 높습니다.
- 자궁암에 걸린 여성과 결혼한 적이 있었던 남자와 결혼한 여성은 자궁 경부암에 걸릴 위험이 상당히 높습니다.
- 불안정한 결혼 생활도 자궁암의 발생률을 높입니다.
- 어려서 성관계를 갖거나 조혼, 어린 나이에 임신한 적이 있는 여성도 자궁암 발생률이 높습니다.
- 바이러스가 자궁 경부암의 원인이라고 밝혀져 있는데, 이 바이러스는 성관계를 통해 옮겨집니다. 성병인 인유두종 바이러스는 여성 성기에 감염될 수 있으며, 자궁 경부암과 밀접한 관계가 있다고 알려져 있습니다. 인유두종 바이러스가 검출되면 자궁 경부암에 걸릴 확률이 높은 것으로 간주하여, 자궁 경부암의 위험군을 분류하는

### 자궁암을 예방하기 위한 주의 사항

- 자궁암 발생의 보조 인자인 흡연을 하지 말아야 합니다.
- 10대에 성관계를 시작하면 자궁암에 걸릴 가능성이 훨씬 높습니다.
- 여러 상대자와의 성관계도 삼가해야 합니다.
- 남녀 모두 혼전, 혼외 성관계를 피해야 합니다.
- 암 조기 진단을 정기적으로 받아 조기 암 발견에 힘써야 합니다.

데 사용합니다.

결론적으로 자궁암을 예방하기 위해서라도 정기적인 암 검사를 받는 것뿐 아니라 문란한 성행위는 하지 말아야 할 것입니다.

## 자궁암 검사와 예방법

자궁암은 자궁 경부, 즉 자궁문 입구에서 발생하는 것으로, 자궁암 검사는 보통 자궁 경부암 검사를 말합니다. 자궁 경부의 세포를 면봉으로 채취해서 슬라이드에 놓고, 세포 모양의 변화로 암의 발생 유무를 검사합니다. 이때 특히 알아두어야 할 것은, 이 검사가 자궁 경부암의 발생 및 존재 유무를 진단한다기보다는 자궁 경부암의 전 단계를 진단하기 위한 것이라는 점입니다. 자궁 경부암 전 단계는 이형세포증이라고 하는데, 정상 상태에서 암으로 이행되는 중간 단계입니다. 아직은 암이 아니므로 치료도 단순합니다.

그러나 자궁 경부암이 발생하면 아무리 초기 단계에 진단을 받았다 하더라도 일단 대수술을 해야 하고, 완전히 치유된다는 보장도 없습니다. 따라서 정기적으로 암 검사를 받아야 합니다. 자궁 경부암 검사는 다른 어떤 암 검사보다 정확도가 높습니다. 또한 검사가 간편하고 통증이 없으며 값이 싸기 때문에 부담이 없습니다.

자궁암 검사를 할 경우 자궁이나 난소, 나팔관 등 여성의 생식기 전반에 대해 진단하므로, 난소 물혹이나 자궁혹도 진찰이 됩니다. 따라서 특별한 이유가 없다면 진단을 따로 받을 필요는 없습니다. 특히 알아두어야 할 것은, 많은 여성들이 걱정이 되어 자궁암 증세에 대해 알고 싶어하는데, 증세를 통해 자궁암임을 자각했을 때는, 이미 암이 상당히 진행되어 적절한 치료 시기를 놓쳤다고 보아야 합니다.

그래도 자궁암의 증세라고 하면 출혈을 하거나 냉

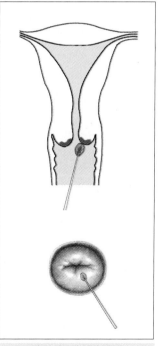

**자궁 경부암 검사 방법**
자궁 경부의 세포를 채취해서 검사합니다.

이 심해지고 냄새가 날 수 있으며 하복부 통증, 빈뇨, 요통이 있을 수 있습니다. 왜냐하면 정상 세포가 암으로 많이 이행되면 암 세포는 중심 부위가 괴사되어 상하기 때문에 냉이 많아지고, 냄새가 나며, 특히 성관계 후 출혈이 생깁니다. 암이 더 진행되어 커지면 방광과 주위 장기를 누르므로 소변을 자주 보고 싶어지고, 하복부 통증과 허리 통증을 느끼게 됩니다. 이 정도에 이르게 되면 자궁암 말기이므로 치유가 매우 어렵습니다.

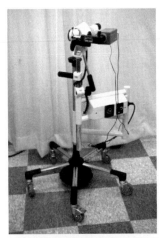

**확대경 자궁암 검사기**
자궁문을 크게 확대하여 자세히 볼 수 있도록 해서 암이 발생한 부위를 쉽게 찾을 수 있습니다.

자궁암 검사는 암을 찾아내려는 목적도 있지만, 다른 암 검사와는 달리 암이 되기 전에 이상을 발견하는 데 주된 목적이 있습니다. 자궁암 검사는 자궁문에서 세포를 채취하여 여러 차례 염색 과정을 거쳐 그 세포를 현미경으로 관찰하는 것입니다. 그래서 자궁암 검사를 받는 사람은 냉 검사를 할 때와 마찬가지로 그냥 간단히 세포만 채취하면 됩니다. 이 방법이 검사를 받는 사람의 입장에서는 비교적 편하기 때문에, 평상시 검사로 적합하다고 하겠습니다. 그러나 자궁암 검사가 100% 정확하다고는 할 수 없습니다. 예를 들어 검사하는 곳마다 다르겠지만, 암이 있는데도 아니라고 진단하는 경우가 평균 25% 정도라고 합니다.

따라서 여러 번 자궁암 검사를 받음으로써 자궁암의 발생률을 현저히 줄일 수 있습니다. 여러 통계에 의하면 4회 이상 자궁암 검사를 받은 사람은 자궁암에 걸릴 확률이 현저히 감소한다고 합니다. 그래서 현재는 6개월마다 한 번씩 자궁암 검사를 하게 됩니다. 자주 검사를 한다고 해서 정확도가 높아지는 것은 아니지만, 검사의 효과를 훨씬 높일 수 있는 것입니다.

검사 결과는 보통 1번에서 5번까지 5단계로 나오는데, 단계가 높아질수록 암의 가능성이 높은 것입니다. 1번은 완전한 정상이고, 2번은 이상은 있지만 암과 관련된 악성 변화는 없습니다. 따라서 음성으로 분류되어 정상이지만, 다시 한 번 검사하는 정도의 관심은 가져야 합니다. 3번은 암을 암시하는 세포들이 보이지만 암이라고 확정할 수는 없고, 4번과 5번은 암이 거의 확실시되는 경우입니다. 2번은 재검사가 필요하고, 3번부터는 정밀 검사 및 조직 검사가 필요합니다.

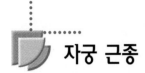

# 자궁 근종

자궁 몸체에 혹이 생기는 병입니다. 이 혹은 자궁의 근육에서 생기는 양성 종양으로 근육에서 생겼다 하여 자궁 근종이라 하는데, 자궁 밖으로 튀어나오거나 자궁 전체가 커져 울퉁불퉁하게 만져지기도 합니다. 그러나 크기가 어른 주먹보다 커져야 골반을 채우게 되며, 비로소 환자가 만질 수 있습니다.

산부인과에서 실시하는 수술 가운데 가장 많은 것 중의 하나가 자궁 근종 수술입니다. 35세 이상 여성 가운데 30%가 자궁 근종이 있다고 합니다. 정확한 원인은 현재까지 알려지지 않고 있습니다.

자궁 근종은 여성 호르몬과 관계가 있어, 여성 호르몬의 분비가 활발한 20~40대에 발생하며, 10대나 50세 이상에서는 거의 찾아볼 수 없습니다. 폐경이 되면 근종이 작아지기 때문입니다.

대표적인 증상으로는 월경의 양이 많아지고 비정상적인 출혈을 보이기도 합니다. 월경이 평소보다 오래 계속되거나 핏덩어리가 섞여 나오기도 합니다. 월경의 양이 많으면 빈혈이 되어 가슴 두근거림과 숨가쁨 등의 증상도 나타납니다. 그 밖에 하복부 통증, 요통 등이 생기기도 하고, 근종이 커지면 방광이나 직장이 압박받아 소변이 자주 마렵거나, 변비를 일으킵니다.

### ❖ 치료 ❖

자궁이 주먹보다 커져 있거나, 출혈 때문에 빈혈이 생겼거나, 월경통이 심해 정상적인 생활이 곤란한 경우에는 수술을 해야 합니다. 일반적으로 자궁을 전부 적출하는 방법, 그리고 자궁문은 남기고 자궁 몸체만 적출하는 방법, 임신을 원하는 경우 근종만 절제하는 방법 등

# 자궁 적출 수술

말 그대로 자궁을 들어내는 수술입니다. 자궁의 가장 중요한 역할은 임신하여 태아를 자라게 해주는 것이며, 호르몬을 분비하는 등의 특별한 역할은 하지 않습니다. 즉 자궁은 임신을 준비하고 있다가 임신이 되지 않으면 월경을 하는 역할을 할 뿐입니다. 그러므로 자궁이 없어도 인체에는 지장이 없습니다. 오히려 자궁이 있음으로써 자궁 경부암, 자궁 내막암, 자궁 체부암 등의 암에 걸릴 확률만 높아진다고 할 수도 있지요.

그러나 자궁을 여성의 상징으로 여겨 자궁 적출 수술을 받은 여성 가운데 40% 이상이 피로, 불면증, 신경과민, 기억력 상실 등을 호소하고 있는가 하면, 80% 가량이 우울증을 앓는 것으로 보고되고 있습니다. 또한 약 20%가 성생활에 지장이 있다고 호소합니다.

대부분의 여성은 월경이 없으면 월경과 노폐물이 나가지 못하고 축적되어 몸에 이상을 가져오지나 않을까 걱정합니다. 그러나 월경이란 호르몬의 영향으로 자궁 내막이 자란 후, 임신이 되지 않을 때 자궁 내막이 자궁 내벽에서 떨어지는 현상입니다. 그래서 자궁이 없으면 자라날 자궁 내막도 없어집니다.

따라서 월경은 나오지 않지만 호르몬의 작용은 그대로 있어, 몸의 각 요소에 그대로 영향을 미치므로 아무런 이상이 생기지 않습니다. 호르몬은 난소에서 분비되므로 자궁을 들어냈을 때 난소를 그대로 남겨 두었는지의 여부를 알아야 합니다. 부득이 난소도 같이 제거했다면 호르몬이 생산되지 않으므로, 호르몬을 투여해 주어야 합니다.

자궁 적출 수술은 자궁에 혹(자궁 근종)이 있거나 자궁암 시초일 때 행하는 수술입니다.

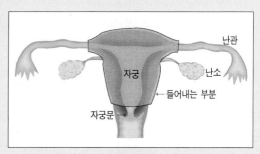

자궁 몸체만 들어내고 자궁문을 그대로 보존하는 수술 방법

주로 자궁에 혹이 있을 때 이 수술을 많이 하는데, 혹이 있다고 모두 다 수술해야 하는 것은 아닙니다. 자궁의 혹이 레몬 크기보다 크거나, 아니면 혹 때문에 월경의 양이 많거나 출혈이 많을 때 실시합니다. 수술은 보통 2시간 정도 걸립니다.

수술 방법은 배를 열고 자궁을 들어내는 방법과, 배를 열지 않고 질을 통해서 수술하는 두 가지 방법이 있습니다. 그런데 대부분은 배를 열고 수술하는 방법을 사용합니다. 그리고 자궁이 크지 않을 때는 배를 열지 않고 질을 통해서 수술하는 방법을 택하기도 합니다. 이 수술 방법은 수술 자국이 남지 않고, 통증이 덜하며, 회복이 빠르다는 장점이 있습니다. 그러나 감염될 확률이 높고, 자궁이 주위 조직과 심하게 유착되었을 때는 주위 조직을 손상시킬 수 있다는 단점이 있습니다. 그 밖에 내시경으로 복부에 3개의 구멍을 뚫고 수술하는 방법도 있습니다.

최근에는 자궁 몸체는 수술로 제거하고, 성생활의 만족도를 높이기 위해 자궁문을 그대로 보존시키는 수술 방법을 많이 사용합니다. 수술 후 특별한 부작용은 없고, 보통 3일째부터 가스가 나와 물 → 미음 → 죽 → 밥의 순서로 식사가 가능합니다. 수술 후유증으로는 간혹 수술 부위(배)에 염증이 있을 수 있고, 비만 환자의 경우는 수술 후 3주 내에 지방 괴사(지방 조직의 혈액 순환 장애)로 피고름, 또는 진물이 나올 수 있습니다.

또한 요로 감염이 생길 수도 있습니다. 수술 전에 소변 호스를 요도를 통해 방광 속으로 삽입하고, 수술 다음날이나 그 다음날 마취에서 완전히 깨어났을 때 제거해서 환자 스스로 소변을 보게 합니다. 그런데 소변 호스를 넣고 제거하는 동안에 방광염 등의 요로 감염이 생길 수 있습니다. 그리고 수술 후 회복할 때까지 누워 있게 되므로, 신장에서 소변이 잘 빠져 나가지 못해 급성 신우신염이 생길 수도 있습니다.

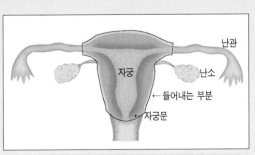

자궁과 자궁문 전체를 들어내는 수술 방법

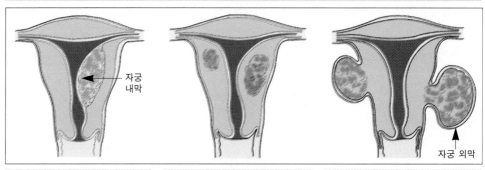

자궁에 생긴 혹

| 자궁 내막 밑에 생긴 혹 | 자궁 근육 속에 생긴 혹 | 자궁 외막 밑에 생긴 혹 |

이 있습니다.

요즘은 약이나 주사로 치료하는 방법도 있는데, 이 경우도 치료는 되지만 약을 끊으면 다시 재발할 수가 있어 특별한 경우에만 사용합니다. 예를 들면 자궁 근종이 큰 것을 수술하기 전에 덩어리를 작게 하기 위해 사용하기도 합니다.

# 난소 관련 질병

## 난소 물혹

난소 물혹은 많은 여성들에게 나타나는 것으로, 정상적인 생리 현상에 따라 생겼다 없어졌다 합니다. 따라서 난소 물혹이 있다고 해서 바로 수술을 하지는 않습니다. 계속 관찰을 하여 6개월까지 그대로 있으면 단순한 기능성 물혹이 아닌 난소 종양이므로 수술을 합니다. 수술후 조직 검사를 하여 어떤 종류의 종양인지 확인한 다음에 치료법을 생각합니다.

대부분의 난소 물혹은 정상적인 생리 현상으로 발생하는데, 2~4cm 크기로 배란 등 호르몬의 영향에 의해 생기는 기능성 물혹입니다. 월경과 함께 없어지므로 물혹이 생겼다고 하여 너무 걱정하지 말고, 월경 후 없어졌는지 확인을 해보면 됩니다.

## 난소 낭종

여성의 난소는 엄지손가락마디 정도의 크기로서, 좌우 난관 밑에 매달려 있습니다. 표면은 부드럽고 울퉁불퉁하며, 색은 희거나 청백색입니다. 여러 가지 호르몬을 분비하고 난자를 키워 배출시키는 역할을 합니다. 난소 종양의 약 90%는 난소 낭종이며 대부분 양성입니다. 난소 낭종은 흔히 물혹이라고 말하는 것으로, 여러 종류가 있습니다.

임신 중에 큰 물혹이 생겨서 없어지지 않고 임신 16주까지 지속되거나, 혹이 커지거나, 통증이 나타나거나, 초음파 소견상 불규칙한 칸막이나 돌출 등이 있거나, 딱딱한 부분이 같이 있으면 물혹 수술을 해주어야 합니다.

증상은 작은 경우에는 거의 느낄 수 없고, 어느 정도 커진 다음에야 하복부 팽만감과 요통이 나타나기도 합니다. 그러나 난소 혹은 골반을 다 채운 후에야 비로소 만져지므로, 본인이 발견했을 때는 병이 상당히 진행된 때입니다. 최근에는 복강경을 이용하여 개복 수술을 하지 않고 1cm만 절개하여 수술을 하기도 합니다.

## 난소암

난소에 생기는 악성 종양을 말하는데, 여성 암의 약 2%를 차지합니다. 난소암의 문제점은 증상이 뚜렷하지 않아 조기 발견이 어렵다는 것입니다. 난소암에는 여러 종류가 있습니다. 호르몬을 분비하는 것과 분비하지 않는 것, 난소에서 바로 생긴 원발성 난소암과 다른 암에서 전이되는 2차성 난소암 등 여러 종류로 구분할 수 있습니다.

증상으로는 하복부 통증과 복부 팽만감, 빈뇨, 변비 등이 있고 심해지면 복수가 차게 됩니다. 수술을 하고 조직 검사를 해서 항암제 사용을 결정합니다.

진단은 정기적으로 자궁암 검사를 받을 때 함께 검진을 받으면 쉽게 조기 진단할 수 있습니다.

### ❖ 치료 ❖

수술과 항암제 치료를 병행합니다. 여러 가지 검사로 암이 퍼진 정도를 파악한 다음에, 수술이 가능하면 난소, 나팔관, 그리고 자궁을 모두 제거합니다.

수술은 완전 절제가 불가능해도 가능한 한 암 조직을 많이 떼어냄으로써 항암 요법의 효과를 높일 수 있습니다. 난소암은 다른 암에 비해 예후가 좋습니다.

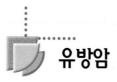

# 유방암

여성에게 자궁암과 더불어 제일 많이 발생하는 암입니다. 늦게 발견하게 되면, 유방을 절제하고 방사선 및 항암제 치료를 받아야 합니다. 그러나 일찍 발견하면 유방을 절제하지 않고 그대로 두고도 치료할 수 있기 때문에 조기 진단이 제일 중요합니다.

## 유방암의 초기 증상

젖꼭지의 새까만 부위 근처에서 혹이 만져지면, 일단 의심하고 곧 진단을 받아야 합니다. 유방암 초기에는 아플 수도 있으나 대개는 통증이 없습니다. 젖 같은 분비물 및 갈색 또는 핏빛의 분비물이 나오기도 합니다. 젖꼭지나 젖꼭지 부위가 함몰될 수 있으며, 색이 변하거나 양쪽 유방의 모양이 같지 않고 한쪽이 커지거나, 이상한 혈관이 많이 생길 수도 있습니다.

보통 유방암으로 잘못 생각하는 경우는 젖꼭지 주위가 아닌 봉우리 근처의 젖 부위에서 밤알 같은 혹이 만져지고, 누르면 통증이 있는 경우입니다. 이런 경우 대부분은 월경 주기에 따른 유방의 변화로,

월경 전에 생겼다가 월경이 끝나면 없어집니다. 대부분의 여성들이 이 때문에 유방에 혹이 생겼다고 병원을 찾는데, 인체의 정상적인 생리 현상이므로 걱정할 필요가 없습니다. 또한 유방이 아프다고 찾아오는 여성들도 있는데, 대부분 가슴의 근육과 힘줄이 자기도 모르는 사이에 다쳐 뻐근하고 결리는 것이며, 1주일 정도 지나면 통증이 없어집니다.

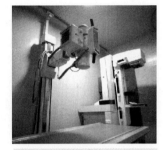

유방암 촬영기

암은 비정상적으로 발생해서 커진 종양이므로 절대로 없어지지 않습니다. 따라서 혹이 없어지지 않으면 일단 암으로 의심하고 진찰을 받아야 합니다. 여성은 정기적인 자궁암 검진과 함께 한 달에 한 번씩 유방을 자가 진단하는 습관을 들이는 것이 좋습니다.

또한 유방암은 30세 이하에서는 잘 걸리지 않고, 대부분 40세 이후에 85%가 걸리지만, 30대에서도 생길 수 있으므로 무관심해서는 안 됩니다. 특히 나이 많은 할머니에게서 더욱 많이 발생하므로, 부모에게 각별히 관심을 기울여야 합니다.

## 유방암 진단

유방 촬영 검사는 많이 하는 검사 방법으로, 특히 손으로 만져지지 않는 초기의 유방암을 진단할 수 있습니다. 따라서 40대 이상의 여성은 1년에 한 번씩 정기적으로 유방암 진단을 받는 것이 좋습니다. 만약 유방에 혹이 발견되면 간단하게 조직 검사해서 최종적으로 확진합니다.

## 유방암의 자가 진단법

유방암의 70% 이상이 여성 자신에 의해 발견됩니다. 그리고 여성 스스로 검진을 하면 자기 유방 상태에 익숙해질 수 있고, 언제든지 할 수 있으며, 비용도 들지 않아 일거양득입니다. 보통 유방암의 자가 검진은 20대 후반이나 30대 전반에 시작하여 평생 동안 실시해야 합니다. 생리적으로 유방이 충혈되고 결절이 많이 생기는 기간, 즉

유방암이 발생하기 쉬운 사람

- 어머니나 친척 중에 누군가가 유방암을 앓았을 경우
- 35세 이후에 초산한 여성
- 초경을 일찍 했거나 폐경이 늦은 여성
- 비만한 여성

월경 전후로 약 4~5일을 피하고, 월경 후 일주일쯤 지나고 실시하는 것이 가장 적당합니다.

폐경기 이후의 여성은 매월 1일, 또는 기억하기 좋은 날을 정하여 시행합니다. 유방암 자가 진단법은 샤워실에서 하는 단계, 거울 앞에서 하는 단계, 편안히 누워서 하는 단계 등 크게 3단계로 나눌 수 있습니다.

### 제1단계 샤워실에서

우선 비누 거품을 가슴에 충분히 발라 손가락이 잘 움직일 수 있게 합니다. 다음 오른쪽 팔을 머리 위로 올리고 오른쪽 젖가슴을 왼손으로 검사합니다. 손가락의 가운데 평평한 부분을 이용하여 동심원을 그려 가면서 만져 봅니다. 유방은 겨드랑이에서부터 흉골과 쇄골까지 연결되어 있으므로, 이 부분을 전부 천천히 살펴보아야 합니다.

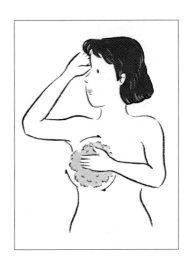

유방암은 특히 젖꼭지 주위나 젖가슴의 위 바깥쪽 겨드랑이 가까이에 많이 발생하므로 이곳을 더욱 주의 깊게 살펴봅니다. 지난 달과 비교하여 달라진 것이 없나, 뭔가 딱딱해지거나 멍울이 생기지 않았나 찾아봅니다. 젖가슴이 크거나 처져 있으면 한 손으로 가슴을 받치고 검사를 합니다. 그런 다음, 왼손 끝을 깊이 겨드랑이 속까지 밀어넣은 다음 손가락 바닥으로 흉벽을 누르면서 아래로 더듬어 임파선을 찾아봅니다. 그 다음에는 같은 방법으로 오른손으로 왼쪽 가슴을 검사합니다.

### 제2단계 거울 앞에서

거울에 자기 가슴을 비추어 보면서 외형상으로 변화가 있는지 알아봅니다. 젖가슴에 들어간 곳이나 부푼 곳이 없는지, 색깔이 변한 데가 없는지 살펴봅니다. 또 두 팔을 머리 위로 올린 상태에서 같은 검사를 시행합니다. 다음 턱 밑에서 두 손바닥을 합장하고 손바닥에 힘을 주었다 뺐다 하면서, 이때 달라지거나 이상한 것이 없나, 또 유방의 모양이나 선에 변화가 일어나는지를 살펴봅니다. 그 다음에 손을 엉덩이에 얹고 힘을 주어 흉근을 몇 번 움직여 봅니다. 이때에도 이상한 것이 없는지 살펴봅니다. 끝으로 젖꼭지 색깔이나 표면에 이상이 없는지 살펴봅니다.

### 제3단계 편안히 누워서

침상이나 방바닥에 편안히 누운 뒤, 검사하는 쪽의 어깨 밑에 베개를 받쳐서 가슴 위에서 젖이 평평하게 고루 퍼지게 합니다. 손가락과 유방의 피부 사이의 마찰을 줄이기 위해 유방 표면에 파우더를 충분히 발라 놓습니다. 한 손은 머리 밑에 받치고 또 한 손으로 가슴을 만져 봅니다. 젖가슴을 동심원을 그려 가면서 빠짐없이 자세히 만져 보며, 젖꼭지를 가볍게 짜보아 분비물이 없는지 살펴보고, 겨드랑이에 임파선이 만져지는지 주의 깊게 살펴봅니다. 될 수 있는 대로 자가 검진 소견을 기록해 두는 것이 좋습니다.

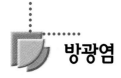

# 방광염

균이 방광에 침입해서 방광 점막에 번식하여 생기는 병으로, 여자의 요도는 길이가 짧아 외부에서 균이 쉽게 침입할 수 있습니다. 따라서 여자에게는 방광염이 많이 발생합니다. 남자의 요도는 여자보다 길어 균이 침입해서 방광까지 도달하는 데 시간이 많이 걸리며, 중간에 소변으로 씻겨 나가기 때문에 방광염이 적습니다.

방광염의 증상은 소변을 자주 보고 싶고, 소변을 보고 나서도 소변이 그냥 남아 있는 것 같으며, 소변 볼 때 통증이 있으며, 심하면 혈뇨가 나올 수도 있습니다.

어른의 경우 성관계를 하다가, 어린이의 경우에는 자전거를 타거나 딱딱한 데 걸칠 경우 요도 입구를 다칠 수가 있습니다. 이 경우 빈뇨와 통증을 호소하여 방광염으로 오인할 수 있는데, 많이 다치지 않는 한 특별한 치료 없이 하루 이틀이 지나면 자연히 치유됩니다.

따뜻한 물로 좌욕하고, 오히려 수분 섭취량을 늘려 소변의 양이 많아져 소변이 진하지 않아야 소변 볼 때 통증이 적습니다. 수분 섭취가 적거나, 땀을 과도하게 흘려 소변의 양이 급격히 줄어들 경우 소변은 상당히 농축되는데, 이때는 소변 볼 때 통증을 느낍니다. 수분 섭취량을 늘려 주면 자연스레 치유됩니다.

소변에 하얀 침전물이 가라앉는 현상은 비타민C가 부족하기 때문입니다. 그러므로 물을 많이 마시고 비타민제를 복용하거나, 비타민C가 많이 함유된 주스나 과일, 채소의 섭취량을 늘리면 없어집니다.

# 성기의 기형

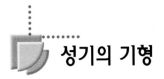

외음부는 왼쪽 그림과 같이 대음순과 소음순으로 구성되어 있습니다. 그런데 발달 이상으로 외음부가 전혀 없이 거의 붙어 있거나, 질이 거의 막혀 있어 소변조차 보기가 힘든 경우가 있습니다. 이런 경우에는 수술을 통해 붙어 있는 외음부를 떼어 놓고, 다시 붙지 않도록 치료해 주면 됩니다.

또한 처녀막은 질의 입구에 있는 것으로, 원형이나 타원형 모양을 하고 있으며, 가운데가 뚫려 있어 월경을 하면 이곳으로

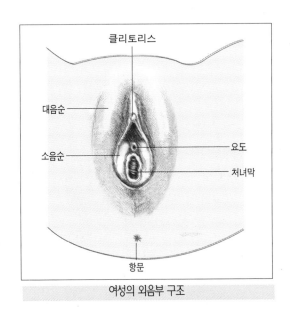

클리토리스

대음순

소음순

요도

처녀막

항문

여성의 외음부 구조

피가 나옵니다. 그런데 처녀막이 막혀 있으면 월경이 밖으로 배출되지 못하고 질이나 자궁 속에 계속 쌓이게 됩니다. 그러면 심한 하복부 통증과 함께, 결국 피가 자궁 내막과 자궁 속으로 파고들어 자궁이 붓고 딱딱해져서, 잘못하면 자궁의 기능을 상실해 불임이 되기도 합니다.

치료는 간단합니다. 막힌 처녀막을 삼각형으로 뚫어 주어 월경이 정상적으로 배출되도록만 해주면 됩니다. 질이 없는 경우는 매우 드문데, 대개 자궁이나 다른 기형과 함께 나타나며 염색체 이상을 동반하고 있습니다. 이런 경우 성형 수술을 해서 인공적으로 질을 만들어 줍니다.

## 질벽이 있는 경우

질 속 가운데에 질벽이 하나 더 있는 것으로, 별 탈 없이 모르고 지내는 경우가 많습니다.

치료는 필요 없는 질벽을 제거해 주거나 넓혀 주면 됩니다. 그 밖에 질이 두 개 있거나 자궁문, 또는 자궁이 두 개 있는 경우도 간혹 있습니다.

## 자궁 기형

자궁이 선천적 발육 부전으로 상당히 작아 제 기능을 하지 못하는 경우와, 질벽과 마찬가지로 자궁도 자궁벽에 의해 둘로 나뉘어 있거나, 질 · 자궁문 · 자궁이 모두 2개씩 있는 경우를 말합니다.

## 성기의 기형으로 걱정하는 경우

• 외음부(소음순) 양쪽이 다르게 생겼을 때로, 한쪽이 크거나 양쪽 모두 너무 크다고 느끼는 경우입니다.

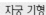
자궁 기형

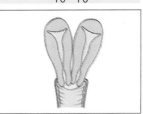
자궁과 자궁문이 2개씩 있는 형태로 각각에 임신될 수 있습니다.

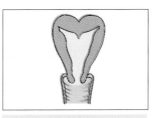
쌍각 자궁으로 가운데 부분이 자궁 속으로 들어가 있습니다. 심하게 들어가 있는 형태면 불임의 원인이 되니 교정 수술을 받아야 합니다.

눈이나 얼굴도 양쪽이 똑같이 생기지 않은 것과 마찬가지로, 소음순도 크기가 서로 다릅니다. 따라서 자기 자신에 대해 이상하게 느낄 필요 없이 자신감을 가지세요.

• 성생활이 잘 안 되는 경우에, 혹시 자기 성기의 구조가 이상한 것이 아닌가 걱정하는데, 대부분 정신적인 스트레스에 기인합니다.

• 성관계시 분비물이 적을 경우 자신의 몸의 기능이 다하지 않았나 걱정하는데, 이는 너무 조급히 성관계를 가졌기 때문입니다. 충분히 애무해서 흥분하면 분비물이 많이 나올 수 있습니다.

# PART 7

:

성 문화

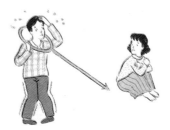

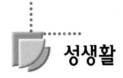

## 성생활

인간의 성생활에 관해서는 여러 가지 가설과 실례가 있지만, 명확하게 정리되어 있지 않은 것이 현실입니다. 유교 사상에 많이 젖어 있는 우리 나라에서는 성문제를 공론화하기에는 왠지 모르게 쑥스럽고 해서, 대부분의 사람들은 성에 관해 잘 모르거나 너무 과장되게 생각하는 경향이 있습니다.

인간의 성은 성생활을 위해서만 존재하는 것이 아닙니다. 그리고 사람에 따라 차이가 많고, 문화적 · 정신적인 요소와도 깊은 관련이 있습니다.

남녀의 성은 수정 때 이미 결정되고, 이후 자라면서 사회 관습이나 부모의 영향을 받아 남녀의 역할 및 행동 반경이 결정됩니다. 따라서 가정이나 사회에서 성교육을 제대로 받아야, 한 사람의 건강한 성인으로 성장할 수 있습니다. 최근에는 성생활에 대해 의사나 심리학자의 역할이 점점 더 중요해지고 있습니다.

## 자녀의 성교육

성과 행동은 태어난 후 곧바로 시작된다고 알려져 있으며, 심지어는 태아 때인 엄마 뱃속에서부터 시작된다고 믿는 학자도 있습니다. 아기가 태어난 후에는 어머니와의 관계에서 자신과 타인을 구별하기 시작합니다.

생후 1년 동안 신생아는 엄마의 애정이 깃들인 보살핌을 듬뿍 받아야 정상적으로 성장합니다. 이때 어머니와 신체적인 접촉이 충분하지 못하면, 성의 발육과 성장이 정상적으로 이루어지지 못합니다. 그뿐 아니라 애정 결핍으로 인해 정서 불안, 성격 장애를 일으킬 수도 있습니다. 태어난 아기가 아들이 아니라고 해서 부모가 서운한 마음으로 대하면, 그 아이는 부모의 실망을 느끼고 혼돈과 갈등을 일으켜 정서 발달에 문제가 생깁니다.

아기는 부모가 아들과 딸을 구별하여 대우함을 느끼게 됩니다. 즉 아들에게는 파란색, 딸에게는 예쁜 분홍색 옷을 입히고, 장난감도 딸에게는 인형, 아들에게는 칼이나 총 등을 줌으로써 아기가 자신의 성과 행동을 인식하게 되는 것입니다. 여기에는 그 나라의 문화와 풍습이 영향을 미칩니다.

신생아의 성은 발달 과정이 매우 복잡하며, 대개 3살 정도가 되면 자신이 아들인지 딸인지 알게 됩니다. 아기는 성장하면서 자신의 몸을 관찰하고, 더 나아가 성기를 주의 깊게 살피게 됩니다. 이때 부모가 아기의 성기를 갖고 장난하거나, 혹은 싫어하는 내색을 보이면, 아기는 자기의 성기에 집착하여 나중에 성격 장애나 성생활 장애를 초래할 수 있습니다.

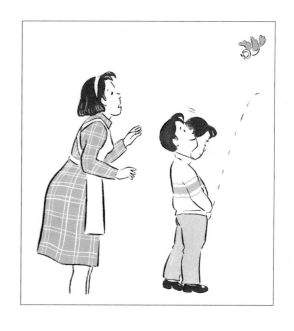

아이가 만 3살이 되면 자신의 성을 의식하게 되고, 자기와 다른 성이 있다는 사실도 알게 됩니다. 예를 들어 여자 아이가 남자 아이의 고추를 만지거나 잡아당겨 남자 아이를 울리는 경우가 종종 있습니다. 이는 여자 아이가 자기와 다른 성, 즉 남성을 인식하고 있다는 증거입니다. 이때 여자 아이는 '나는 왜 고추가 없을까? 엄마는 나를 어떻게 낳았을까?' 하고 의문을 갖기 시작합니다. 이때 부모가 설명을 잘해 주어야 자녀가 쓸데없는 호기심에 빠져들지 않습니다.

아들의 경우 엄마와 함께 목욕할 때 자신의 몸이 엄마와 다른 것을 보고 호기심을 가질 수도 있습니다. 이때 아이가 왜 엄마와 자기가 다른지 물어 오면, 당황하지 말고 아이가 알아듣기 쉽게 설명을 해주어야 합니다. 외국의 경우에는 아이가 엄마의 어디에서 나왔는지 자세히 설명해 준다고 하는데, 우리 나라의 경우는 아직 그렇지 못한 것 같습니다. 그럴 경우에는 '너는 내 뱃속에서 자라서 배꼽으로 나왔단다.'라는 정도로 설명해 주면 어떨까요? 그러나 가장 바람직한 것은 솔직하게 설명해 주는 것입니다.

아이가 유치원에 들어갈 때쯤이면 성에 대해 좀더 구체적으로 알고 싶어합니다. '닭이 왜 알을 낳지요? 강아지는 어디에서 나오지요?' 등등. 그리고 다른 성을 좀더 알기 위해 의사 놀이를 시작하며, 어른을 닮기 위해 소꿉놀이를 하면서 부모 흉내를 내기도 합니다.

아이가 10살쯤 되면 남녀의 신체 구조 및 성 기능에 관해 많은 관심을 갖게 됩니다. 자신의 출생 및 성장 과정, 신체나 성의 신비에 대해 부모에게 자주 묻게 되며, 또 부모의 대답을 진지하게 듣습니다. 따라서 이때부터 사춘기가 시작되는 것입니다. 부모는 자녀에게 신체 및 정서 변화에 대해 솔직하고 자세하게 설명해 주어야 합니다.

'어린 것이 뭘 알까! 어린 것이 별 걸 다 물어 보네! 너무 조숙한 건 아닐까?' 이렇게 두려워하는 부모들도 있는데, 요즈음은 아이들도 TV나 잡지, 친구를 통해 많이 보고 들어왔기에 알 건 다 압니다. 따라서 마냥 어린아이로만 취급하는 것은 좋지 않습니다.

## 자위 행위

사춘기가 되면 자녀가 자위 행위를 시작합니다. 이런 행동은 친구에게서 배울 수도 있고, 자기 스스로 터득할 수도 있습니다. 부모는 내 아이가 벌써 이런 짓을 하게 되었나 하고 걱정들 하겠지요. 그러나 대부분의 자녀들이 약간의 차이는 있지만, 이 시기에 자위 행위를 경험하고 있습니다. 특별히 자위 행위가 몸에 나쁘거나 나중에 성 기능의 이상을 초래하는 것은 아니기에 크게 걱정할 필요는 없습니다. 왜냐하면 정자는 고환에서 계속 만들어지는데, 자위 행위를 하지 않으면 정자가 넘쳐 계속 소변으로 나오거나, 밤에 잘 때 사정을 하게 됩니다. 그렇기 때문에 자위 행위를 했다고 해서 고환의 기능이 일찍 소모되는 것은 아닙니다.

오히려 문제가 되는 것은 자위 행위를 하면 자기의 몸이 잘못되지는 않을까, 자기 자신이 도덕적으로 문제가 있지는 않나 걱정하는 것입니다. 그러나 일찍부터 자위 행위를 시작한 자녀라도 나중에 성장해서 성생활을 하는 데 아무런 문제가 없습니다. 따라서 너무 걱정하지 마십시오. 강압적으로 못하게 하거나, 부모가 알고 있다는 사실을 알면 정신적 충격을 받으므로 혼내지 말아야 하며, 대신 자위 행위에 빠져 있는 자녀의 환경을 다른 데로 관심을 쏟을 수 있도록 개선해주는 쪽으로 신경을 써야 합니다.

청소년기는 원래 성 욕구가 가장 왕성한 시기여서 성에 대한 충동이 강합니다. 이러한 성 충동은 내면에 내재되어 겉으로는 잘 드러나지 않지만, 청소년들은 대부분 이로 인해 심각한 갈등을 겪고 있습니다. 따라서 이러한 성 충동을 성행위가 아닌 다른 데로 발산할 수 있도록 도와주어야 하는데, 권할 만한 분야가 예술 및 체육 활동입니다. 물론 공부에 집중하는 것도 좋은 방법입니다. 다른 일에 집중하다 보면 성 충동이 저절로 발산되어 내면의 고민과 갈등을 해결해 줍니다.

그러므로 아이가 성에 관심을 보이기 시작하면, 벌써부터 쓸데없는 것에 신경 쓴다고 야단치지 말고, 자연스럽게 자신의 성 충동을 승화시킬 수 있도록 도와주어야 합니다. 요즈음은 아이들이 TV나 잡지를 통해 성을 자극하는 기사들을 많이 접하게 되는데, 그런 것을 본다고 무조건 아이들을 나무라지 마십시오. 왜 그런 것을 보면 안 되는지, 아이가 납득할 수 있도록 조리 있게 잘 설득해야 합니다.

자녀의 성교육은 부모로부터 시작해야 합니다. 어렸을 때부터 자연스럽게 성에 대해 알도록 하는 것은 자녀의 성장에 상당히 중요합니다. 자녀가 성에 호기심을 갖기 시작하면 부모는 피해 가지 말고, 비교적 자세하게 설명을 해주어 성에 관한 올바른 지식을 갖도록 해야 합니다. 성에 대해 너무 억압하거나 금지하면 오히려 비정상적으로 성에 집착하게 되고, 성인이 된 후에도 성생활에 문제가 생깁니다. 따라서 부모의 연애 과정이나 결혼 과정, 자기 자신이 겪었던 사춘기 시절의 경험에 대해 이야기해 줌으로써, 자녀가 올바른 성의식이나 이성 관계를 정립하도록 도와주어야 합니다.

현재 우리 나라에는 올바른 성교육이 확립되어 있지 않아, 자녀의 성이나 이성 관계에 대해 드러내 놓고 이야기를 나누지 못하고, 속으로만 걱정하면서 자녀가 알아서 처신하도록 방치하는 경향이 있습니다. 이는 올바른 태도가 아닙니다. 일상 생활 속에서 그때그때 문제가 생길 때마다 자녀와 마주앉아 성에 대해 이야기할 수 있어야 합니다. 초경이나 임신과 출산, 그리고 남녀의 신체적 차이점 등에 대해 자신의 경험을 곁들여 자연스럽게 이야기함으로써 아이들의 고민을 이끌어 내야 합니다. 그러는 가운데 아이들은 자연스럽게 성에 대한 이해와 자제력을 기르게 됩니다.

위에서 언급했듯이 사춘기는 정서적으로 가장 예민하고, 성적 욕구가 왕성한 시기이므로 부모의 관심이 필요한 때입니다. 특히 이성 관계에서 너무 자유롭게 방치하거나, 또 지나치게 단속해도 문제가 생길 수 있습니다. 그러므로 이성 친구를 사귄다고 하여 무조건 반대할 것이 아니라, 부모에게 터놓고 이야기할 수 있도록 유도해야 합니다.

아무튼 아이들이 이성 문제에 대한 고민을 집안에서 해결하지 못하고 밖으로 나돌 때 더 큰 문제가 생깁니다. 어렸을 때부터 성생활에 대한 건전한 의식을 심어 주어, 스스로 절제할 수 있는 능력을 키워 주는 것이 가장 중요합니다.

# 만족하는 성생활 요령

여성은 성적으로 자극을 받으면 흥분을 하면서 분비물이 나옵니다. 액체로 된 분비물이 나와야 질이 축축해져서 남성의 성기를 삽입할 수 있게 됩니다. 따라서 여성이 흥분해서 분비물이 나오기 전에 남성이 성급하게 삽입하려고 하면 삽입이 잘 안 될 뿐만 아니라 여성은 통증을 느낍니다. 따라서 여성을 충분히 애무하여 흥분되도록 한 후에 분비물이 나오면 삽입해야 합니다.

여성이 흥분하면 질의 안쪽이 늘어나면서 확장되고, 자궁이 위로 당겨져 올라가 갑자기 질 속이 넓어집니다. 이때 남성도 질이 갑자기 넓어지는 것을 느낄 수 있습니다. 질에서 분비물이 계속 나오고 질에 혈액이 모여들어 흥분이 극에 달하면 오르가슴을 느끼며, 질 입구가 수축하고 숨은 가빠지며 몸의 근육은 굳어집니다.

대부분 여성의 질 속이 가장 민감한 것으로 잘못 알고 있는데, 이것만으로는 오르가슴에 도달하기 어렵습니다. 오르가슴에 도달하는 데는 특히 클리토리스의 자극이 중요합니다. 클리토리스란 질 위의 뼈 앞에 있는 것으로, 만지면 콩알만한 크기로 단단하며, 남성의 성기와 기능이 비슷합니다. 애무만으로는 흥분 상태에 도달할지는 모르지만, 클리토리스를 자극하지 않으면 오르가슴에 도달하지 못합니다.

220쪽 '여성의 외음부 구조' 참조

충분한 애정이 전제되었을 때 가장 만족한 오르가슴을 느낄 수 있습니다. 우선 클리토리스의 쾌감이 먼저 시작되고, 이어 몸 전체로 퍼져 질 및 골반과 온몸이 뜨거워집니다. 그런 다음 질에 모여 있던 피가 없어지면서 흥분이 서서히 사라지고, 질과 자궁이 평상시 상태로 되돌아갑니다.

남성은 대부분 오르가슴을 한 번 느끼면 그만이지만, 여성은 남성과 달리 성적 자극만 주면 계속해서 오르가슴을 느낄 수 있습니다. 성생활에 관한 한 여성이 수동적이라고들 하지만, 실제로는 남성이 여성에 비해 열등합니다. 성행위에서 여성이 오르가슴을 느끼지 못하면, 남성은 상당한 성적 열등감에 사로잡힐 수도 있습니다. 따라서 여성은 이해심을 가지고 남성을 포용해야 합니다.

**클리토리스**

클리토리스란 질 위의 뼈 앞에 있는 것으로, 만지면 콩알만한 크기로 단단하며, 남성의 성기와 기능이 비슷합니다.

대부분의 여성이 성행위 때마다 오르가슴을 느끼는 것은 아니라는 사실을 꼭 알아야 합니다. 자기 남편이 좀 모자라지 않나 하고 생각하지 말고, 함께 오르가슴에 도달하도록 솔직하게 문제점을 이야기하고 개선해 가야 합니다. 여성은 몸 전체로 흥분하지만, 여성마다 흥분을 느끼는 부위가 모두 다르므로 잘 파악해야 하며, 사전에 충분한 애무가 필요합니다.

성관계 도중에 상대방에게 쾌감을 느끼는지 오르가슴에 도달했는지 물어 보면, 오르가슴에 도달하려다가도 대답을 하느라 실패할 수 있습니다. 또한 성행위는 자기 자신은 물론 상대방에게도 만족을 주는 행위이므로 상대방도 원하는지 확인해야 합니다. 상대방이 원하지 않는데 의무적으로 성행위를 하면 잘되지 않을 뿐더러 점차 흥미를 잃습니다.

성행위는 성교 그 자체뿐만 아니라 모든 쾌감이 복합된 행위입니다. 따라서 애무, 상대방의 체취, 향기, 그리고 사랑의 속삭임을 모두 동원하여 잠자고 있는 성욕을 불러일으켜야 합니다.

중요한 것은 성 장애를 느끼는 부분에서는 남녀 모두에게 심리적인 성적 갈등이 있다는 것입니다. 이것을 함께 해결하기 어려우면 정신과의 도움을 받아야 합니다.

## 만족하지 못하는 여성

성행위에서 항상
염두에 두어야 할 사항

첫째, 성행위의 횟수보다 서로 충분한 만족을 느끼는 것이 더 중요합니다.
둘째, 서두르지 말고 천천히 해야 합니다.
셋째, 여성이 오르가슴에 도달하지 못할 때는 사전에 충분한 애무를 해주고, 아울러 클리토리스를 자극해 줍니다.

여성은 성생활에서 신체적인 결함이 많은 편은 아닙니다. 그러나 두려움, 우울증 및 피로 등이 심리적인 상태와 결합하여 성생활이 원만하지 못하거나, 전혀 오르가슴을 느끼지 못하는 여성들이 있습니다. 따라서 이런 여성은 성행위를 할 때 자기 자신을 잊어버리고 모든 것을 상대방에게 맡기는 자세가 필요합니다.

오르가슴을 느끼지 못하는 증상은 엄한 부모 밑에서 성장한 여성들에게서 많이 볼 수 있습니다. 자기 자신은 성적 만족을 갈구하지만, 무의식 속에서 성을 죄악시하는 감정 때문에 성행위시 갈등을 느껴 원만한 성생활을 누리지 못하는 것입니다.

성 기능 장애의 한 가지 예는 성적 흥분을 느끼지 못하는 경우입니다. 원인은 사랑이 결여되어 있거나, 내면 깊숙한 곳에서 성에 대한 두려움이나 거부감을 느끼기 때문입니다.

오르가슴을 느끼지 못하는 경우도 있습니다. 성적으로 흥분은 되는데 오르가슴 상태에 도달하지 못하는 것입니다. 대부분의 여성은 신체적으로 오르가슴을 느끼게 되어 있습니다. 신체적 결함 때문에 오르가슴을 느끼지 못하는 경우는 거의 없습니다. 따라서 너무 걱정하지 말고 애무가 충분하지 않았는지, 아니면 내면에 심리적인 갈등은 없는지 잘 살펴보아야 합니다.

그러나 문제는 대부분의 여성이 남편에게 이런 사실을 말하지 않고 속으로만 삭이면서 지낸다는 점입니다. 따라서 부부간에 솔직하게 터

놓고 이야기를 나눌 필요가 있습니다.

오르가슴을 느끼지 못하는 또 한 가지 원인은 남성에 대한 적대감이나 심리적인 거부감입니다. 보통 겉으로는 남편에게 거부감 같은 건 느끼지 않는다고 생각하지만, 무의식 속에 내재하고 있기 때문에 느끼지 못하는 것뿐입니다. 이런 감정은 자랄 때 형성되었거나, 혹은 결혼 후에 형성된 것으로 엄한 아버지 밑에서 자란 딸에게 많습니다.

대부분 이러한 장애는 신체적인 결함으로 인한 것이 아니므로, 자신에게 어떤 심리적 문제가 있는지 분석해 보고 전문의의 진료를 받아 심리적인 문제를 해결해야 합니다.

또 한 가지 원인으로는 매우 드물긴 하지만, 질의 입구가 비정상적으로 강하게 수축하는 것입니다. 따라서 성관계가 불가능해지는데, 그 원인은 과거에 강간을 당했거나 삽입시 심한 통증의 경험, 임신의 공포 등에서 비롯된 성에 대한 거부감이나 심한 긴장감 때문입니다. 이런 여성은 성관계 때 전혀 흥분을 느끼지 못하는데, 이런 경우에는 정신과적 도움이 필요합니다.

# 남성의 구조

남성의 성기는 혈액이 성기의 해면 조직, 마치 스폰지처럼 생긴 해면 조직에 모여 충혈되어 커지면서 발기합니다. 남성의 성기는 발기 전에는 차이가 많이 나는 것 같지만, 일단 발기하면 사람마다 큰 차이는 없습니다. 따라서 근육질의 남성다운 몸매를 갖고 있는 것과 성기의 크기는 별로 관계가 없다고 할 수 있지요.

남성도 흥분하면 여성과 마찬가지로 호흡이 가빠지고 심장 박동이 빨라지며, 남성의 성기도 충혈되어 분홍색에서 푸른색으로 변합니다. 남성도 오르가슴을 느끼며 항문 근육의 수축과 함께 사정을 하게 되는데, 여성이 오르가슴을 느끼는 시간의 반 정도로 짧은 시간에 이루어집니다.

사정하고 나면 성기가 원래의 모습으로 빠르게 되돌아갑니다. 그러

**발기는 어떻게 일어나는 건가요?**

남성의 성기에도 다른 부위와 마찬가지로 동맥피와 정맥피가 흐릅니다. 따라서 성기가 발기하는 과정을 살펴보면, 남성이 흥분하면 성기에 있는 동맥으로 피가 많이 들어오고 정맥피는 잘 나가지 않아, 결국 피가 모여 충혈되어 커지면서 발기하는 것입니다.

나 다시 흥분하여 발기하기는 어렵습니다. 그리고 나이가 들수록 발기하는 데 많은 시간이 필요합니다.

## 잘 안 되는 남성

남성의 성 기능 부전은 발기 부전과 조루, 사정이 안 되는 경우로 원인은 각각 조금씩 다릅니다. 그러나 근본 원인은 성적 갈등, 즉 내면에 존재하는 성에 대한 열등감이나 거부감입니다.

성기의 발기 부전은 여러 가지 요인에 영향을 받지만, 가장 흔한 요인은 우울증과 상대 여성에 대한 불만족, 불안감, 신경과민입니다. 남성의 반 정도가 이런 경험이 있다고 하는데, 이는 병이 아니고 일시적인 현상이므로 걱정할 필요는 없습니다. 문제는 발기 부전이 계속되는 경우입니다. 이때는 정확한 원인을 알아보아야 하며, 대개는 치료로 많이 호전됩니다. 고혈압약, 위장약 등은 성욕을 감퇴시킬 수 있으므로, 이런 약을 복용하고 있는지 살펴봐야 합니다.

조루는 많은 남성에게서 볼 수 있는 현상입니다. 성적인 자극을 받는 데는 개개인의 차가 있기도 하고, 처음 경험할 때 당황하기 때문에 생길 수 있습니다. 따라서 어느 정도 시간이 지나 안정되면 자연

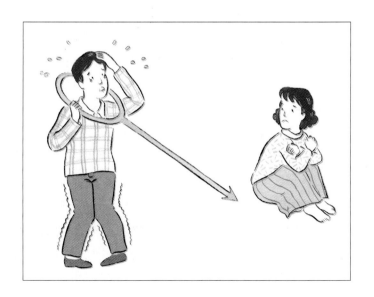

히 해결됩니다. 만약 계속해서 반복되면 전문의와 상의해서 치료해야
합니다.

### 해결 방법

성 기능 부전은 다각적인 면에서 치료가 이루어져야 합니다. 먼저
알아두어야 할 점은, 사실은 정상인데 본인이 성 기능 부전이나 기능
이 약하다고 생각하여 혼자 고민하는 것입니다. 이런 잘못된 인식부
터 고쳐야 합니다. 특히 성 기능 부전은 신체적인 결함보다는 주로
심리적인 문제 때문에 생기므로 정신과의 도움이 필요합니다.

또한 상대방도 성 기능에 문제가 있을 수 있으므로, 이상이 발견되
면 상대방과 함께 자세한 검진 및 치료를 받는 것이 좋습니다. 즉 성
기능 부전이 있는 쪽만 치료받으려 하지 말고, 부부 모두에게 문제가
있을 수 있으므로 함께 병원을 찾아 진단받는 것이 좋습니다.

조루가 심할 경우 남성이 오르가슴에 도달하기 전에, 즉 사정을 하
려고 할 때 성행위를 중단하고  남성의 성기 끝을 눌러 주면 사정을
하지 않습니다. 그리고 나서 다시 성행위를 시작하면 서로 만족하는
상태에 도달할 수 있습니다.

## 성생활의 심리 상태

성행위는 남녀의 애정과 이해를 바탕으로 이루어져야 충분한 만족
을 느낄 수 있습니다. 사람마다 성의 충동을 느낄 수 있는 조건은 각
각 다른데, 특히 일상 생활의 스트레스는 성생활에까지 지장을 주어
만족을 느끼지 못하게 합니다.

부부의 성생활에서 생기는 문제는 애무나 사랑으로 극복할 수 있습
니다. 그러나 결혼 전에 쾌락을 위해 무절제한 성생활을 하면, 잠재
적으로 죄의식을 키우게 되어, 결혼 후나 나중의 성생활에 많은 지장
을 줄 수 있으니 조심해야 합니다.

사람은 본능적으로 이성에 대한 애정을 갈구하기 때문에, 사회 관습과 도덕이라는 벽에 부딪쳤을 때 많은 갈등을 겪습니다. 또한 우리나라처럼 도덕이 강조되는 나라에서 한순간의 쾌락을 위해 성행위를 즐긴다면, 나중에 더욱 많은 문제를 일으킬 수 있습니다. 진정한 쾌락은 건전한 성생활을 통해서 얻을 수 있다는 것을 항상 염두에 두어야 합니다.

성욕을 표현하거나 성관계를 갖는 데 만족을 느끼지 못할 때는 남녀 모두가 신체적·정신적으로 불편한 관계를 유지할 수밖에 없습니다. 이런 경우는 주로 성장 과정에서 성교육이 제대로 되지 않았기 때문인데, 즉 어린 시절에 이성 관계가 잘못 정립된 탓이라고 합니다. 특히 어린 시절에 형성되는 오이디푸스 콤플렉스를 제대로 극복하지 못해 무의식 속에 잠재해 있는 것을 중요한 원인으로 보기도 합니다. 성생활에 만족을 느끼지 못하는 또 한 가지 원인은, 과거에 성관계에 대해 좋지 않은 경험을 하여 죄의식이 잠재되어 있는 경우인데, 아무튼 단순하지 않고 매우 복잡합니다.

위에서도 말했지만 성생활을 하는 데는 신체적인 접촉뿐만 아니라 심리 상태도 매우 중요합니다. 그러나 흔히들 심리적인 문제보다 우선 눈에 보이는 신체적인 문제만을 중요하게 생각하여 집착하기 때문에 해결이 쉽지 않습니다.

또한 둘 중 누구에게 문제가 있는지도 모르면서, 자기 자신에게만 문제가 있다고 생각하여 행동하는 것도 문제입니다. 막상 검사를 해 보면 자신은 정상인데 상대방이 치료를 받아야 하는 경우도 많습니다. 따라서 본인 자신에게만 책임이 있는 것처럼, 혹은 능력이 없는 것처럼 고민하지 말고 서로 충분한 대화로 문제를 풀어 가야 합니다.

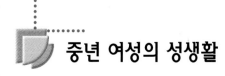

## 중년 여성의 성생활

나이가 들면 성에 대한 변화가 신체나 정신 모두에서 일어나는데, 남자인 경우는 20세 전후에 성욕 및 기능이 가장 왕성해집니다. 그러다가 30대가 되면 성에 대한 욕구가 조금씩 감소하고, 40대가 되면 성교 자체에 큰 비중을 두지 않습니다. 그리고 50~60대가 되면 사정의 힘이 약해지고 사정 후 두 번 발기하기가 어렵습니다. 그리고 대부분의 남성들은 나이가 들면 갑자기 발기 불능 상태에 빠질 수도 있습니다. 따라서 자기만 성욕 및 성 기능이 감퇴했다고 생각하여 열등감에 빠져서는 안 됩니다.

나이가 들면서 성 기능에 변화가 오는 것은 정상적인 현상으로 이해해야 합니다. 그렇지 않고 젊음이 사라지고 있다고 생각하여 그것을 만회하기 위해 다른 젊은 여성을 구하는 것은, 정서적으로나 신체적으로 문제를 해결하는 데 별 도움이 되지 못합니다.

여성은 남성과 달리 30대 후반에 성 기능이 가장 왕성해집니다. 이것은 여성이 이 시기에 가장 성욕이 왕성해진다는 의미가 아니고, 이때가 돼서야 비로소 성 기능을 잘 알게 된다는 뜻입니다.

여성은 나이가 들면 난소에서 에스트로겐이라는 여성 호르몬이 분비되지 않아 폐경이 됩니다. 그렇게 되면 질이 갑자기 퇴화하고 약해져서, 성생활을 할 때 불편하고 통증을 느낄 수도 있습니다. 현재는 폐경 치료가 잘되고 있으니 치료를 받아 정상적인 성생활을 하도록 해야겠습니다.

여성은 나이가 들수록 신체 변화가 많이 일어나긴 하지만, 성생활에 더 지장을 주는 것은 신경을 써야 할 일이 많아진다는 점입니다. 자녀 뒷바라지 및 교육, 집안일, 노후 문제 등에 신경을 쓰느라 편안한 마음으로 성생활을 하기가 힘들어집니다. 그러나 나이가 많다고 성생활을 못하는 것은 아니니 적극적인 자세로 임하는 것이 좋습니다.

# 찾아보기

**자**

황태영 박사와 함께 하는

# 임신과 출산 280일

글쓴이/황태영
펴낸이/백규서
펴낸곳/도서출판 동연
책임편집/김계현
교열 · 교정/양경숙
본문 · 표지 작업/프리콤
사진/금동일
삽화/이난현
초판 인쇄일/1997년 9월 12일
4쇄 발행일/1999년 6월 10일

등록번호/제2-1383호
등록일/1992년 6월 12일
주소/서울시 종로구 창신동 668-14
전화/3675-2122, 3675-2123,
팩시밀리/3675-2124

ISBN 89-85467-11-5   23510